普通高等医学院校护理学类专业第二轮教材

病理生理学

（第2版）

（供护理学类专业用）

主　编　赵　娟　宋维芳　任立群

副主编　刘永明　宋　娟　郭丽荣　舒　旭

编　者　（以姓氏笔画为序）

王妹梅（安徽医科大学）

王美娇（山西医科大学汾阳学院）

冯　华（牡丹江医学院）

司艳红（山东第一医科大学）

任立群（吉林大学）

刘永明（武汉大学）

宋　娟（长治医学院）

宋维芳（山西医科大学汾阳学院）

张丽丽（长治医学院）

张德玲（武汉大学）

赵　娟（承德医学院）

郭丽荣（吉林大学）

崔海鹏（承德医学院）

董雅洁（承德医学院）

舒　旭（湖南医药学院）

秘　书　崔海鹏

中国健康传媒集团

中国医药科技出版社

内容提要

本教材为“普通高等医学院校护理学类专业第二轮教材”之一，系根据本套教材的编写总体原则、要求以及本课程教学大纲的基本要求和课程特点编写而成。全书主体内容分为三部分：第一章为绪论与疾病概论；第二章至第九章为基本病理过程，涵盖水、电解质代谢紊乱，酸碱平衡和酸碱平衡紊乱，缺氧，应激，缺血－再灌注损伤，发热，休克，弥散性血管内凝血；第十章至第十四章为系统病理生理学，涵盖呼吸功能不全，心功能不全，肝功能不全，肾功能不全，全身炎症反应综合征与多器官功能障碍。本教材为书网融合教材，即纸质教材有机融合电子教材、教学配套资源（PPT、微课、视频等）、题库系统、数字化教学服务（在线教学、在线作业、在线考试），从而使教材内容立体化、生动化，易教易学。

本教材主要供全国普通高等医学院校护理学类及相关专业师生教学使用，也可作为同等学力人员、相关从业人员学习本课程的自学和参考用书。

图书在版编目（CIP）数据

病理生理学/赵娟，宋维芳，任立群主编．—2版．—北京：中国医药科技出版社，2022.8

普通高等医学院校护理学类专业第二轮教材

ISBN 978－7－5214－3214－5

Ⅰ.①病…　Ⅱ.①赵…　②宋…　③任…　Ⅲ.①病理生理学－医学院校－教材　Ⅳ.①R363

中国版本图书馆CIP数据核字（2022）第081551号

美术编辑　陈君杞

版式设计　友全图文

出版　**中国健康传媒集团**｜中国医药科技出版社

地址　北京市海淀区文慧园北路甲22号

邮编　100082

电话　发行：010－62227427　邮购：010－62236938

网址　www.cmstp.com

规格　889mm×1194mm 1/16

印张　16

字数　473千字

初版　2016年8月第1版

版次　2022年8月第2版

印次　2022年8月第1次印刷

印刷　三河市万龙印装有限公司

经销　全国各地新华书店

书号　ISBN 978－7－5214－3214－5

定价　69.00元

出版说明

为了贯彻《中共中央、国务院中国教育现代化2035》“加强创新型、应用型、技能型人才培养规模”的战略任务要求，落实《国务院办公厅关于加快医学教育创新发展的指导意见》，紧密对接新医科建设对医学教育改革的新要求，满足新时代医疗卫生事业对人才培养的新需求，中国医药科技出版社在教育部、国家药品监督管理局的领导下，通过走访主要院校对2016年出版的全国普通高等医学院校护理学类专业“十三五”规划教材进行了广泛征求意见，有针对性地制定了第2版教材的出版方案，旨在赋予再版教材以下特点。

1.立德树人，融入课程思政

把立德树人贯穿、落实到教材建设全过程的各方面、各环节。课程思政建设应体现在知识技能传授中厚植爱国主义情怀，加强品德修养、增长知识见识、培养奋斗精神灌输，不断提高学生思想水平、政治觉悟、道德品质、文化素养等。医学教材着重体现加强救死扶伤的道术、心中有爱的仁术、知识扎实的学术、本领过硬的技术、方法科学的艺术的教育，培养医德高尚、医术精湛的人民健康守护者。

2.精准定位，培养应用人才

体现《国务院办公厅关于加快医学教育创新发展的指导意见》“立足基本国情，以服务需求为导向，以新医科建设为抓手，着力创新体制机制，分类培养研究型、复合型和应用型人才”的医学教育目标，结合医学教育发展“大国计、大民生、大学科、大专业”的新定位，注重人才培养应从疾病诊疗提升拓展为预防、诊疗和康养，以健康促进为中心，服务生命全周期、健康全过程的转变，精准定位教材内容和体系。教材编写应体现以医疗卫生事业需求为导向，以岗位胜任力为核心，以培养医工、医理、医文学科交叉融合的高素质、强能力、精专业、重实践的本科护理人才培养目标。

3.适应发展，优化教材内容

教材内容必须符合行业发展要求：体现医疗机构对护理人才在临床实践能力、沟通交流能力、服务意识和敬业精神等方面的要求；体现临床程序贯穿于教学的全过程，培养学生的整体临床意识；体现国家相关执业资格考试的有关新精神、新动向和新要求；注重吸收行业发展的新知识、新技术、新方法，体现学科发展前沿，并适当拓展知识面，为学生后续发展奠定必要的基础；满足以学生为中心而开展的各种教学方法的需要，充分发挥学生的主观能动性。

4.遵循规律，注重“三基”“五性”

教材内容应注重“三基”（基本知识、基础理论、基本技能）、“五性”（思想性、科学性、先进性、启发性、适用性）；“内容成熟、术语规范、文字精炼、逻辑清晰、图文并茂、易教易学”；注意“适用性”，即以普通高等学校医学教育实际和学生接受能力为基准编写教材，满足多数院校的教学需要。

5. 创新模式，提升学生能力

在不影响教材主体内容的基础上要保留“案例引导”“学习目标”“知识链接”“目标检测”模块，去掉“知识拓展”模块。进一步优化各模块的内容，培养学生理论联系实践的实际操作能力、创新思维能力和综合分析能力；增强教材的可读性和实用性，培养学生学习的自觉性和主动性。

6. 丰富资源，优化增值服务内容

搭建与教材配套的中国医药科技出版社在线学习平台“医药大学堂”（数字教材、教学课件、图片、视频、动画及练习题等），实现教学信息发布、师生答疑交流、学生在线测试、教学资源拓展等功能，促进学生自主学习。

本套教材凝聚了省属院校高等教育工作者的集体智慧，体现了凝心聚力、精益求精的工作作风，谨此向有关单位和个人致以衷心的感谢！

尽管所有参与者尽心竭力、字斟句酌，教材仍然有进一步提升的空间，敬请广大师生提出宝贵意见，以便不断修订完善！

普通高等医学院校护理学类专业第二轮教材

建设指导委员会

李惠萍（安徽医科大学）
肖洪玲（天津中医药大学）
张　瑛（长治医学院）
张春玲（贵州中医药大学）
陈　廷（济宁医学院）
罗　玲（重庆医科大学）
周谊霞（贵州中医药大学）
房民琴（三峡大学第一临床医学院）
赵　娟（承德医学院）
赵春玲（西南医科大学）
钟志兵（江西中医药大学）
洪静芳（安徽医科大学）
徐旭东（济宁医学院）
郭先菊（长治医学院）
龚明玉（承德医学院）
梁　莉（承德医学院）
董志恒（北华大学基础医学院）
雷芬芳（邵阳学院）
魏秀红（潍坊医学院）
杨　渊（湖南医药学院）
宋维芳（山西医科大学汾阳学院）
张凤英（承德医学院）
张银华（湖南中医药大学）
武志兵（长治医学院）
金荣疆（成都中医药大学）
单伟颖（承德护理职业学院）
孟宪国（山东第一医科大学）
赵秀芳（四川大学华西第二医院）
柳韦华（山东第一医科大学）
钟清玲（南昌大学）
徐　刚（江西中医药大学）
徐富翠（西南医科大学）
黄文杰（湖南医药学院）
章新琼（安徽医科大学）
彭德忠（成都中医药大学）
蒋谷芬（湖南中医药大学）
潘晓彦（湖南中医药大学）

数字化教材编委会

主　编　赵　娟　宋维芳　任立群

副主编　刘永明　宋　娟　郭丽荣　舒　旭

编　者　（以姓氏笔画为序）

王妹梅（安徽医科大学）

王美娇（山西医科大学汾阳学院）

冯　华（牡丹江医学院）

司艳红（山东第一医科大学）

任立群（吉林大学）

刘永明（武汉大学）

宋　娟（长治医学院）

宋维芳（山西医科大学汾阳学院）

张丽丽（长治医学院）

张德玲（武汉大学）

赵　娟（承德医学院）

郭丽荣（吉林大学）

崔海鹏（承德医学院）

董雅洁（承德医学院）

舒　旭（湖南医药学院）

秘　书　王美娇

PREFACE 前　言

长期以来，护理学类专业的《病理生理学》教材相对较少，未能充分体现本专业的办学特点和教学改革的新内容。第一版教材自2016年8月出版发行以来，被全国多所高等医学院校广泛使用，受到广大师生的一致好评，同时在使用过程中也发现一些问题。为此，我们进行了本教材的修订工作，以供全国普通高等医学院校护理学类及其相关专业师生教学使用，也可作为同等学力人员和相关从业人员的自学和参考用书。

本教材以护理学类专业本科教学大纲的要求为依据，力求符合人才培养目标，注重立德树人，突出病理生理学教学“三基”“五性”，注重临床实践性、沟通交流性。本教材定位精准，力求培养复合型、应用型人才；结合专业需要，在上一版教材的基础上丰富了教学资源，融入了课程思政元素，优化了教材内容及数字化资源；增加了护理相关内容，注重护理工作中的防治；体现了护士执业资格考试的新精神、新动向和新要求。章首设置“学习目标”和“案例引导”，正文相关内容附近配有“知识链接”，章末设置“目标检测”，并以二维码的形式给出“目标检测答案解析”和“本章小结”，构成条理清晰的学习模式。此外，本教材搭载智能化教学服务平台“医药大学堂”，每章配有PPT课件，将部分重点和难点制成微课，另有补充题库用于巩固提升，从而使教材内容立体化、生动化，易教易学。

本教材的编写分工为：第一章由赵娟、任立群编写；第二章由宋娟编写；第三章由宋维芳编写；第四章由董雅洁编写；第五章由王美娇编写；第六章由张德玲、刘永明编写；第七章由司艳红编写；第八章由郭丽荣编写；第九章由王妹梅编写；第十章由舒旭编写；第十一章由刘永明编写；第十二章由冯华编写；第十三章由张丽丽编写；第十四章由崔海鹏编写；并由崔海鹏担任本教材编写秘书。本教材的编写工作得到了各位编者及其工作单位的密切配合，在此表示衷心的感谢！并特别向上一版的编委会表示衷心的感谢！

本教材虽经全体编写人员反复讨论、修改，但由于受学识水平所限，不足之处在所难免，恳请广大同仁和读者在教材使用过程中提出宝贵意见，以便再版时修正。

编　者

2022年5月

目　录 CONTENTS

第一章　绪　论

PPT

学习目标

1. **掌握**　病理生理学的任务与内容；基本病理过程；健康、亚健康和疾病的概念；疾病发生发展的一般规律；死亡、康复、脑死亡的概念及脑死亡的判定标准。

2. **熟悉**　疾病的病因和条件，疾病发生发展的基本机制。

3. **了解**　病理生理学发展简史；临终关怀与安乐死的概念。

病理生理学（pathophysiology）是一门研究疾病发生发展规律和机制以及患病机体功能代谢变化的学科。通过学习病理生理学不仅可以掌握在多种疾病过程中存在的共同病理变化和普遍规律，还可以掌握在系统器官疾病中存在的特殊病理变化和特殊规律，为从事科学研究和临床治疗疾病构建强大的理论知识网络。

案例引导

案例：患者，男，54 岁，糖尿病史 10 年。因“面部危险三角区长个疖，局部出现充血、水肿等炎症反应，用手挤压后感染，患者全身出现寒战、发热、头痛等”入院治疗。

讨论：

1. 该患者为什么会出现寒战、发热、头痛等临床表现？
2. 该患者应采取什么治疗措施？

第一节　概　述

一、病理生理学的任务

在医学教学中，病理生理学是基础医学的主干课程。其主要任务是以生理状态下人正常机体功能、代谢和结构等有关知识为基础，根据患病机体的病因和临床病理变化，进行治疗，并分析治疗效果，正确地认识患病机体内出现的各种病理变化，揭示疾病发生发展规律和发病机制，阐明疾病本质，为临床疾病防治提供理论依据。

二、病理生理学的性质

在临床各学科的医疗实践中，均需要用病理生理学的理论诠释疾病的发生发展规律，从而作出正确的诊断和防治措施。病理生理学的研究成果，使人们对疾病有了更正确和更全面的认识，对疾病的防治也不断改进和完善。医学科学的各个学科，既各有专业范围、各有自身特点，又明显地互相依赖、互相渗透、互相促进。病理生理学为了研究患病机体复杂的功能、代谢和结构变化规律及发病机制，必须运用有关的基础学科和临床医学的理论和方法。因此，病理生理学是一门与病理学、生理学、生物化学、生物学、遗传学、免疫学、生理物理学和生物化学等多门学科密切相关的综合性交叉学科。

三、病理生理学的内容

疾病种类繁多，但不同疾病可具有共同的变化和共同的发生发展规律；而不同系统器官疾病，又有特殊的变化和特殊的发生发展规律，据此将病理生理学分为以下三部分内容。

1. 总论 包括绪论和疾病概论。主要介绍病理生理学课程和学科发展情况；讨论疾病的概念、病因、发病机制和转归规律。

2. 基本病理过程 主要指多种疾病中出现的共同的、成套的功能、代谢和形态结构变化。例如，水、电解质紊乱，酸碱平衡紊乱，缺氧，发热，弥散性血管内凝血及休克等。

3. 系统器官病理生理学 主要讨论机体重要系统器官出现的常见而共同的病理生理变化和机制，临床上称其为综合征。例如，心血管系统疾病中的心力衰竭、呼吸系统疾病中的呼吸衰竭、严重肝脏疾病中的肝性脑病、泌尿系统疾病中的肾功能衰竭和神经系统疾病中的脑功能不全等。

四、病理生理学的主要研究方法

病理生理学既是基础医学中的一门理论性学科，同时又是一门实验性学科。因此，在病理生理学的教学内容中也安排了一些相应机能的实验，目的在于通过具体操作、实验观察及结果分析，提高学生的动手能力、独立思考和综合分析能力。常用的病理生理学研究方法如下。

（一）动物实验

动物实验是指用实验方法来复制类似人类疾病的动物模型，是病理生理学最常用的研究方法。

1. 自发性动物模型 是指实验动物未经任何有意识的人工处置，在自然情况下所发生的疾病。例如，小鼠肌肉萎缩症模型、小鼠肥胖症模型、大鼠癫痫模型、大鼠自发性高血压模型和大鼠肿瘤模型等。这类动物疾病模型的最大优点是疾病在自然条件下发生，与人类疾病时的功能、代谢和结构病理改变十分相似，所以在病理生理学的研究中应用广泛。

2. 诱发性动物模型 是指研究者通过将物理性、化学性和生物性致病因素作用于动物，造成动物组织、器官或全身产生一定的病理损害，从而出现某些类似于人类疾病时的功能、代谢或形态结构方面的病理改变。诱发性疾病动物模型虽具有在短时间内复制出大量疾病模型的优点，但与自然条件下产生的疾病模型在某些方面还存在着一定差异。因此，在设计诱发性动物模型要尽量克服其不足，发挥其优势。在病理生理学机能实验中应用的小鼠缺氧模型、家兔急性肺水肿模型、家兔右心衰竭模型、家兔高钾血症模型和家兔休克模型等均属于诱发性动物模型。

（二）细胞培养技术

细胞培养技术是取出组织并分散（机械或酶消化）成单个细胞，使其在人工培养条件下生长、分裂繁殖，以观察细胞形态、功能以及衰老过程等生命现象。组织细胞离体后独立生存在人工的培养环境中，虽然模拟体内环境，但仍有很大差异。因而，在用培养细胞做实验时，不应视为与体内细胞完全相同，而轻易作出“与体内等同”的结论。

（三）临床监察

临床监察包括临床检查和临床观察。病理生理学研究对象是患病机体。因此，在不损害患者健康的前提下，病理生理学的很多研究都需要对患者做周密细致的临床检查和观察后得出结论，有时甚至要在对患者的长期随访中探索疾病的动态发展规律。

（四）离体器官培养技术

离体器官培养是从动物体内取出细胞或组织后，通过模拟体内的生理环境，在无菌、适温和丰富的营养条件下，使离体细胞或组织生存、生长并维持三维结构和功能的一门技术。目前，科学家们利用这项技术已在体外成功地培养了人的鼻子、耳朵及主动脉等器官。

（五）分子生物学技术

分子生物学技术从事病理生理学研究的实验手段很多，除了各种经典的实验技术外，近年来，聚合酶链反应、核酸探针、DNA 凝胶电泳、Western Blot、原位杂交等分子生物学技术均已得到广泛应用。

（六）流行病学研究

流行病学研究是指从宏观角度去研究某一地区某一类疾病发生、发展的规律，为疾病的预防、控制和治疗提供依据。流行病学研究是人们在不断地与严重危害人类健康的疾病做斗争中发展起来的。目前，流行病学研究已成为病理生理学研究疾病的重要方法与手段。

21 世纪，医学已从传统医学向循征医学转变。所谓循证医学（evidence-based medicine，EBM）是指医学工作者所做的一切医学研究与决策均以可靠的科学成果为依据。循证医学是现代医学发展的必然趋势。病理生理学的研究也必须遵循该原则，运用各种研究手段，获取、分析和综合从社会群体水平、个体水平、器官系统水平、细胞水平和分子水平上获得的研究结果，从而为探讨人类疾病的发生发展规律、发病机制与实验治疗提供充分的理论与实验依据。

五、病理生理学发展简史

在整个医学的漫长发展史中，病理生理学是一门年轻的学科，是随着整个医学实践的需要逐渐发展起来的。18 世纪，意大利解剖学家 Morgagni 等通过大量的尸体解剖，发现不同的疾病显示不同器官的形态变化，由此创立了器官病理学。19 世纪，人们开始认识到仅仅用临床观察和尸体解剖的方法，还不足以使人们对疾病的本质有全面的、深刻的认识。于是开始通过实验动物模拟人类疾病的模型，用实验方法来研究疾病发生的原因、条件以及疾病过程中功能、代谢的动态变化，这就是病理生理学的前身——实验病理学（experimental pathology）。20 世纪以来，随着细胞生物学和分子生物学等学科的飞速发展以及各种先进技术的广泛应用，病理生理学研究也提高到一个新的水平，即细胞水平和分子水平。2001 年人类基因组计划（human genome project，HGP）的完成，使人们对疾病的认识已经深入到基因水平，病理生理学对疾病本质的看法也提高到更深的理性认识阶段。

第二节　健康与疾病

健康与疾病是一组对应的概念，从健康到疾病是量变到质变的过程，两者之间存在中间状态，即亚健康状态。人类对健康与疾病的认识是伴随着科学技术的发展和社会文化的进步而不断更新和完善的。本章主要对健康、疾病及亚健康的概念，疾病发生发展的病因、条件、一般规律及基本机制和疾病转归等问题进行探讨。

一、健康的概念

传统的健康观认为“无病即健康”，而现代人的健康观是整体健康。世界卫生组织（World Health Organization，WHO）提出，健康是指躯体上、精神上和社会上处于完好状态。即健康至少包含强壮的体魄、健全的心理精神状态和良好的社会适应性。关于健康的这一概念，WHO 把人的健康从生物学的意义，扩展到了心理精神和社会关系（社会适应性）两个方面，把人的身心、家庭和社会生活的健康状态均包括在内。健康的标准并不是固定的，它随经济发展社会进步而变化，在不同地区，不同年龄的人群中，健康的标准也会不同。为了达到健康和保持健康，必须从增强自我保健着手，并动员全社会共同参与卫生保健。

二、疾病的概念

人类对疾病的认识经历了从愚昧到科学的漫长过程。远古时期把疾病看作独立于人体之外而存在的东西，称作“中邪”“神灵惩罚”等，是神灵主义医学模式的本体疾病观。古文明时期对疾病产生自然而朦胧的经验认识，形成古代朴素整体医学模式的自然哲学疾病观。中世纪特别是文艺复兴时期，把人仅仅看作生物个体，疾病是症状、体征、形态改变及一定病因的综合实体，这是生物医学模式的机械疾病观。

在科学技术水平高度发达的今天，人们对疾病有了更深入的了解和更科学的认识。认为疾病（disease）是机体在一定条件下受病因损害作用后，出现自稳调节紊乱而发生的异常生命活动过程（包括躯体疾病、精神疾病和社会适应性疾病）。学习和探讨疾病概念是为了正确、深刻认识疾病本质，了解其发病机制，制订尽可能正确的诊断和防治疾病的战略、战术，明确我们与疾病作斗争的行动方向。

三、亚健康的概念

亚健康（subhealth）是指介于健康与疾病之间的生理功能低下的状态，此时机体处于非病、非健康并有可能向疾病转化的状态。亚健康是一种临界状态，处于亚健康状态的人，虽然没有明确的疾病，但却出现精神活力、适应能力和反应能力的下降，如果这种状态不能得到及时纠正，非常容易进一步引发身心疾病。因此，对于亚健康的人群应从加强自我保健、开展体育锻炼、提高免疫功能、调节心理活动等多方面进行防治，争取从亚健康状态向健康状态发展，防止向疾病方向转化。

四、健康、亚健康与疾病的关系

世界卫生组织的调查表明，人群中真正健康的约占5%，患疾病者约占20%，而75%的人处于亚健康状态。亚健康状态如不被重视，可导致疾病的发生；而疾病经过治疗，患者也可恢复健康（图1－1）。因此，如何使亚健康向健康转化，是我们医务工作者面临的一项新的挑战。

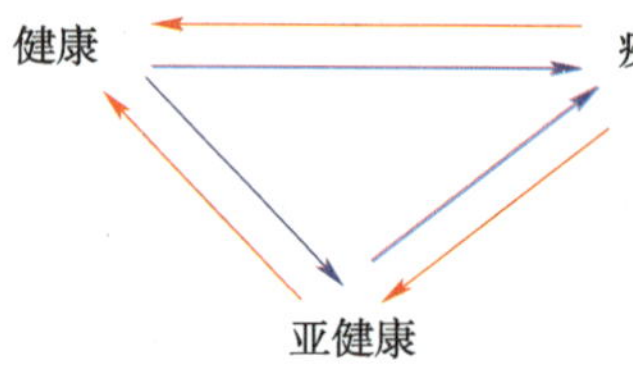

图1－1　健康与亚健康、疾病的关系

第三节　病因学

病因学（etiology）主要研究疾病发生的原因与条件。

一、疾病发生的原因

疾病发生的原因简称病因，又可称为致病因素。它是指作用于机体的众多因素中，能引起疾病并赋予该病特征的因素。病因种类很多，一般分成以下几大类。

（一）生物性因素

生物性因素包括细菌、病毒、真菌、立克次体和寄生虫等病原微生物。这类病因的致病作用主要与病原体致病力强弱与侵入宿主机体的数量、侵袭力、毒力以及其逃避或抵抗宿主攻击的能力有关。

生物性因素的致病特点：①有一定的感染途径；②病原体必须与机体相互作用才能引起疾病，如人对鸡瘟病毒无易感性，所以鸡瘟病毒对人无致病作用；③病原体可引起机体的免疫反应，同时病原体也可能发生变异，如致病微生物常可引起机体的免疫反应，有些致病微生物自身也可发生变异，产生抗药性，改变其遗传性。

（二）理化因素

1. 物理性因素 包括机械力、高温、低温、电流、大气压、电离辐射及噪声等。物理性因素的致病特点：①只发挥疾病的始动作用，在疾病的进一步发展中其本身不再继续发挥作用；②疾病一般潜伏期较短或者没有；③对组织器官无明显选择性。

2. 化学性因素 包括强酸、强碱、化学毒物以及动植物毒性物质等。化学性因素的致病特点：①对机体的组织器官有一定的选择性损伤作用；②在整个发病过程中都发挥作用；③化学性因素的致病作用和毒物本身的性质、剂量及机体部位均相关；④除慢性中毒外，化学性因素的致病作用潜伏期一般较短。

（三）营养因素

机体的正常生命活动是依靠机体内外环境中许多生理性刺激和必需物质来维持的。若维持生命活动的碳水化合物、脂肪、蛋白质、维生素、无机盐等物质缺乏或过多，则会导致疾病的发生，严重时甚至引起死亡。

（四）遗传性因素

遗传性因素直接致病主要是通过染色体畸变和基因突变发生的。染色体畸变所致疾病是由染色体数目和结构发生改变所引起的疾病，目前已达数百种，如第 21 对染色体畸变导致的先天愚型等。基因突变是由基因结构发生改变引起的分子病，如血友病，其遗传基因位于 X 染色体上，基因突变后造成凝血因子Ⅷ缺失，导致凝血功能障碍。此外，某些家族人员具有易患某种疾病的倾向，如精神分裂症、糖尿病等，此种现象称为遗传易感性。

（五）先天性因素

先天性因素是指妊娠期能损害胎儿生长发育的有害因素。例如，妊娠期妇女感染风疹病毒，可引起胎儿患先天性心脏病。

（六）免疫因素

在某些机体中，免疫系统对一些抗原刺激发生异常强烈的反应，从而导致组织、细胞的损伤和生理功能的障碍。这些异常的免疫反应称为变态反应或超敏反应。例如，某些食物（虾、蛋类）、花粉、药物如青霉素等可引起荨麻疹、支气管哮喘甚至过敏性休克等变态反应性疾病。

（七）精神、心理、社会因素

人不仅是生物学领域内的动物，更重要的是社会范畴里的生物。精神、心理、社会因素引起的疾病越来越受到重视，如应激性疾病、变态人格、身心疾病等逐渐增多。

总之，病因是引起疾病必不可少的、决定疾病特异性的因素。目前，医学领域中很多疾病的病因尚不清楚，相信随着医学科学的发展，这些疾病的病因将会得到阐明。

二、疾病发生的条件

疾病发生的条件是指那些能够影响疾病发生的各种机体内外因素。条件本身并不直接导致疾病，但它可促进或阻碍疾病的发生。例如，结核杆菌是结核病发生的原因，但并不是所有感染了结核杆菌的个体都会发生结核病。过度劳累、营养不良、居住环境恶劣、长期忧郁等条件，均可以削弱机体的抵抗能力，这时如果结核杆菌侵入机体，就易引发结核病；与此相反，充足的营养、良好的生活条件、适量的体育活动等条件，均能增强机体抵抗力，此时即使有结核杆菌的侵入，也不一定会引发结核病。因此，在疾病的病因学中，考虑条件的作用是很重要的。加强病因作用或促进疾病发生的因素称为诱因（precipitating factors）。诱因也是疾病发生的一种条件。例如，肺部感染、发热、急性风湿热复发、感染性心内膜炎、各种变态反应性炎症和感染性疾病所致的心肌炎症等均可作为诱因，诱发心力衰竭。

第四节　发病学

发病学（pathogenesis）主要研究疾病发生、发展过程中的一般规律和共同机制。

一、疾病发生发展的一般规律 微课

疾病发生发展的一般规律主要是指各种疾病过程中一些普遍存在的共同的基本规律。

（一）损伤与抗损伤规律

损伤与抗损伤的斗争贯穿于疾病的始终，二者之间既相互联系又相互斗争，这是构成疾病各种临床表现，推动疾病发展的基本动力。在疾病中损伤与抗损伤作用常常同时出现并不断变化（图1-2）。

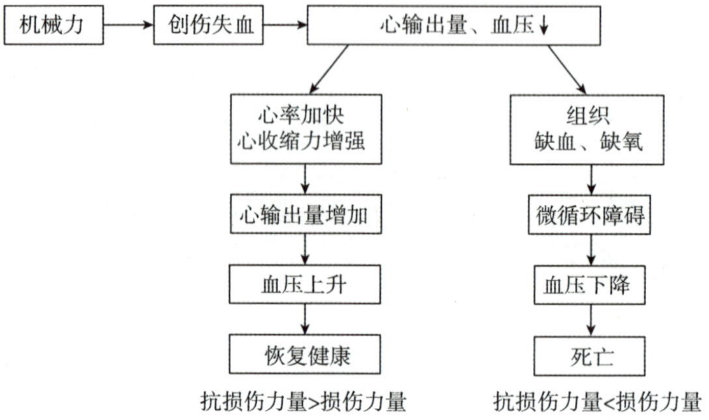

图1-2　损伤与抗损伤规律

在不同的疾病中，损伤和抗损伤的斗争是不相同的，这就构成了各种疾病的不同特征。在临床疾病的防治中，应尽量支持和加强抗损伤反应，减轻和消除损伤反应，从而使患者病情好转。

（二）因果交替规律

在疾病的过程中，原始致病因素作用于机体后，机体会产生一定的变化，这些变化在一定条件的作用下又会引起机体另外一些变化，如此因果不断交替，推动疾病发展称为因果交替规律。疾病中因果交替规律的发展，常可形成恶性循环（vicious cycle），从而使疾病不断恶化，直至死亡；但如果能在疾病发展的某一环节上及早采取措施打断因果转化和恶性循环，就可使疾病朝有利的方向发展（图1-3）。

（三）局部和整体规律

任何疾病，基本上都是整体疾病，而各组织、器官和致病因素作用部位的病理变化，均是全身性疾病的局部表现。例如，局部的疖，它在局部引起充血、水肿等炎性反应，继发性感染后可引起白细胞升高、发热、寒战等全身性表现。疖看似是局部病变，但给予单纯的局部治疗，可能效果不佳；如仔细检查，就会发现局部的疖可能是全身代谢障碍性疾病（如糖尿病）的局部表现，只有治疗疾病后局部的疖才会得到控制。因此，只有正确认识疾病中局部与整体的关系，才能有的放矢地采取有效治疗措施（图1-4）。

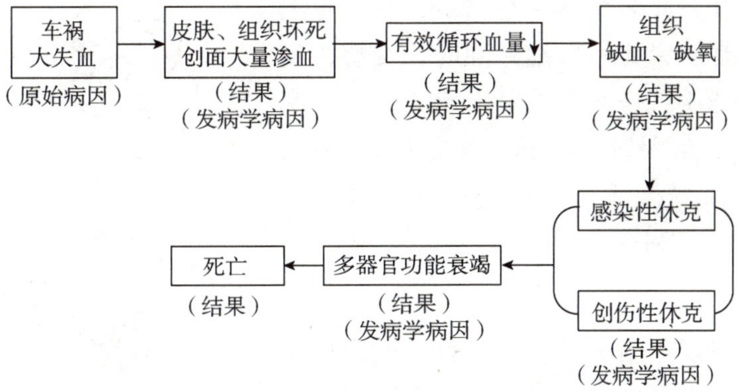

图 1-3　因果交替规律

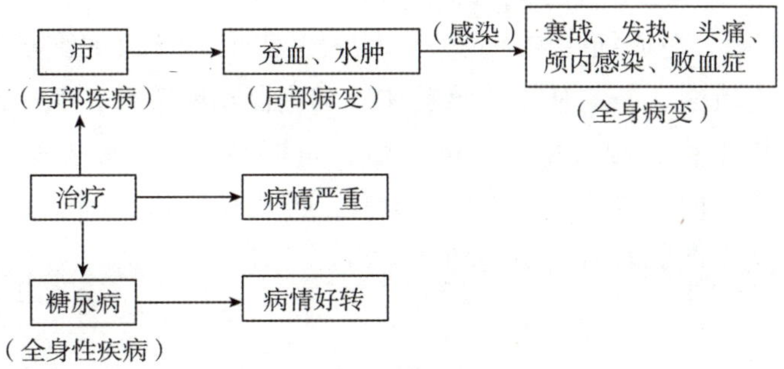

图 1-4　局部和整体规律

二、疾病发生的基本机制

疾病发生的基本机制（mechanism）是指参与多种疾病发生的共同机制。下面从神经机制、体液机制、细胞机制和分子机制四个方面展开叙述。

（一）神经机制

神经系统在人体生命活动中的维持和调控中起主导作用，因此，神经系统的变化与疾病的发生发展密切相关，疾病时也常伴有神经系统的变化。有些病因可直接损害神经系统，如流行性乙型脑炎病毒，此种病毒具有高度嗜神经的特性，可直接破坏神经组织；另一些病因可通过神经反射引起相应器官组织的功能代谢变化，如长期精神紧张、焦虑导致大脑皮质功能紊乱，进一步导致内脏器官功能障碍。

（二）体液机制

疾病中的体液机制主要是指致病因素引起体液因子数量或活性发生变化，出现体液调节紊乱进而造成内环境紊乱，以致疾病发生。体液因子（humoral factor）包括各种全身性作用的体液因子和局部作用的体液因子，通过自分泌、内分泌、旁分泌和内在分泌四种方式作用于靶细胞受体发挥生物学作用。①自分泌（autocrine）：分泌细胞能对它们自身分泌的信息分子起作用，即分泌细胞和靶细胞为同一细胞，如许多生长因子以这种方式发挥作用。②内分泌（endocrine）：分泌细胞分泌各种化学介质，经血液循环运送到身体的各个部分，被远距离靶细胞上的受体识别并发挥作用。③旁分泌（paracrine）：一些分泌细胞分泌的信息分子，由于很快被吸收破坏，故只能对邻近的靶细胞发挥作用。④内在分泌：某些激素合成后，可不释放到细胞外，直接在细胞内发挥作用（图 1-5）。

疾病发生发展中体液机制与神经机制常常共同参与，故称其为神经-体液调节机制。例如，部分人群受精神或心理的刺激可引起大脑皮质和皮质下中枢（主要是下丘脑）的功能紊乱，使调节血压的血管运动中枢的反应性增强，此时交感神经兴奋，去甲肾上腺素释放增加，导致小动脉紧张性收缩；同时，交感神经活动亢进，刺激肾上腺髓质兴奋而释放肾上腺素，使心率加快，心输出量增加，并且因肾小动脉收缩，促使释放，肾素-血管紧张素-醛固酮系统激活，血压升高，这就是高血压发病中的神经-体液调节机制。

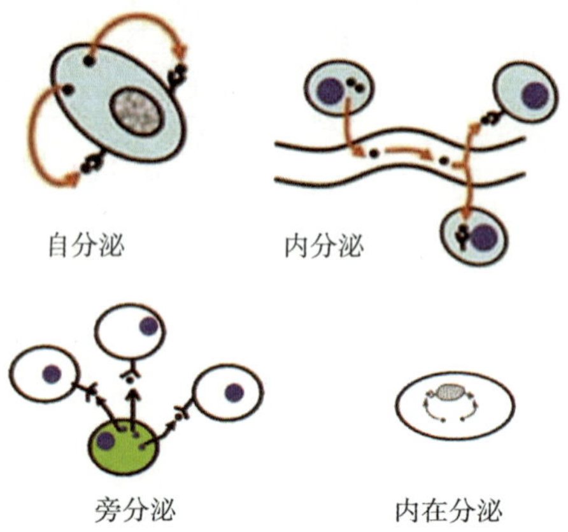

图 1-5 体液因子分泌的方式

（三）细胞机制

细胞机制是指致病因素作用于机体后可直接或间接作用于细胞，造成某些细胞膜或细胞器的功能代谢障碍，从而引起细胞的自稳调节紊乱。细胞膜功能障碍表现为膜上的各种离子泵如钠泵（Na^+，K^+-ATP 酶）、钙泵（Ca^{2+}，Mg^{2+}-ATP 酶）等泵功能失调，造成细胞内 Na^+、Ca^{2+} 大量积聚，导致细胞水肿，甚至死亡。细胞器的功能障碍表现为线粒体、内质网、高尔基体、核糖体等细胞器功能障碍，其中线粒体功能障碍对机体的影响最突出。线粒体是真核生物进行氧化代谢的部位，是糖类、脂肪和氨基酸最终氧化释放能量的场所。在一些致病因素刺激下，使线粒体功能障碍，氧化还原电位下降，辅酶Ⅱ不能再生，氧化磷酸化过程抑制，能量生成不足，从而造成严重的细胞功能障碍。

（四）分子机制

疾病的分子机制是一种狭义的概念，主要指大分子多聚体（蛋白质与核酸）在疾病发生、发展中的作用。各种致病因素无论通过何种途径引起疾病，在疾病过程中都会以各种形式表现出分子水平的异常；反之，分子水平的异常变化又会不同程度地影响正常生命活动，从而导致疾病的发生，如镰状细胞贫血就是由于血红蛋白的分子合成异常所致的疾病。

近年来，随着基因研究的深入和人类基因组计划（Human Genome Project）的完成，出现了基因病（genopathy）的概念。所谓基因病，主要是指基因本身突变、缺失或其表达调控障碍引起的疾病。由一个致病基因引起的基因病称为单基因遗传病（monogenic disease），如多囊肾。而由多个基因共同控制其表型性状的疾病称为多基因遗传病（polygenic disease），如高血压、冠心病、糖尿病等均属此类疾病。

第五节　疾病的转归

疾病发展到一定阶段终将结束，这就是疾病的转归。疾病的转归有康复和死亡两种形式。疾病的转归如何，主要取决于致病因素作用于机体后发生的损伤与抗损伤反应的力量对比，正确、及时地治疗可影响疾病的转归。

一、康复

康复（rehabilitation）分为完全康复与不完全康复两种。

（一）完全康复

完全康复是指发生疾病时所发生的损伤性变化完全消失，机体的自稳调节恢复正常。例如，流感病毒引起的感冒，经过机体代偿或者药物等治疗后，机体功能、代谢完全恢复正常。

（二）不完全康复

不完全康复是指发生疾病时的损伤性变化得到控制，但基本病理变化尚未完全消失，经机体代偿后功能、代谢恢复，主要症状消失，有时可留后遗症。例如，风湿性心脏病患者经临床治疗后，虽然心脏的基本功能恢复，但当心脏感染或负荷过重时，心脏病又会复发。

二、死亡

死亡（death）包括传统意义上的“死亡”和现代医学中的“脑死亡”（brain death）。

（一）死亡

长期以来，一直把心搏、呼吸的永久性停止作为死亡的标志。各国的临床医学、法学和社会传统观念，都是根据这种心、肺死亡的概念来宣告、判定人的死亡的。然而，这种传统的心、肺死亡概念及标准在现实生活中却屡屡遇到质疑和困惑，这就使得传统的心、肺死亡概念成为一种过时的死亡概念。

（二）脑死亡

近年来，随着复苏技术的普及与提高、器官移植技术的发展，人们对死亡有了新的认识。1968 年，在第 22 届世界医学大会上，美国哈佛大学医学院死亡意义审查特别委员会提出了一项报告，正式要求否定传统的心、肺死亡概念和标准，提出“脑死亡”的概念，即“全脑功能的不可逆性丧失”，并制定了脑死亡诊断标准。同年，由世界卫生组织建立的国际医学科学组织委员会也提出了脑死亡标准。

目前，国际上通用的脑死亡判定标准如下。①自主呼吸停止：人工呼吸 15 分钟后，仍无自主呼吸者。自主呼吸停止是临床脑死亡的首要指标。②不可逆性深昏迷：无自主性肌肉活动，对外界刺激毫无反应。③脑干神经反射消失：如瞳孔对光反射、角膜反射、咳嗽反射、吞咽反射等均消失。④脑电波消失，呈平直线。⑤脑血液循环完全停止：经脑血管造影或经颅脑多普勒超声诊断呈脑死亡图形。上述标准在 24 小时内反复测试后无变化，即可确定此患者已脑死亡，进入了实质性死亡阶段。

在现代医学高度发展的今天，脑死亡观具有极为重要的意义。脑死亡一旦确立，就意味着在法律上已经具备死亡的合法依据，它可协助医务人员判断患者死亡时间和确定终止复苏抢救的界线。此外，也为器官移植创造了良好的时机和合法的根据，因为对脑死亡者借助呼吸、循环等辅助装置，在一定时间内可维持器官组织低水平的血液循环，从而成为器官移植手术良好的供者。因此，与传统的死亡概念相比，用脑死亡作为死亡的标准是社会发展的需要，且更具科学性和可靠性。

三、临床关怀

临终关怀是由社会各层面（医生、护士、社会工作者、志愿服务人员、政府和慈善机构）组成的机构为生命处于晚期的患者提供医疗、护理、心理、社会等方法的全方位服务与照顾，创造一种安享、舒适和充满温情的临终环境，提高患者临终阶段的生命质量和价值，使患者较为安详、平静地接纳死亡。临终关怀是人类社会最具人性化的表现，是人道主义在现代社会的最高体现之一，也是以人为本的具体表现。临终关怀的发展是在人类生活品质提高之后，继之以提升死亡品质的理想与追求的现实化，是人类文明的巨大进步。

答案解析

目标检测

一、单项选择题

1. 下列不属于判定脑死亡依据的是（ ）

A. 全脑功能停止　　B. 脑干功能停止　　C. 心搏、呼吸停止

D. 脑电波消失　　E. 脑血液循环停止

2. 疾病发展方向主要决定因素是（ ）

A. 疾病时的稳态紊乱　　B. 疾病过程中的因果转化

C. 疾病发展过程中的主导环节　　D. 疾病过程中的损伤和抗损伤反应

E. 疾病过程中机能、代谢和形态变化

3. 病理生理学的主要内容是（ ）

A. 研究疾病的形态、结构变化　　B. 研究疾病的表现

C. 诊断和治疗疾病　　D. 研究疾病过程中功能、代谢变化的发生机制

E. 研究疾病时的代偿功能

4. 病理生理学是研究（ ）

A. 疾病的概念　　B. 疾病的症状和体征　　C. 疾病的诊断

D. 疾病发生的原因和条件　　E. 疾病发生发展的共同规律

5. 病因学研究的内容是（ ）

A. 疾病发生的原因和条件　　B. 因果交替规律　　C. 局部和整体规律

D. 损伤与抗损伤规律　　E. 机体的防御作用

6. 病理生理学的主要任务是（ ）

A. 鉴定疾病的类型　　B. 描述疾病的表现

C. 揭示疾病的发生发展的机制与规律　　D. 研究疾病时的代偿功能

E. 诊断与治疗疾病

7. 脑死亡的概念是（ ）

A. 呼吸、心搏停止，反射消失　　B. 有机体解体，所有细胞死亡

C. 全脑功能不可逆性永久性停止　　D. 意识永久性消失而呈植物状态

E. 脑电波消失

8. 下列关于健康的说法中，正确的是（ ）

A. 不生病就是健康

B. 健康是指体格健全

C. 健康是指精神上的完全良好状态

D. 健康是指社会适应能力的完全良好态

E. 健康是指没有疾病或病痛，躯体上、精神上和社会上的完全良好状态

9. 下列关于损伤与抗损伤规律的说法中，错误的是（ ）

A. 两者相互联系、相互斗争、相互转化

B. 是推动疾病发展的基本动力

C. 两者的斗争贯穿于疾病的始终，构成疾病各种临床表现

D. 决定了疾病的发展方向和转归

E. 损伤与抗损伤之间存在严格的界限

10. 基本病理过程是指（ ）

A. 讨论病因学和发病学的一般规律

B. 讨论典型病理过程

C. 研究某个系统疾病中可能出现的、共同的功能和代谢的变化

D. 单纯讨论疾病的概念

E. 讨论系统器官的总体改变

11. 下列不属于基本病理过程的是（　）

A. 发热　　B. 水肿　　C. 缺氧

D. 心力衰竭　　E. 代谢性酸中毒

12. 下列关于因果交替的叙述中，错误的是（　）

A. 原因和结果可以相互交替和相互转化

B. 因果交替规律的发展常可形成恶性循环

C. 因果交替规律的发展常可形成良性循环

D. 同一疾病的不同阶段因果交替的内容相同

E. 能够采取措施打断因果交替

二、简答题

1. 什么是病理生理学？病理生理学的主要内容包括哪些？
2. 举例说明疾病过程中损伤与抗损伤规律。
3. 简述疾病发生的基本机制。
4. 什么是脑死亡？简述脑死亡的判断标准及其临床意义。

三、案例分析题

患者，女，65 岁。因“在看电视时突然感到头晕、冒冷汗，不久昏迷而急诊”入院。患者患高血压已有 18 年。经体检和 CT 诊断为脑干大出血，给予药物治疗。第 2 天，呼吸、心搏突然停止，深度昏迷，经用呼吸机和药物抢救后心率恢复到 60～80 次/分，但瞳孔始终散大，经检查脑电波消失，脑血流停止。

请问：

该患者尚有心搏，是否发生了死亡？

（赵　娟　任立群）

书网融合……

本章小结　　微课　　题库

第二章　水、电解质代谢紊乱

PPT

学习目标

1. 掌握　低渗性、高渗性脱水的概念、原因和机制以及对机体的影响；水肿的概念和发病机制；低钾血症和高钾血症的概念以及对机体的影响。

2. 熟悉　正常水、钠代谢；水、钠代谢障碍的分类；水中毒和盐中毒的原因以及对机体的影响；低钾血症和高钾血症的原因和机制。

3. 了解　各种水、电解质代谢紊乱防治和护理的病理生理学基础。

水是机体的重要组成部分，也是生命活动所必需的物质。机体内几乎没有纯水，体内的水和溶解于其中的电解质、低分子有机化合物以及蛋白质等构成体液（body fluid），广泛分布于组织细胞内外。水、电解质代谢紊乱在临床上十分常见。一些全身性病理过程以及许多器官疾病都可引起或伴随水、电解质代谢紊乱；某些外界环境的变化，某些医源性因素如药物使用不当，也可导致水、电解质代谢紊乱。这些紊乱得不到及时纠正，常会引起机体各系统器官功能和物质代谢发生障碍，严重时甚至威胁生命，故水、电解质代谢紊乱问题在临床上具有十分重要的意义。

案例引导

案例： 患者，女，40 岁，因呕“吐、腹泻 3 天，伴发热、口渴明显、少尿 2 天”入院。体格检查：体温 38.4℃，血压 110/80mmHg，脉搏 107 次/分，呼吸 28 次/分，皮肤干燥，无汗。实验室检查：血清 Na^+158mmol/L，血浆渗透压 322mmol/L，尿量 350ml/24h，尿比重 1.023，其余指标尚可。入院即给予静脉滴注抗生素和 5% 葡萄糖溶液 2500ml/d 等治疗。治疗 2 天后，患者体温降至正常，尿量恢复，渴感消失。但出现直立性眩晕、嗜睡、眼窝凹陷、四肢软弱无力、皮肤弹性减退，体格检查发现肠鸣音减弱，膝反射迟钝，脉搏 110 次/分，血压 72/50mmHg，复查：尿比重 1.008，血浆渗透压 263mmol/L，血清 Na^+124mmol/L，K^+3.1mmol/L。

讨论：

1. 患者在入院时发生了何种水、电解质代谢紊乱？为什么？
2. 患者经治疗后又发生了何种水、电解质代谢紊乱？为什么？
3. 请结合病理生理学知识解释患者的临床表现。

第一节　水、钠代谢障碍

一、正常水、钠代谢

（一）体液的容量和分布

健康成年男性体液总量约占体重的 60%，其可因年龄、性别和体型胖瘦等而存在个体差异。随着年龄的不断增长，体液量占体重的比例是逐渐减少的。新生儿体液量约占体重的 80%，婴儿约占 70%，学龄儿童约占 65%，成年人约占 60%，老年人仅占 40% ~50%。由于婴幼儿处于快速生长发育期，代谢旺盛，组织间液占比较大，水的交换频繁，每日水的交换量可达细胞外液总量的 50%，加之其各系统发育尚不完善，调节功能较弱，因此在疾病过程中容易发生水、电解质代谢紊乱。而老年人因体液总量比较少也容易发生脱水。此外，成年男性比成年女性的体液量多大约 6%。由于脂肪组织含水量 10% ~30%，肌肉组织含水量 75% ~80%，因此肌肉发达的人更耐受缺水。

细胞膜将体液分隔成两部分，分布于细胞内的称为细胞内液（intracellular fluid，ICF），约占体重的 40%；分布于细胞外的称为细胞外液（extracellular fluid，ECF），是沟通组织细胞之间和机体与外界环境之间的媒介，构成了人体的内环境。为了保证新陈代谢的正常进行和各种生理功能的发挥，必须要维持内环境的相对稳定。细胞外液约占体重的 20%，又可分为组织间液和血浆，血浆约占体重的 5%，其余 15% 为组织间液（interstitial fluid）。组织间液中有极少的一部分由上皮细胞分泌，分布于一些密闭的腔隙（如关节囊、颅腔、胸膜腔、腹膜腔）中，称透细胞液（transcellular fluid），又称第三间隙液，占体重的 1% ~2%。细胞内液和血浆、组织间液三者之间有着密切的关系，并且总是处于动态平衡。

（二）体液的电解质成分

细胞内液和细胞外液电解质成分有很大的差异。细胞外液的组织间液和血浆的电解质在性质和数量上大致相等，在功能上也类似。阳离子主要是 Na^+，其次是 K^+、Ca^{2+}、Mg^{2+} 等，阴离子主要是 Cl^-，其次是 HCO_3^-、HPO_4^{2-}、SO_4^{2-} 及有机酸和蛋白质（图 2－1）。两者的主要区别在于血浆含有较多的蛋白质（7%），而组织间液仅为 0.05% ~0.35%，这与蛋白质不易透过毛细血管进入组织间液有关。其对维持血浆胶体渗透压、稳定血管内液（血容量）有重要意义。

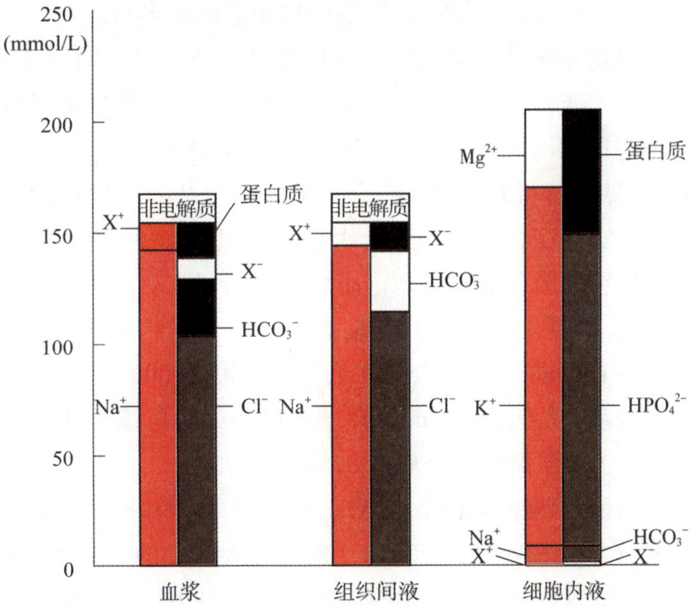

图 2－1　体液中主要的电解质

细胞内液中，K^+ 是重要的阳离子，其次是 Na^+、Mg^{2+}、Ca^{2+}，而 Na^+ 的浓度远低于细胞外液。主要阴离子是 HPO_4^{2-} 和蛋白质，其次是 HCO_3^-、Cl^-、SO_4^{2-} 等。各部分体液中所含阴、阳离子数的总和是相等的，并保持电中性，如果以总渗透压计算，细胞内外液渗透压也是基本相等的。绝大多数电解质在体液中呈游离状态。

（三）体液的渗透压

体液的渗透压取决于溶质的微粒总数，包括阳离子、阴离子的个数和非电解质的分子个数。血浆和组织间液的渗透压90%～95%来源于单价离子 Na^+、Cl^- 和 HCO_3^-，剩余的5%～10%由其他离子、葡萄糖、氨基酸、尿素以及蛋白质等构成。蛋白质所产生的渗透压称为胶体渗透压，在血浆中蛋白质的含量虽然较高，但其分子量大，分子个数只占血浆微粒个数的很少部分，所以产生的渗透压也极小，仅占总渗透压的1/200，与晶体渗透压相比微不足道，但由于其不能自由通透毛细血管壁，因此对于维持血管内外液体的交换和血容量具有十分重要的作用。体液中晶体物质（主要是电解质离子）产生的晶体渗透压占渗透压的绝大部分，由于电解质离子不能自由透过细胞膜，因此晶体渗透压在维持细胞内外水的平衡中起决定性作用。正常状态时，细胞内外、血管内外的渗透压是相等的，当一侧渗透压发生变化时，水分会透过半透膜向高渗一侧移动从而维持渗透压平衡。通常血浆渗透压在290～310mmol/L之间称等渗，低于290mmol/L称低渗，高于310mmol/L称高渗。

（四）水的生理功能和水平衡

1. 水的生理功能 水是机体中含量最多的组成成分，是维持人体正常生理活动的重要物质之一，水的生理功能是多方面的。

（1）促进物质代谢 水参与水解、水化和加水脱氢等重要反应，并为生化反应提供场所；水又是良好的溶剂，能使许多物质溶解，加速化学反应，而且黏度小、易流动，有利于营养物质的消化、吸收、运输和代谢废物的排泄。

（2）调节体温 水的比热大，能吸收代谢过程中产生的大量热能，所以蒸发少量的汗就能散发大量的热。水的流动性大，能随血液迅速分布全身，使得物质代谢中产生的热量能够在体内迅速均匀分布。因为水有这些特点，因而水可以调节体温，维持产热和散热的平衡。

（3）润滑作用 泪液可以防止眼球干燥有利于眼球转动，唾液可保持口腔和咽部湿润有利于吞咽，关节囊的滑液有利于关节转动，胸膜腔和腹膜腔的浆液可减少组织间的摩擦等都是水的润滑作用。

（4）结合水的作用 体内的水有相当大的一部分是以结合水的形式存在（其余以自由水的形式存在），这些结合水与蛋白质、黏多糖和磷脂等相结合，发挥其复杂的生理功能。各种组织器官含自由水和结合水的比例不同，因而坚实程度各异，心脏含水79%，比血液含水量仅少4%（血液含水83%），但由于心脏主要含结合水，故它的形态坚实柔韧，而血液则循环流动。

2. 水平衡 正常人每天水的摄入和排出处于动态平衡之中。水的来源有饮水、食物水、代谢水。成人每天饮水量波动于1000～1300ml之间，食物水含量为700～900ml，糖、脂肪、蛋白质等营养物质在体内氧化生成的水称为代谢水，每天约300ml。在严重创伤如挤压综合征时，大量组织破坏可使体内迅速产生大量内生水，每破坏1kg肌肉约可释放水850ml。

机体排出水分的途径有四种，即经消化道（粪）、皮肤（出汗和不感蒸发）、肺（呼吸蒸发）和肾（尿）。每天由皮肤蒸发的水（不感蒸发）约500ml，通过呼吸蒸发的水分约350ml。前者仅含少量电解质，而后者几乎不含电解质，故这两种不感蒸发排出的水分可以当作纯水来看待。在出汗时汗液是一种低渗溶液，含NaCl约为0.2%，并含有少量的 K^+，因此，在炎夏或高温环境下活动导致大量出汗时，会伴有电解质的丢失。健康成人每日经粪便排出的水分约为150ml，由尿排出的水分为1000～1500ml。必须指出，正常成人每天至少需要排出500ml尿液才能清除体内的代谢废物。因为成人每日尿液中的固体物质（主要是蛋白质代谢终产物以及电解质）一般不少于35g，尿液最大浓度为60～70g/L，所以每天排出35g固体溶质的最低尿量为500ml，再加上皮肤不感蒸发和呼吸蒸发以及粪便排水量，则每天最低排出的水量为1500ml。要维持水分出入量的平衡，每天需水1500～2000ml，称日需要量。在正常情况下每日的出入量保持平衡（表2－1）。尿量则视水分的摄入情况和其他途径排水的多少而增减。

表 2－1　正常人每日水的摄入和排出量

摄入（ml/24h）		排出（ml/24h）	
饮水	1000 ～ 3000	粪便	150
食物水	700 ～ 900	尿液	1000 ～1500
代谢水	300	呼吸蒸发	350
		皮肤蒸发	500
合计	2000 ～2500		2000 ～2500

（五）电解质的生理功能和钠平衡

机体的电解质分为有机电解质（如蛋白质）和无机电解质（即无机盐）两部分。形成无机盐的主要金属阳离子为 K^+、Na^+、Ca^{2+} 和 Mg^{2+}，主要阴离子则为 Cl^-、HCO_3^-、HPO_4^{2-} 等。无机电解质主要功能是维持体液的渗透平衡和酸碱平衡，维持神经、肌肉、心肌细胞的静息电位并参与其动作电位的形成且参与新陈代谢和生理功能活动。

正常成人体内含钠总量为 40～50mmol/kg，其中 60% ～70% 是可以交换的，约 40% 是不可交换的，主要结合于骨骼的基质。总钠的 50% 左右存在于细胞外液，10% 左右存在于细胞内液。血清 Na^+ 浓度的正常范围是 135～150mmol/L，细胞内液中的 Na^+ 浓度仅为 10mmol/L 左右。成人每天饮食摄入钠 100～200mmol，天然食物中含钠甚少，故人们摄入的钠主要来自食盐，摄入的钠几乎全部由小肠吸收。Na^+ 主要经肾随尿排出，摄入多，排出亦多；摄入少，排出亦少。正常情况下排出和摄入钠量几乎相等。此外，随着汗液的分泌也可排出少量的钠，钠的排出通常也伴有氯的排出。

（六）水、钠平衡的调节

机体内水和钠的平衡密切相关，共同影响着细胞外液的渗透压和容量。水平衡主要受渴感和抗利尿激素的调节，通过对水的调节维持细胞外液的渗透压平衡；钠平衡主要受醛固酮和心房钠尿肽的调节，通过钠浓度的调节维持体液容量和组织灌流的恒定。

1. 渴感的调节作用　渴中枢位于下丘脑室上核侧面。血浆晶体渗透压升高，可刺激渴中枢兴奋，引起渴感，渴则思饮寻水，饮水后，血浆渗透压下降，渴感消失；此外有效循环血量降低和血管紧张素Ⅱ水平增高也可引起渴感。抑制渴感的因素是血浆渗透压降低和细胞外液容量升高。

2. 抗利尿激素的调节作用　抗利尿激素（antidiuretic hormone，ADH）是由下丘脑室上核或室旁核神经元合成的八肽，存储于神经垂体血管周围神经末梢内，主要调控水的排出。ADH 作用于肾脏远曲小管和集合管上皮细胞，与小管主细胞管周膜上的 ADH 受体（ADHR）结合，激活腺苷酸环化酶使细胞内 cAMP 增多，后者激活 cAMP 依赖的蛋白激酶并使细胞内成分磷酸化，有利于水通道蛋白 2 插入小管上皮细胞管腔膜，提高肾远曲小管和集合管对水的通透性，从而使水分的重吸收增加（图 2－2）。ADH 还有使血管收缩的作用，故又称为血管加压素（vasopressin，VP）。

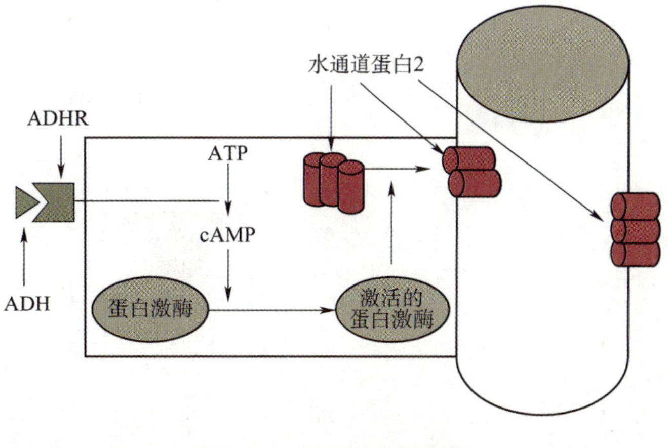

图 2－2　ADH 的作用机制

知识链接

水通道蛋白

目前已知，水通道蛋白（aquaporin，AQP）是一组与水通透有关的细胞膜转运蛋白，广泛存在于动物、植物及微生物界。目前，在哺乳动物体内发现的AQP至少有13种，每种AQP有其特异性的组织分布。在肾脏主要有四种，AQP1分布于近曲小管，主要调节水的运输和通透；AQP2和AQP3分布于集合管，在尿液的浓缩过程中发挥重要作用；AQP4分布于集合管主细胞基质侧，可能与提供水流出通道有关。

促使ADH释放的主要刺激因素是血浆晶体渗透压的升高和循环血量的降低。下丘脑室上核和室旁核存在渗透压感受器，该感受器的阈值为280mmol/L，当细胞外液渗透压有1%～2%变动时即可影响ADH的释放。血浆晶体渗透压增高，ADH释放增加，增加肾小管对水的重吸收，使体内水增多，血浆渗透压会有所降低。非渗透性刺激，即血容量减少或血压降低时，通过左心房与胸腔大静脉处的容量感受器和颈动脉窦与主动脉弓的压力感受器刺激ADH的释放，同样使体内水分增多，使血容量和血压有所升高（图2-3）。实验证明，细胞外液容量的变化还可以影响机体对渗透压变化的敏感性。许多伴有血容量减少的疾病，其促使ADH分泌的作用远超过血浆晶体渗透压降低对ADH分泌的抑制，即机体血容量显著降低时，尽管可能有晶体渗透压降低的情况存在，但ADH分泌仍增多，说明机体优先维持血容量正常。其他因素，如精神紧张、剧痛、恶心、创伤以及某些药物和体液因子，如氯磺丙脲、长春新碱、环磷酰胺、血管紧张素Ⅱ等也能促进ADH分泌。

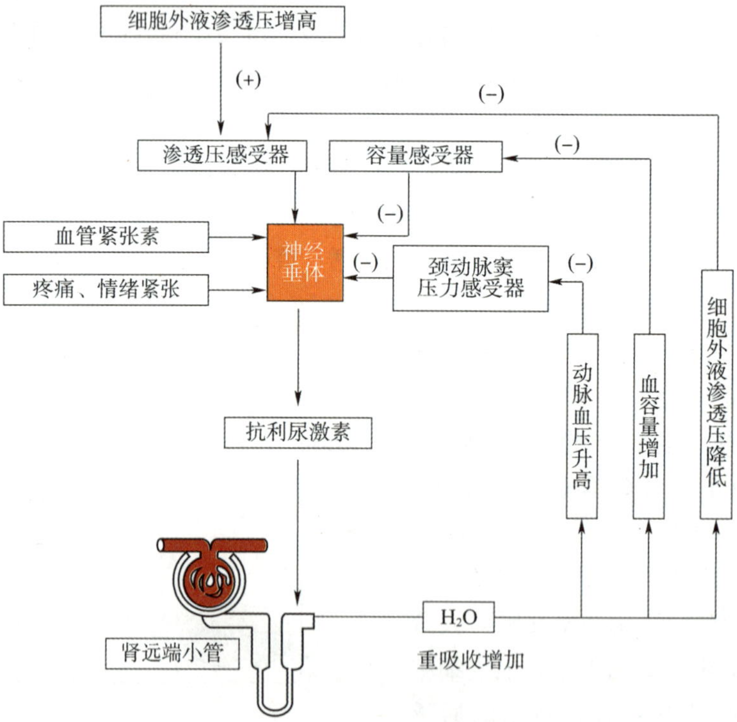

图2-3 抗利尿激素的调节

3. 肾素-血管紧张素-醛固酮系统（renin-angiotensin-aldosterone system，RAAS） 循环血量减少和血压降低是激活RAAS的有效因素，这种刺激使肾素产生增多，进而激活血液中的血管紧张素原，生成血管紧张素Ⅰ（AngⅠ），后者进而转化为血管紧张素Ⅱ（AngⅡ）和血管紧张素Ⅲ（AngⅢ），AngⅡ

和 AngⅢ刺激肾上腺皮质球状带分泌和释放盐皮质激素醛固酮。醛固酮的主要作用是促进肾远曲小管和集合管上皮细胞对 Na^+ 的主动重吸收，随着 Na^+ 的主动重吸收，细胞外液晶体渗透压提高，水的重吸收增多，从而使减少的血容量得以恢复。此外，AngⅡ也有促进 ADH 分泌的作用。

血清 Na^+ 浓度降低和 K^+ 浓度增高也能直接促进醛固酮的分泌。醛固酮使肾小管对 Na^+ 重吸收增加，同时通过 Na^+-K^+ 和 Na^+-H^+ 交换促进 K^+ 和 H^+ 的排出，随着 Na^+ 的重吸收增加，Cl^- 和水的重吸收也增加。

4. 心房钠尿肽的调节作用 心房钠尿肽（atrial natriuretic peptide，ANP）合成并储存于心房的心肌细胞中，又称为心房肽或心房利钠肽。血容量和血压增高可刺激心房肌细胞分泌 ANP。ANP 通过 ANP 的特异受体作用于细胞膜上的鸟苷酸环化酶，以细胞内环一磷酸鸟苷（cGMP）作为第二信使发挥其调节水、钠，扩血管及降低血压的生理作用。ANP 对水、电解质代谢的影响主要表现在：①抑制肾近曲小管对钠、水的重吸收。②抑制醛固酮分泌和肾素活性。③对抗血管紧张素的缩血管效应。因此，ANP 是血容量的负调节因素。

二、水、钠代谢障碍的分类

水、钠代谢障碍往往是同时或相继发生，并且相互影响，关系密切。临床可结合体液容量、渗透压或血钠浓度进行分类。根据体液容量变化可分为脱水和水过多，二者依据细胞外液渗透压不同又分为高渗性、低渗性和等渗性；根据血钠浓度变化可分为高钠血症和低钠血症，二者依据细胞外液容量变化可分为高容量性、低容量性和等容量性。（表 2－2）

表 2－2 水、钠代谢紊乱的分类

	血钠浓度升高	血钠浓度降低	血钠浓度正常
细胞外液容量升高	高容量性高钠血（盐中毒）	高容量性低钠血（水中毒）	等渗性水过多（水肿）
细胞外液容量降低	低容量性高钠血（高渗性脱水）	低容量性低钠血（低渗性脱水）	低容量性正常血钠血症（等渗性脱水）
细胞外液容量正常	等容量性高钠血症	等容量性低钠血症	正常

三、水、钠代谢异常

（一）脱水

脱水（dehydration）指细胞外液减少而引起新陈代谢障碍的一组临床症候群。根据其伴有的血钠或渗透压的变化，脱水可分为低渗性脱水（即细胞外液减少合并低钠血症）；高渗性脱水（即细胞外液减少合并高钠血症）；等渗性脱水（即细胞外液减少而血钠正常）。

1. 高渗性脱水（hypertonic dehydration） 也称低容量性高钠血症（hypovolemic hypernatremia）。特点是失水多于失钠，血清 Na^+ 浓度 >150mmol/L，血浆渗透压 >310mmol/L，细胞外液量和细胞内液量均减少，以细胞内液量减少更甚。

（1）原因和机制

1）水摄入减少 多见于水源断绝，如沙漠迷路、海难、地震灾难；患者不能或不会主动饮水，如频繁呕吐、昏迷；某些中枢神经系统损害的患者、严重疾病或年老体弱的患者因无口渴感，而造成摄水减少的情况。一日不饮水，丢失水约 1200ml（约为体重的 2%）。婴儿对水丢失更为敏感，一日不饮水，失水可达体重的 10%，故临床上更应特别注意。

2）水丢失过多 ①经呼吸道失水：任何原因引起的过度通气（如癔病和代谢性酸中毒等）都会使呼吸道黏膜不感性蒸发加强，如果持续时间过长又未得到水分的补充，则由于其损失的都是不含任何电解质的水分，故可以引起高渗性脱水。②经皮肤失水：高热、大量出汗和甲状腺功能亢进时，均可通过皮肤丢失大量低渗液体，如发热时，体温每升高 1.5℃，皮肤的不感蒸发每天约增加 500ml。③经肾失水：中枢性尿崩症时因 ADH 产生和释放不足，肾性尿崩症时肾远曲小管和集合管对 ADH 反应缺乏及肾浓缩功能不良时，肾排出大量低渗性尿液；使用大量脱水剂，如甘露醇、葡萄糖等高渗溶液，以及昏迷的患者鼻饲浓缩的高蛋白饮食，均可产生渗透性利尿而导致失水。④经胃肠道丢失：呕吐、腹泻及消化道引流等可导致等渗或含钠量低的消化液丢失。

以上情况在渴感正常的人，能够得到水喝和能够喝水的情况下，很少引起高渗性脱水，因为水分丢失的早期，血浆渗透压稍有升高时就会刺激渴感中枢，在饮水以后，血浆渗透压即可恢复。但如果没有及时得到水分的补充，再由于皮肤和呼吸道蒸发丧失单纯水分，体内水的丢失就大于钠的丢失，造成高渗性脱水。

（2）对机体的影响

1）口渴　由于失水多于失钠，细胞外液高渗，通过渗透压感受器刺激中枢，引起口渴感；循环血量减少以及因唾液分泌减少引起的口干舌燥，也是引起口渴感的原因。这是重要的保护机制，但在衰弱的患者和老年人，口渴反应可不明显。

2）细胞外液含量减少　由于丢失的是细胞外液，所以细胞外液容量减少，同时，因失水大于失钠，细胞外液渗透压升高，可通过刺激渗透压感受器引起 ADH 分泌增加，加强了肾小管对水的重吸收，因而尿量减少且尿比重增高。

3）细胞内液向细胞外液转移　由于细胞外液高渗，可使渗透压相对较低的细胞内液向细胞外转移，这有助于循环血量的恢复，但同时也引起细胞脱水，致使细胞皱缩（图 2－4），尤其对脑细胞的影响更为严重。

4）血液浓缩　由于血容量下降，可反射性地引起醛固酮分泌增加，但在早期，由于血容量变化不明显，醛固酮分泌可不增多。一般在液体丢失达体重 4% 时，即可引起醛固酮分泌增加，后者增强肾小管对 Na^+ 的重吸收，它与 ADH 一起有助于维持细胞外液容量和循环血量，使其不至于下降太多。ADH 的分泌增多促使水重吸收增多，加上细胞内液向细胞外液转移，均使细胞外液得到水分的补充，既有助于渗透压回降，又使血容量得到恢复，故在高渗性脱水时细胞外液量及血容量的减少均没有低渗性脱水明显。因而，这类患者血液浓缩、血压下降及氮质血症一般比低渗性脱水轻。

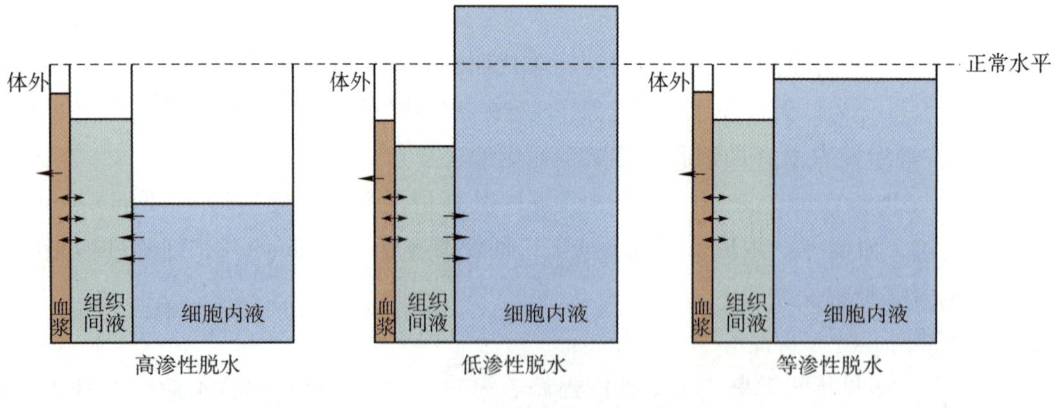

图 2－4　脱水时体液容量的变动

5）中枢神经系统功能障碍　严重的患者，当细胞外液高渗使脑细胞严重脱水时，可引起一系列中枢神经系统功能障碍，包括嗜睡、肌肉抽搐、昏迷，甚至死亡。脑体积因脱水而显著缩小时，颅骨与脑皮质之间的血管张力增大，可导致静脉破裂而出现局部脑出血和蛛网膜下隙出血。

6）脱水热 严重的病例，尤其是小儿，由于从皮肤蒸发的水分减少，从而导致体温升高，称之为脱水热。

（3）防治和护理原则

1）防治原发病 去除病因。

2）补给体内缺少的水分 不能经口进食者可由静脉滴入5%～10%葡萄糖溶液，但要注意，输入不含电解质的葡萄糖溶液过多反而有引起水中毒的危险，输入过快则又加重心脏负担。

3）补给适当的 Na^+ 虽然患者血 Na^+ 升高，但体内总钠是减少的，只不过失水多于失钠。故在治疗过程中，待缺水情况得到一定程度纠正后，应适当补 Na^+，可给予生理盐水与5%～10%葡萄糖混合液。

4）适当补 K^+ 由于细胞内脱水，K^+ 也同时从细胞内释出，引起血 K^+ 升高，尿中排 K^+ 也多。尤其当患者醛固酮增加时，补液若只补给盐水和葡萄糖溶液，则由于增加了 K^+ 的转运至细胞内，易出现低钾血症，所以应适当补 K^+。

5）护理时应注意全面了解病情，对患者进行护理评估，治疗过程中及时观察疗效与不良反应，记录液体出入量、生命体征、尿量及皮肤情况，严密监测病情变化，同时向患者及家属做好健康教育工作。

2. 低渗性脱水（hypotonic dehydration） 也称低容量性低钠血症（hypovolemic hyponatremia）。特点是失 Na^+ 多于失水，血清 Na^+ 浓度 <135mmol/L，血浆渗透压 <290mmol/L，细胞外液量明显减少，细胞内液量视脱水的低渗程度可减少、不减少或增加。

（1）原因和机制 几乎都是治疗措施不当导致的，故也叫继发性脱水。常见的原因是肾内或肾外丢失大量的液体或液体积聚在第三间隙（third space）后处理措施不当所致，如只补充水而未补充电解质平衡液。

1）经肾丢失 ①长期连续使用高效利尿药，如速尿、利尿酸、噻嗪类等，这些利尿剂能抑制髓袢升支对 Na^+ 的重吸收。②肾上腺皮质功能不全：如 Addison 病时，由于醛固酮分泌不足，肾小管对钠的重吸收减少。③肾实质性疾病：如慢性间质性肾疾患可使髓质正常间质结构破坏，使肾髓质不能维持正常的浓度梯度，以及髓袢升支功能受损等，均可使 Na^+ 随尿液排出增加。④肾小管酸中毒：肾小管酸中毒（renal tubular acidosis，RTA）是一种以肾小管排酸障碍为主的疾病。主要发病环节是集合管分泌 H^+ 功能降低，H^+-Na^+ 交换减少，导致 Na^+ 随尿排出增加，或由于醛固酮分泌不足，也可导致 Na^+ 排出增多。

2）肾外丢失 ①经消化道失液：丧失大量消化液而只补充水分，这是最常见的原因。如呕吐、腹泻导致大量含 Na^+ 的消化液丧失，或因胃、肠吸引术丢失体液而只补充水分或输注葡萄糖溶液。②液体在第三间隙积聚：如胸膜炎形成大量胸水；腹膜炎、胰腺炎形成大量腹水等。③经皮肤丢失：大量出汗、大面积烧伤可导致液体和 Na^+ 的大量丢失。汗虽为低渗液，但大量出汗也可伴随明显的钠丢失（每小时可丢失30～40mmol/L 的钠），若只补充水分则可造成细胞外液低渗；大面积烧伤可导致液体和 Na^+ 的大量丢失，若只补充水分，可发生低渗性脱水。

由此可见，低渗性脱水的发生，往往与体液丢失后只补水而未补钠有关。但也必须指出，即使补液措施得当，大量体液丢失本身也可以使一些患者发生低渗性脱水。这是因为大量体液丢失导致细胞外液量显著减少，可通过对容量感受器的刺激引起 ADH 的分泌增多，从而导致肾小管重吸收水增加，因而引起低渗性脱水。

（2）对机体的影响

1）细胞外液减少，易发生休克 低渗性脱水的主要特点是细胞外液量减少。由于丢失的主要是细胞外液，同时由于低渗状态，水分可从细胞外液向渗透压相对较高的细胞内转移，从而进一步减少细胞外液量，致使血容量进一步减少，故患者容易发生低血容量性休克。外周循环衰竭症状出现较早，患者有直立性眩晕、血压下降、四肢厥冷、脉搏细速等症状。

2）无口渴感，饮水减少　由于血浆渗透压降低，机体虽缺水，但却不思饮，难以自觉经口服补充液体。同时，由于血浆渗透压降低，抑制渗透压感受器，使 ADH 分泌减少，远曲小管和集合管对水的重吸收也相应减少，导致低比重尿和尿量无明显减少。但在晚期血容量显著降低时，ADH 释放增多，肾小管对水的重吸收增加，可出现少尿。

3）有明显的失水体征　血容量减少，血浆胶体渗透压增大，组织间液向血管内转移，使组织间液减少更为突出，因而患者出现明显的失水体征，如皮肤弹性减退、眼窝和婴幼儿囟门凹陷。

4）尿钠变化　经肾失钠的低钠血症患者，尿钠含量增多；如果是肾外因素所致者，则因低血容量所致的肾血流量减少而激活肾素-血管紧张素-醛固酮系统，使肾小管对钠的重吸收增加，结果导致尿 Na^+ 含量减少。

（3）防治和护理原则

1）防治原发病，去除病因。

2）纠正不适当的补液种类。

3）原则上给予等渗液以恢复细胞外液容量，如出现休克，要按休克的处理方式积极抢救。

4）护理时应注意全面了解病情，对患者进行护理评估，治疗过程中及时观察疗效与不良反应，记录液体出入量、生命体征、尿量及皮肤情况，严密监测病情变化，同时向患者及家属做好健康教育工作。

3. 等渗性脱水（isotonic dehydration）　特点是钠、水成比例丢失，血清 Na^+ 浓度 135～150mmol/L，血浆渗透压 290～310mmol/L。细胞外液量减少，细胞内液量正常。

（1）原因和机制

1）经胃肠道失液　这是最常见原因，如呕吐、腹泻、各种瘘管引流等，都会丧失大量消化液。在丧失的消化液中，胰液和胆汁是等渗的，胃液和肠液虽偏低渗，但在脱水后通过机体对渗透压的调节作用，都可表现为等渗性脱水。

2）经皮肤丢失　见于大面积烧伤、创伤等丢失血浆。

3）液体在第三间隙积聚　如胸膜炎形成大量胸水，腹膜炎、胰腺炎形成大量腹水等。

（2）对机体的影响　等渗性脱水时主要丢失细胞外液，血容量和组织间液量均减少，由于细胞外液渗透压在正常范围，细胞内液容量无明显变化（图 2－4）。

如不及时处理，则可通过不感蒸发继续丢失水分而转变为高渗性脱水；如只补水分而不补钠盐，又可转变为低渗性脱水。

知识链接

等渗液与等张液

等渗液是指渗透压与血浆渗透压相等的液体，而等张液是指与红细胞张力相等的液体，即能使细胞功能和结构保持正常的溶液。例如，1.9% 的尿素溶液是等渗液，但它能透过细胞膜导致溶血，故不属于等张液。

（3）防治和护理原则

①防治原发病，去除病因。

②补充水分，输注低渗的氯化钠溶液，其渗透压以等渗溶液渗透压的 1/2 ~2/3 为宜。

③护理时应注意全面了解病情，对患者进行护理评估，治疗过程中及时观察疗效与不良反应，记录液体出入量、生命体征、尿量及皮肤情况，严密监测病情变化，同时向患者及家属做好健康教育工作。

（二）水过多

水过多（water excess）指体液容量增多，结合细胞外液渗透压的不同，可分为低渗性水过多（水中毒）、高渗性水过多（盐中毒）和等渗性水过多（水肿）。

1. 低渗性水过多（hypotonic water excess）　即高容量性低钠血症（hypervolemic hyponatremia），其特点有血清钠 <135mmol/L、血浆渗透压 <290mmol/L 及细胞内液和细胞外液均增多，又称为水中毒（water intoxication），此时体钠总量可正常或增多。

（1）原因和机制　主要原因是过多的低渗性体液在体内潴留造成细胞内外液量都增多，引起重要器官功能严重障碍。

1）水摄入过多　如用无盐水灌肠使肠道吸收水分过多，精神性饮水和持续性大量饮水，以及静脉输入含盐少或不含盐的液体过多过快，超过肾的排水能力等。因婴幼儿对水、电解质调节能力差，更易发生水中毒。

2）肾排水功能障碍　见于急、慢性肾功能不全少尿期和严重心力衰竭或肝硬化等。

3）ADH 分泌过多　见于①ADH 分泌失调综合征（syndrome of inappropriate ADH secretion，SIADH）：如恶性肿瘤、某些中枢神经系统疾病（如脑肿瘤、蛛网膜下隙出血、脑血管血栓形成、早老性痴呆等）、肺疾患（如肺炎、肺结核等）。②某些药物：异丙肾上腺素、吗啡等能够促进 ADH 释放和（或）使其作用增强。③各种原因所致的应激：手术、创伤及强烈精神刺激等。应激时因交感神经兴奋而副交感神经受抑制，解除了副交感神经对 ADH 分泌的抑制，结果使 ADH 分泌增多。④有效循环血容量减少：如休克时从左心房传至下丘脑抑制 ADH 释放的迷走神经冲动减少，故 ADH 分泌增多。

在肾功能良好的情况下，一般不易发生水中毒，故水中毒最常见于急性肾功能不全而又输液不当的患者。

（2）对机体的影响

1）细胞外液量增加，血液稀释。

2）细胞水肿　水中毒时细胞外液渗透压下降，水分向渗透压相对高的细胞内转移而引起细胞水肿，由于细胞内液容量大于细胞外液，过多的水分大多聚集在细胞内，因此，早期潴留在细胞间液中的水分尚不足以产生凹陷性水肿，在晚期或重度患者方可出现凹陷水肿。

3）中枢神经系统症状　急性水中毒时，由于脑神经细胞水肿和颅内压增高，可发生各种神经精神症状，如凝视、失语、精神错乱、定向失常、嗜睡、烦躁等，并可有视神经乳头水肿；严重者可因发生脑疝而致呼吸、心搏骤停。因此，水中毒对机体的最大危害是脑水肿。轻度或慢性病例，症状常不明显，多被原发病所掩盖，一般当血 Na^+ 浓度降低至 120mmol/L 以下时，出现较明显的症状。

4）实验室检查　可见血液稀释，血浆蛋白、血红蛋白浓度和红细胞压积降低，早期尿量增加（肾功能障碍者例外），尿比重下降。

（3）防治和护理原则

1）防治原发病　急性肾衰竭、术后及心力衰竭的患者，应严格限制水的摄入，预防水中毒的发生。

2）轻症患者　只要停止或限制水分摄入，造成水的负平衡即可自行恢复。

3）重症或急症患者　除严格进水外，尚应给予高渗盐水，以迅速纠正脑细胞水肿；静脉给予甘露醇等渗透性利尿剂或呋塞米等强利尿剂，以促进体内水分的排出。

4）护理时，除应注意观察患者液体出入量、体重增减、生命体征、尿量等情况，还需密切注意心脏功能，因给予高渗盐水可使钠离子过多，细胞外液容量增大而加重心脏负荷。

2. 高渗性水过多（hypertonic water excess） 即高容量性高钠血症（hypervolemic hypernatremia），其特点是血清 Na^+ 浓度 >150mmol/L、血浆渗透压 >310mmol/L，并伴有细胞外液容量的增多，又称为盐中毒（salt poisoning）。

（1）原因和机制

1）医源性盐摄入过多 见于在治疗低渗性脱水的患者时，为了纠正其细胞外液的低渗状态，给予了过多高渗盐溶液；或是在等渗性脱水患者，没有严格控制高渗溶液的输入。另外，在抢救心搏、呼吸骤停的患者时，为了对抗乳酸中毒，常给予高浓度的碳酸氢钠，如果程度掌握不当，可造成高容量性高钠血症。

2）原发性钠潴留 在原发性醛固酮增多症和 Cushing 综合征的患者，由于醛固酮的持续超常分泌，导致远曲小管对钠、水的重吸收增加，常引起机体钠总量和血钠含量的增加，同时伴有细胞外液量的扩张。

（2）对机体的影响 盐中毒时细胞外液高渗，液体自细胞内向细胞外转移，导致细胞脱水，严重者引起中枢神经系统功能障碍。

（3）防治和护理原则

1）防治原发病。

2）肾功能正常者可用强效利尿剂，如呋塞米，以除去过量的钠。

3）肾功能低下或对利尿剂反应差者，或血清 Na^+ 浓度 >200mmol/L 患者，可用高渗葡萄糖液进行腹膜透析，在护理过程中要密切观察患者情况，连续监测血浆电解质水平，以免透析过度。

（三）水肿

水肿（edema）属于等渗性水过多（isotonic water excess），是指过多的液体在组织间隙或体腔内积聚。习惯上把过多液体在体腔内积聚又称为积水或积液（hydrops），如心包积液、胸腔积液（胸水）、腹腔积水（腹水）、脑室积水（脑积水）等。水肿不是独立的疾病，而是多种疾病共有的病理过程。

水肿的分类：①根据水肿波及的范围可分为全身性水肿（anasarca）和局部性水肿（local edema）。②根据水肿的发生部位可分为脑水肿、肺水肿、视神经盘水肿、声带水肿、皮下水肿等。③根据发病原因可分为肾性水肿、肝源性水肿、心源性水肿、营养不良性水肿、淋巴性水肿、炎性水肿等。有的全身性水肿至今原因不明，称特发性水肿。

1. 水肿的发生机制 正常人体液容量和组织液容量是相对恒定的，这种恒定建立在体内外液体交换平衡和血管内外液体交换平衡的基础上。因此，水肿发生的基本机制不外乎这两种平衡的任何一方失衡或者两者同时失衡。血管内外液体交换失衡导致组织液的生成多于回流，使液体在组织间隙内积聚，此时细胞外液总量并不一定增多。体内外液体交换失衡导致钠水潴留，细胞外液总量增多，以致液体在组织间隙或体腔中积聚。

（1）血管内外液体交换失衡（分布异常）——组织液生成大于回流 血管内外液体交换受多种因素调控，使组织液生成与回流保持动态平衡（图 2－5）。维持这种平衡的因素如下。①驱使血管内液向外滤出的力量是平均有效流体静压。在毛细血管，其平均血压为 17mmHg，组织间隙的流体静压为 －6.5mmHg，两者之差约为 23.5mmHg，即为平均有效流体静压。②促使液体回流至毛细血管内的力量是有效胶体渗透压。正常人血浆胶体渗透压为 28mmHg，组织间液的胶体渗透压为 5mmHg，两者之差约为 23mmHg，即为有效胶体渗透压。有效流体静压减去有效胶体渗透压的差值，是平均有效滤过压，约为 0.5mmHg。可见正常情况下组织液的生成略大于回流。③淋巴回流。组织液回流剩余的部分由淋巴系统送回循环系统内，维持血管内外液体交换处于动态平衡。正常成人安静状态下每小时大约有 120ml

液体经淋巴系统进入血液循环。组织间隙流体静压升高时，淋巴液的生成速度加快。此外，淋巴管壁的通透性较高，允许部分蛋白质通过。所以，淋巴回流不仅可以把略多生成的组织液送回血液循环，也可以将毛细血管漏出的蛋白质、代谢产生的大分子物质等回吸收入血液循环。如果以上因素同时或先后失调，将导致组织间液积聚而形成水肿。

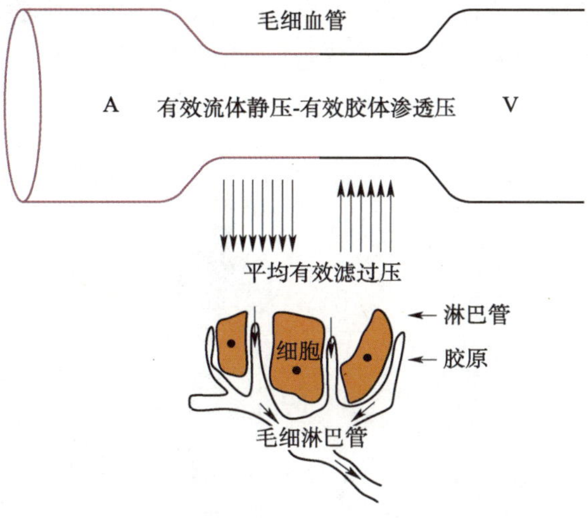

图 2-5　血管内外液体交换示意图

A. 动脉；B. 静脉

1）毛细血管流体静压增高　可导致有效流体静压增高，因而使平均有效滤过压增大，进而组织液的生成增多。当后者超过淋巴回流的代偿能力时，便可引起水肿发生。全身或局部的静脉压升高，是有效流体静压增高的主要原因。如充血性心力衰竭患者静脉压增高是其全身性水肿的重要成因，血栓栓塞和肿瘤压迫可使毛细血管流体静压增高，导致局部水肿。此外，由于动脉扩张充血也可使有效流体静压增高，导致水肿，如炎性水肿。

2）血浆胶体渗透压降低　血浆胶体渗透压主要取决于血浆蛋白尤其是白蛋白的浓度。当血浆白蛋白含量减少时，血浆胶体渗透压下降，导致有效胶体渗透压下降，从而使平均有效滤过压增大，组织液的生成增加。引起血浆白蛋白下降的主要原因如下。①蛋白质合成减少：如肝硬化、严重营养不良等。②蛋白质丧失过多：如肾病综合征时尿液中丢失大量蛋白质、烧伤时蛋白质由体表大量丢失等。③蛋白质分解代谢增强：常见于慢性感染、恶性肿瘤等慢性消耗性疾病患者。

3）微血管壁通透性增加　正常毛细血管壁只容许微量血浆蛋白滤出，这是维持毛细血管内外胶体渗透压梯度的重要条件。当微血管壁通透性增高时，血浆蛋白可从毛细血管和微静脉壁滤出，导致毛细血管和微静脉内的胶体渗透压下降，而组织间液的胶体渗透压上升，最终引起有效胶体渗透压明显下降，促使溶质及水分的滤出增多，回收减少。水肿液所含蛋白量较高，可达 30～60g/L。常见于感染、烧伤、冻伤、化学伤及昆虫咬伤等可直接损伤微血管壁或通过组胺、激肽类等介质作用使微血管壁通透性增强的情况。

4）淋巴回流受阻　正常的淋巴回流不仅能把组织液及其所含蛋白质回收到血液循环，而且在组织液生成增多时，还能进行代偿回流，因而具有重要的抗水肿作用。但各种疾病导致淋巴回流受阻时，含蛋白的水肿液就可在组织间隙中积聚，从而形成淋巴性水肿（lymph edema）。常见的原因如恶性肿瘤细胞侵入并堵塞淋巴管；乳腺癌根治术、腋窝淋巴结切除后使局部淋巴液循环破坏，导致患侧上肢水肿；丝虫病时主要的淋巴管道被成虫阻塞，可引起下肢和阴囊的慢性水肿等。由于水和晶体物质透过血管壁回吸收，导致蛋白浓缩，故此类水肿液蛋白含量较高，可达 40～50g/L。

（2）体内外液体交换失衡——钠水潴留　正常人钠、水的摄入量和排出量处于动态平衡状态，以保持体液总量和组织液总量的恒定。这一动态平衡的维持是在神经-内分泌的调节下，主要依赖肾脏的排泄功能而实现的。正常情况下，经肾小球滤过的钠、水总量的99% ~99.5%被肾小管重吸收，最终只有0.5% ~1%排出体外。其中60% ~70%由近曲小管主动重吸收，远曲小管和集合管对钠、水的重吸收受激素调节，这些调节因素保证了肾小球的滤过功能与肾小管的重吸收功能保持平衡（球-管平衡）。当某些因素使肾小球的滤过率（GFR）下降不伴有肾小管的重吸收减少，或肾小球的滤过量正常而肾小管的重吸收增多，或肾小球的滤过率下降同时伴有肾小管的重吸收增多，肾排钠、水量就相应减少。这三种情况都可引起球-管失衡，导致钠水潴留，成为水肿发生的重要原因（图2－6）。

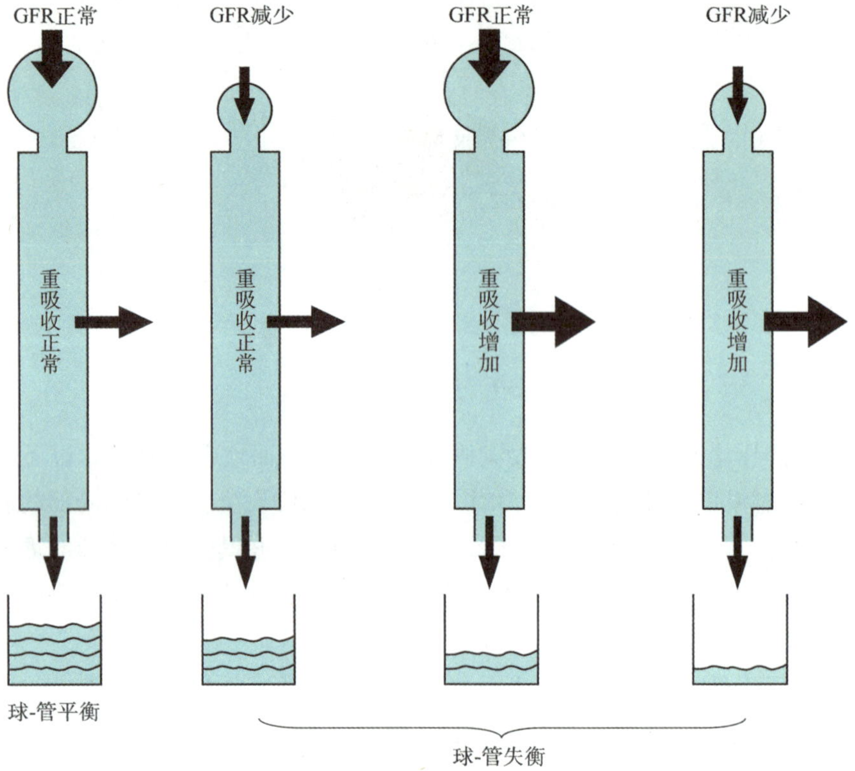

图2－6　球-管失衡基本形式示意图

1）肾小球滤过率下降　当肾小球滤过钠、水减少时，不伴有肾小管重吸收相应减少，就会引起钠、水潴留。引起肾小球滤过率下降的常见原因有：①广泛的肾小球病变，如急性肾小球肾炎时，炎性渗出物和内皮细胞的肿胀可导致肾小球滤过率明显下降；慢性肾小球肾炎肾单位严重破坏时，肾小球滤过面积明显减少等也会导致肾小球滤过率明显下降。②有效循环血量明显减少，如充血性心力衰竭和肾病综合征患者有效循环血量减少，肾血流量下降，并因此导致交感-肾上腺髓质系统、肾素-血管紧张素系统兴奋，使入球小动脉收缩，肾血流量进一步减少，肾小球滤过率明显下降，导致机体钠、水潴留。

2）近曲小管重吸收钠、水增多　当机体有效循环血量减少时，近曲小管可以通过以下机制使钠、水的重吸收增加，致使肾排水减少，成为某些全身性水肿发生的重要原因。

①肾小球滤过分数（filtration fraction）增加：是肾内物理因素的作用。肾小球滤过分数＝肾小球滤过率/肾血浆流量。正常时约有20%的肾血浆流量经肾小球滤过。当充血性心力衰竭或肾病综合征时，肾血流量随有效循环血量的减少而下降，由于出球小动脉收缩比入球小动脉收缩更为明显，则肾小球滤过率下降的程度小于肾血浆流量下降的程度，即肾小球滤过率相对增多，滤过分数随而增加，造成水和小分子溶质滤出相对增多。因此，血液在流经肾小球后被浓缩，血浆胶体渗透压明显升高。而出球小动

脉延伸形成毛细血管，缠绕在肾小管周围，所以肾小管周围毛细血管内血液的血浆胶体渗透压增高，且流体静压进一步下降，促进了近曲小管对钠、水的重吸收，导致钠水潴留。

②心房钠尿肽（ANP）分泌减少：ANP 由心肌细胞释放，能抑制近曲小管对钠的主动重吸收，也可作用于肾上腺皮质球状带，抑制醛固酮的分泌。正常情况下，血液循环中存在低浓度的 ANP，当血容量、血压、血钠含量等影响 ANP 释放的因素发生变化时，就会影响到 ANP 的分泌和释放。机体有效循环血容量明显减少时，心房的牵张感受器兴奋性降低，ANP 分泌减少会促使近曲小管对钠、水的重吸收增加，从而导致或促进水肿的发生。

3）远曲小管和集合管重吸收钠、水增加　远曲小管、集合管重吸收钠、水功能受激素调节，主要是醛固酮和抗利尿激素（ADH）。

①醛固酮分泌增多：醛固酮具有促进远曲小管重吸收钠的作用，当其分泌增多时可引起钠水潴留。醛固酮增多的常见原因首先是分泌增多，包括有效循环血量下降在内的诸多因素（如充血性心力衰竭、肾病综合征、肝硬化腹水等）使肾血流量减少时，肾血管灌注压降低，会刺激入球小动脉壁的牵张感受器使近球细胞肾素分泌增加，肾小球滤过率降低使流经致密斑的钠量减少也可使肾素分泌增加，进而激活肾素-血管紧张素-醛固酮系统；其次是灭活减少，醛固酮主要在肝脏灭活，肝硬化患者肝细胞灭活激素功能减退，导致血中醛固酮含量增高，是造成肝硬化患者腹水的重要原因之一。

②抗利尿激素分泌增加：ADH 具有促进远曲小管和集合管对钠、水重吸收的作用，也是引起钠水潴留的重要原因。ADH 分泌增加的原因首先是机体有效循环血量减少使左心房和胸腔大血管的容量感受器所受刺激减弱，会反射性引起 ADH 分泌增加；其次，肾素-血管紧张素-醛固酮系统激活后，血管紧张素Ⅱ生成增多，醛固酮分泌增加，促使肾小管对钠的重吸收增多，血浆渗透压增高，刺激下丘脑渗透压感受器，进而使 ADH 的分泌与释放增加。

以上是水肿发病机制中的基本因素。对于临床常见的水肿，通常是多种因素先后或同时发挥作用的。同一因素在不同类型水肿发病机制中所居的地位也不同。因此，在临床实践中必须具体问题具体分析，方能正确选择适宜的处理措施。

2. 水肿的特点及对机体的影响

（1）水肿的特点

1）水肿液的性状　水肿液成分来自血浆，其晶体成分与血浆相同，但所含蛋白质的量及比例则视水肿的原因而异，主要取决于微血管通透性是否增高及增高程度。通透性越高，蛋白质渗出越多，水肿液比重越大；反之，当通透性不高时，则蛋白质含量较低，水肿液比重也较低。临床上习惯把比重低于 1.015 的水肿液称为漏出液（transudate），其蛋白质含量低于 25g/L，细胞数少于 500/100ml。把比重高于 1.018 的称为渗出液（exudate），蛋白含量达 30 ~ 50g/L，并可见较多的白细胞。后者多指炎性水肿，但也有例外，比如淋巴性水肿时虽然微血管壁通透性不增高，但水肿液的比重可不低于渗出液，原因已如前述。

2）水肿的皮肤特点　皮下水肿是全身或局部性水肿的重要特征。当皮下组织有过多的液体积聚时，皮肤肿胀、弹性差、皱纹变浅。临床为验证有无水肿，常用手指按压皮肤，如按压时有凹陷，则称为凹陷性水肿（pitting edema），又称为显性水肿（frank edema）。实际上，全身性水肿患者在出现显性水肿之前已有组织液的增多，并可达原体重的 10%，称隐性水肿（recessive edema）。组织间隙中已有液体积聚而无凹陷的原因是分布在组织间隙中的胶体网状物（化学成分是透明质酸、胶原及黏多糖等）对液体有强大的吸附能力和膨胀性。只有当液体的积聚超过胶体网状物的吸附能力时，才游离出来形成游离的液体，后者在组织间隙中具有高度的移动性，当液体积聚到一定量时，用手指按压该部位皮肤，游离的液体从按压点向周围扩散，形成凹陷，数秒后自然平复。

3）全身性水肿的分布特点　常见的全身性水肿是心源性水肿、肾性水肿和肝源性水肿。水肿出现的部位各有特点，有助于鉴别诊断。心性水肿首先出现在低垂部位；肾性水肿首先出现于面部，尤以眼睑部明显，然后向下扩展；肝性水肿以腹水最为多见。这些不同分布特点主要取决以下三方面。①重力效应：毛细血管流体静压受重力影响，距离心脏水平面垂直距离越远的部位，外周静脉压与毛细血管流体静压越高，因而站立位或坐位时的低垂部位比平卧时的同部位毛细血管流体静压明显增高。因此，右心衰竭患者，下肢尤其足踝部水肿较早出现且明显。②组织结构特点：组织致密度和伸展性在一定程度上影响水肿液积聚的早晚和程度。一般来说，组织结构疏松、皮肤延展度大的部位（如眼睑部）容易容纳水肿液；组织结构致密的部位如手指、足趾尤其掌侧等，皮肤较厚而伸展度小不易发生水肿。因此，肾性水肿由于不受重力影响首先发生在组织疏松的眼睑部。③局部血液动力学因素：如有特定的局部因素，使某一体部位或器官的毛细血管流体静压增高的程度比重力效应更为显著，则该部位水肿液积聚得更早且更明显。肝硬化时由于肝内广泛的结缔组织增生与收缩，以及再生肝结节的压迫，使肝静脉回流受阻，进而肝静脉压和毛细血管流体静压增高，成为肝硬化时伴发腹水的原因。

（2）水肿对机体的影响

1）有利影响　①减轻心脏负荷：水肿是循环系统的重要“安全阀”。全身性水肿发生时，由于过多的体液积聚在组织间隙中，降低了容量（前）负荷，避免了因血容量过度增大而对心功能产生的不利影响。②有助于抗损伤：炎性水肿渗出液可稀释毒素、输送抗体及药物，水肿液中的大分子物质能吸附有害物质，并具有协助吞噬细胞游走、增强机体抗损伤能力的作用。

2）不利影响　①组织细胞营养障碍：水肿发生时，大量液体积聚在组织间隙，使营养物质的弥散距离加大，降低了弥散效率，不利于为组织细胞提供正常的营养。②器官组织功能障碍：主要见于急速发展的重度水肿和重要生命器官的水肿。如脑水肿可使颅压增高，严重时形成脑疝危及生命；喉头水肿可阻塞气道，严重者窒息死亡。

3. 防治和护理原则

（1）治疗原发病，消除病因。

（2）针对发病机制运用不同方式治疗，如利尿、补充血浆白蛋白、适当减少钠水的摄入等，同时注意维持电解质平衡及酸碱平衡。

（3）护理时应注意了解病因及病情，对患者进行护理评估，严格记录液体出入量、生命体征等，严密监测病情变化，同时向患者及家属做好健康教育工作。

第二节　钾代谢障碍

一、正常钾代谢

（一）钾的体内分布

钾是体内重要的无机阳离子之一，正常人体内的含钾量为 50～55mmol/kg。其中，约 90% 存在于细胞内，骨钾约占 7.6%，跨细胞液中约占 1%，仅约 1.4% 的钾存在于细胞外液。细胞内液的钾浓度为 140～160mmol/L，是细胞内最主要的阳离子，在维持细胞容量方面起重要作用。细胞外液的钾虽然仅占钾总量的极小部分，但它与静息膜电位及许多重要生命功能密切相关。

天然食物含钾非常丰富，成人每天随饮食摄入的钾量可波动于 50～200mmol 之间，其中大部分在肠道吸收。被吸收的钾首先转移至细胞内，随后 90% 经肾随尿排出，排钾量与摄入量相关，即多吃多排、少吃少排，但是不吃也排，说明肾虽有保钾能力，但不如保钠能力强；摄入钾的 10% 随粪便和汗液排出。正常人每天的钾摄入量常大于其细胞外液的总钾量。因此，机体必有完善的排钾机制，以避免钾在体内的潴留，引发威胁生命的高钾血症。反之，机体每天最低的排钾量（尿、粪）也在10mmol以上，可达细胞外液总钾量的1/4左右，因此，钾摄入的停止或过少也会很快导致缺钾和低钾血症。

（二）钾平衡的调节

机体对钾平衡的调节主要依靠两大机制，钾的跨细胞转运和肾的调节。在一些特殊的情况下，结肠也成为重要的排钾场所。

1. 钾的跨细胞转运 机体对快速变动的钾负荷的首要调节目标即是维持血钾浓度的恒定，这主要依靠钾跨细胞转移来实现。调节钾跨细胞转运的基本机制被称为泵-漏机制（pump-leak mechanism）。泵指钠-钾泵，即 Na^+,K^+-ATP 酶，将钾逆浓度差转运至细胞内；漏指钾离子顺浓度差通过各种钾离子通道进入细胞外液。影响钾的跨细胞转运的主要因素如下。

（1）细胞外液的钾离子浓度 细胞外液钾离子浓度升高，可直接激活 Na^+-K^+泵的活动，且长期接受高钾负荷的动物，其细胞 Na^+-K^+泵活性升高，甚至可耐受足以使正常动物致死的静脉内快速给钾。

（2）胰岛素 可直接刺激 Na^+,K^+-ATP 酶的活性，促进细胞摄钾，且该作用可不依赖于葡萄糖的摄取。血清钾浓度的升高亦是胰岛素分泌的一个刺激信号，因此，胰岛素是影响钾的跨细胞转运的主要激素。

（3）儿茶酚胺 β-肾上腺能受体的激活通过 cAMP 机制激活 Na^+-K^+泵促进细胞摄钾，而 α-肾上腺素能神经的激活则促进钾离子自细胞内移出。

（4）酸碱平衡状态 酸中毒促进钾离子移出细胞，而碱中毒的作用正好相反。一个非常粗略的估计是每0.1单位的pH变动大约引起0.6mmol/L的血清钾变动。因此，酸中毒时常伴有高钾血症，碱中毒时常出现低钾血症。

（5）渗透压 细胞外液渗透压的急性升高促进钾离子自细胞内移出。这可能是因细胞外液高渗引起水向细胞外移动时将钾也带出，且高渗引起的细胞脱水使细胞内钾浓度升高也促进钾离子外移。

（6）运动 反复的肌肉收缩使细胞内钾外移，而细胞外液的钾浓度升高可促进局部血管扩张，增加血流量，这有利于肌肉的活动。运动所引起的血清钾升高通常是轻度的，但在剧烈运动时，血清钾的升高也可非常迅速而明显。如在极限量运动时，血清钾可在1分钟内升高至7mmol/L。

（7）物质代谢状况 细胞每合成1g糖原约有0.3mmol钾进入细胞内；每合成1g蛋白质约有0.45mmol钾进入细胞内。相反，在糖原和蛋白质分解过程中，细胞内也有相应的钾释出。

此外，某些药物、毒物、细胞膜的损伤等病理因素亦会对钾的跨细胞转运产生明显影响。

2. 肾对钾排泄的调节 肾排钾的过程可大致分为三个部分：①肾小球的滤过；②近曲小管和髓袢对钾的重吸收；③远曲小管和集合小管对钾排泄的调节。钾可自由通过肾小球滤过膜，只有当肾小球滤过率明显下降时才会对钾的平衡产生影响。近曲小管和髓袢重吸收滤过钾的90%～95%，该吸收比通常无调节作用，即无论机体缺钾或钾过多，该段肾小管对钾的重吸收率始终维持在滤过钾量的90%～95%。对不断变动的钾摄入量，机体主要依靠远曲小管和集合小管对钾的分泌和重吸收来调节，从而维持体钾的平衡。

（1）远曲小管、集合小管调节钾平衡的机制 根据机体的钾平衡状态，该两段小管既可向小管液中分泌、排出钾，在极端高钾膳食的情况下，分泌排泄的钾量甚至可超过肾小球滤过的排钾量；也可重吸收小管液中的钾，使终尿中的钾排出量降至肾小球滤过量的1%以下。

1）远曲小管、集合小管的钾分泌机制 正常情况下，1/3左右的尿钾是由远曲小管和集合小管分泌的。钾的分泌由该段小管上皮的主细胞（principal cells，占上皮细胞的90%左右）完成。主细胞基底膜面的 Na^+-K^+泵将 Na^+泵入小管间液进而入血，而将小管间液的 K^+泵入主细胞内，使细胞内 K^+浓度增加，增加了细胞内和小管腔之间的 K^+ 浓度梯度，由于主细胞的管腔面胞膜对 K^+ 具有高度的通透性，从而促进 K^+ 分泌（图 2-7）。影响主细胞钾分泌的因素通过以下三个方面调节钾的分泌：①影响主细胞基底膜面的 Na^+-K^+ 泵活性；②影响管腔面胞膜对 K^+ 的通透性；③改变从血液到小管腔的钾的电化学梯度。

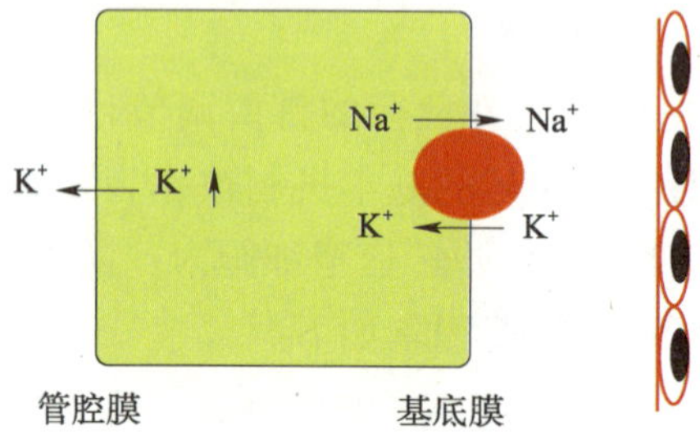

图 2-7　主细胞分泌 K^+ 的机制

2）集合小管对钾的重吸收　由于正常膳食含有较丰富的钾，一般情况下，远曲小管和集合小管对钾平衡的主要调节是分泌钾。只在摄钾量明显不足的情况下，远曲小管和集合小管才显示出对钾的净吸收。该段小管对钾的重吸收主要由集合小管的闰细胞（intercalated cell）执行。闰细胞的管腔面分布有 H^+,K^+-ATP 酶，向小管腔中泌 H^+ 而重吸收钾。缺钾时，闰细胞肥大，腔面胞膜增生，对钾的重吸收能力增强。

（2）影响远曲小管、集合小管排钾的因素

1）醛固酮　具显著的促排钾功效，它可使 Na^+-K^+ 泵的活性升高，并增加主细胞管腔面胞膜对钾的通透性。血钾升高可直接刺激肾上腺皮质分泌醛固酮，从而对血钾产生反馈调节作用。

2）细胞外液的钾浓度　细胞外液的钾浓度升高可明显增加远曲小管和集合小管的泌钾速率，因其对主细胞泌钾的三个调节机制都有促进作用：细胞外液钾浓度升高可刺激 Na^+-K^+ 泵的活性；增大管腔面胞膜对钾的通透性；降低肾间质液钾浓度与小管细胞内液钾浓度的差，从而减少小管细胞内液钾离子向肾间质的返流。

3）远端小管的原尿流速　远端小管原尿流速增大可迅速移去从小管细胞泌出的钾，降低小管腔中的钾浓度，这有利于钾离子的分泌。

4）酸碱平衡状态　H^+ 浓度升高可抑制主细胞的 Na^+-K^+ 泵，使主细胞的泌 K^+ 功能受阻，因此，急性酸中毒时肾排钾减少，碱中毒时则肾排钾增多。但慢性酸中毒患者却常显示尿钾增多，其原因系慢性酸中毒可使近曲小管的水钠重吸收受抑制，从而使远曲小管的原尿流速增大，该作用可超过 H^+ 对远曲小管、集合小管主细胞 Na^+-K^+ 泵的抑制作用，从而出现慢性酸中毒时肾排钾反而增多的现象。

5）肾小管细胞管腔面跨膜电位　因主细胞的管腔面胞膜对 K^+ 具有高度的通透性，其泌 K^+ 受跨膜电位的影响。当小管液中的 Na^+ 大量被重吸收或管腔内滞留大量不易吸收的阴离子时，都可使跨膜电位差增大，促使肾小管上皮细胞内 K^+ 顺此电位梯度被排泌。

3. 结肠的排钾功能　正常时，摄入钾的 90% 由肾排出，约 10% 的钾自肠道排出，该部分钾主要由结肠上皮细胞以类似于远曲小管上皮主细胞泌 K^+ 的方式向肠道分泌，因此，结肠泌 K^+ 量亦受醛固酮的调控。在肾功能衰竭，肾小球滤过率明显下降的情况下，结肠泌 K^+ 量平均可达到摄入钾量的 34%，成为重要排钾途径。

此外，汗液中也含有少量的钾，平均约 9mmol/L，经汗的排钾量通常很少。但在炎热环境、重度体力活动的情况下，也可经皮肤丢失较多的钾。

（三）钾的生理功能

1. 维持细胞新陈代谢　钾参与多种新陈代谢过程，与糖原和蛋白质合成有密切关系。细胞内一些与糖代谢有关的酶类，如磷酸化酶和含巯基酶等必须有高浓度钾存在才具有活性。

2. 保持细胞静息膜电位　钾是维持细胞膜静息电位的物质基础。静息膜电位主要取决于细胞膜对钾的通透性和膜内外钾浓度差。由于安静时细胞膜只对钾有通透性，随着细胞内钾向膜外的被动扩散，造成内负外正的极化状态，形成了静息电位。此电位对神经-肌肉组织的兴奋性是不可缺少的。

3. 调节细胞内外的渗透压和酸碱平衡　由于大量钾离子储存于细胞内，不仅维持了细胞内液的渗透压和酸碱平衡，也影响了细胞外液的渗透压和酸碱平衡。

二、钾代谢障碍

钾代谢障碍通常以血钾浓度的高低分为高钾血症和低钾血症。测定血钾可取血浆或血清，血清钾通常比血浆钾约高 0. 4mmol/L，这主要因凝血过程中血小板释放一定数量的钾所致。血清钾的正常值为 3. 5 ~ 5. 5mmol/L。

（一）高钾血症 e 微课

血清钾浓度大于 5. 5mmol/L 称为高钾血症（hyperkalemia）。高钾血症时，并不意味着体内钾的含量也相应增高，在体内钾含量减小时血清钾浓度也可能升高。此外，还需注意假性高钾血症的发生。假性高钾血症（pseudohyperkalemia）是指测得的血清钾浓度增高而实际的在体血浆钾或血清钾浓度并未增高的情况。最常见的原因为血标本处理不当，导致血细胞内的 K^+ 大量释出所致。

1. 原因和机制

（1）摄入过多　肾功能正常者因高钾饮食引起高钾血症的情况极为罕见，临床上较多见的是由于静脉途径输钾过快或浓度过高，或输注大量的库存血引起高钾血症。

（2）排出减少　肾排钾减少是导致血钾升高最主要的原因。常见于：①肾小球滤过率（GFR）的显著下降。主要见于急性肾衰竭的早期，慢性肾衰竭的末期，或因失血、休克等使血压显著下降时，引起 GFR 的明显下降，从而使钾滤出受阻，血 K^+ 升高。②远曲小管、集合小管的泌 K^+ 功能受阻。该段小管的泌 K^+ 主要受醛固酮的调节，醛固酮分泌不足或该段小管对醛固酮的反应不足皆可导致钾排出减少，血 K^+ 升高。③长期应用潴钾利尿剂。螺内酯和氨苯蝶啶等具有对抗醛固酮的作用，长期大量应用可引起高钾血症。

（3）钾的跨细胞分布异常　当大量细胞内 K^+ 移出，超过了肾代偿能力时，血钾浓度升高，主要见于以下情况。

1）酸中毒　酸中毒时细胞外液的 H^+ 浓度增高，进而转移入细胞内，细胞内的 K^+ 移出以维持电荷平衡，导致细胞外 K^+ 含量升高；此外，在肾小管上皮细胞内、外也发生此类离子交换，进而 H^+-Na^+ 交换加强而 K^+-Na^+ 交换减弱，导致尿钾排出减少发生高钾血症。

2）高血糖合并胰岛素不足　见于糖尿病患者，发生机制是：胰岛素缺乏影响了钾进入细胞内，并且高血糖造成的高渗引起细胞内脱水，使细胞内钾浓度相对增高，为钾通过细胞膜钾通道的被动外移提供了浓度梯度。

3）某些药物　如 β 受体阻断剂、洋地黄类药物中毒等通过干扰 Na^+-K^+ 泵的活性妨碍细胞摄钾。肌肉松弛剂氯化琥珀胆碱则可增大骨骼肌膜的 K^+ 通透性，使钾外漏增多。

4）组织分解　见于血型不合的输血、挤压综合征等情况，机体大量溶血及组织坏死时，细胞内 K^+ 大量逸出。

5）组织缺氧　ATP 生成不足，细胞膜上 Na^+,K^+-ATP 酶功能障碍，使细胞内钠浓度升高，同时细胞外钾不易进入细胞内。

6）高钾性周期性麻痹（hyperkalemic periodic paralysis） 是一种少见的常染色体显性遗传病，肌麻痹发作时细胞内钾外移使血钾升高，发生高钾血症。

2. 对机体的影响 高钾血症对机体的影响主要表现在因膜电位异常引发的一系列障碍及酸碱平衡异常。

（1）高钾血症对神经-肌肉的影响 急性轻度高钾血症（5.5～7.0mmol/L）常表现为神经-肌肉兴奋性增加，临床表现为肢体的刺痛、感觉异常，但常被原发症状所掩盖。其发生机制为：轻度细胞外钾离子浓度增高时，$[K^+]_i/[K^+]_e$比值变小，由于细胞内外钾离子的浓度梯度缩小使钾外流减少，所以E_m绝对值变小，与E_t间距离缩短，而兴奋性增高。急性重度高钾血症（7.0～9.0mmol/L）时，表现为肌肉软弱无力乃至弛缓性瘫痪。其发生机制在于：细胞外液钾离子浓度急剧升高，$[K^+]_i/[K^+]_e$比值更小，E_m接近E_t水平时，细胞膜上快Na^+通道失活，使肌细胞失去兴奋性，出现去极化阻滞状态（depolarized blocking），引起肌麻痹（图2－8）。

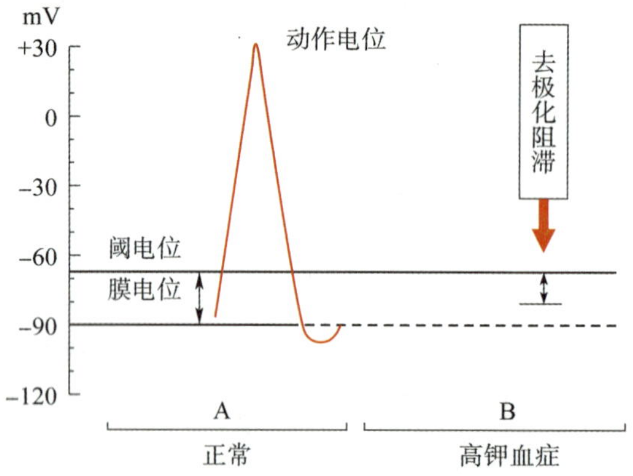

	静息膜电位(mV)	阈电位(mV)	膜电位到阈电位的距离(mV)	神经-肌肉兴奋性
A 正常	-90	-65	-25	正常
B 高钾血症	减小	-65	减小(部分除极)	升高-降低

图2－8 高钾血症对骨骼肌膜电位的影响

慢性高钾血症很少出现神经-肌肉方面的症状，主要是细胞内外钾浓度梯度变化不大，$[K^+]_i/[K^+]_e$比值变化不明显之故。

（2）高钾血症对心肌的影响 高钾血症对心肌的毒性作用极强，可发生致死性心室颤动和心脏停搏。与低钾血症不同的是，细胞外液高钾时，心肌细胞膜上的钾离子通道开放效率极强，即心肌细胞膜对钾离子的通透性增强，对心肌电生理的影响相应发生改变。

1）对心肌兴奋性的影响 与骨骼肌相似，急性高钾血症时，心肌兴奋性的改变随血钾浓度升高的程度不同而有所不同。在轻度高钾时兴奋性增高，重度高钾时兴奋性降低。

2）对心传导性的影响 由于E_m-E_t间距缩小，使0期去极化速度减慢、幅度降低，所以传导性降低。

3）对心肌自律性的影响 高钾血症时，心肌细胞膜对钾离子的通透性增强，自律细胞复极化4期钾离子外流增加，对内向电流的阻抑作用增强，自动去极化减慢，因而自律性降低。

4）对心肌收缩性的影响 钾离子外流增强，可以抑制复极化2期钙内流，使心肌细胞内钙离子浓度降低，影响兴奋-收缩耦联，因而心肌收缩性减弱。

5）心电图改变 高钾血症时，心肌细胞膜对钾离子的通透性增强，复极化3期钾离子外流加速，3

期复极化时间缩短，使心电图上反映 3 期复极化的 T 波变得高而尖，这是高钾血症的特征性心电图改变。由于 3 期复极化时间缩短，故反映心室动作电位时间的 Q-T 间期轻度缩短。高钾血症时，心肌传导性降低，反映心房去极化的 P 波因传导延缓而变得压低、增宽或消失。传导性降低，使 P-R 间期延长，QRS 复合波压低、增宽，还会出现宽而深的 S 波，严重时与后面的 T 波相连成正弦状波，此时心室停搏或心室颤动迫在眉睫（图 2－9）。

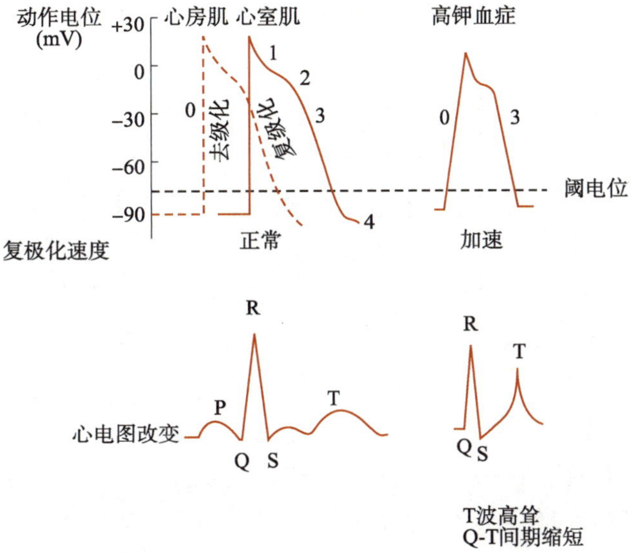

图 2－9 高钾血症对心肌动作电位的影响及其与心电图的对应关系

6）心律失常 由于自律性降低，可出现窦性心动过缓、窦性停搏；由于传导性降低，引起单向传导阻滞，且心肌细胞有效不应期缩短，因而容易引起兴奋折返，故常发生包括心室颤动在内的各种心律失常。严重高钾血症可因自律性降低、传导阻滞和兴奋性丧失而发生心脏停搏。

（3）对酸碱平衡的影响 高钾血症可引起代谢性酸中毒，并出现反常性碱性尿（paradoxical alkaline urine）。其发生机制在于：①高钾血症时细胞内外 H^+-K^+ 交换加强，细胞外 K^+ 进入细胞内，为保持体液电中性，细胞内 H^+ 向细胞外转移，使细胞外呈酸中毒。②高钾血症时，肾小管上皮细胞内 K^+ 浓度升高，H^+ 浓度降低，造成肾小管 H^+-Na^+ 交换减弱，而 K^+-Na^+ 交换增强，尿 K^+ 增加，而排 H^+ 减少，加重机体代谢性酸中毒；另一方面，排出的尿液呈碱性，与一般酸中毒时尿液呈酸性不同，故称为反常性碱性尿。

3. 防治和护理原则

（1）防治原发病，以去除引起高钾血症的原因。

（2）降低钾血症 ①使钾向细胞内转移：应用葡萄糖和胰岛素同时静脉内注射，使钾向细胞内转移；应用碳酸氢钠，不仅可以提高血液 pH 促进 K^+ 进入细胞内，而且 Na^+ 还能拮抗 K^+ 对心肌的毒性作用。②使钾排出体外：经肠道加速排出 K^+（口服阳离子交换树脂），经腹膜排钾（腹膜透析），经人工肾血液透析排钾等。

（3）对抗高 K^+ 的心肌毒性 可采用静脉注射钙剂和钠盐以改善心肌电生理特性。Ca^{2+} 一方面能促使 E_t 上移，使 E_m-E_t 间距离增加甚至恢复正常，恢复心肌的兴奋性；另一方面使复极化 2 期 Ca^{2+} 竞争性内流增加，提高心肌的收缩性。应用钠盐后，细胞外液 Na^+ 增多，使 0 期去极化时 Na^+ 内流增加，0 期上升的速度加快、幅度增大，心肌传导性得以改善。

（4）护理时，应注意监测血钾浓度、心电图的改变、神经肌肉的表现、尿量和生命体征，并注意防止和治疗代谢性酸中毒。

（二）低钾血症

血清钾浓度低于3.5mmol/L称为低钾血症（hypokalemia）。低钾血症常伴有缺钾（potassium depletion），两者常合并发生。缺钾指细胞内钾的缺失或体内钾的总量减少。但在有些情况下，两者之间并不一定呈现平行关系。如钾在体内分布异常时，过多的K^+转入细胞内，可引起低钾血症，但机体的总钾量并不减少。

1. 原因和机制

（1）钾摄入不足　由于天然食物富含钾，所以正常饮食条件下，一般不会发生低钾血症，此类患者主要见于消化道梗阻、昏迷、神经性厌食及手术后较长时间禁食，而在静脉补液中又未同时补钾或补钾不够者。

（2）钾丢失过多　这是缺钾和低钾血症最主要的病因，常见于下列情况。

1）经消化道丢失　主要见于严重呕吐、腹泻、胃肠减压及肠瘘等。其发生机制为：①因消化液含钾高，丧失消化液必然丢失钾。②消化液丧失引起体液容量减少导致继发性醛固酮增多也促进肾排钾。③胃肠道功能紊乱，钾在小肠的吸收减少。④呕吐时丢失胃液使细胞外液呈碱性，K^+进入细胞增多，且碱中毒时肾排钾也增多。

2）经肾丢失　见于以下情况。①长期大量使用髓袢或噻嗪类利尿剂，其发生机制为：利尿剂引起肾小管的远端流速增加促进排钾；利尿后血容量减少引起继发性醛固酮分泌增多；利尿引起氯缺失，氯缺失时远端肾单位的钾分泌持续增多。②各种肾疾患，尤其是肾间质性疾病，如肾盂肾炎和急性肾衰竭多尿期，前者由于钠、水重吸收障碍使远端肾小管液流速增加，后者由于原尿中溶质增多产生渗透性利尿，两者都使钾随尿丢失增多。③盐皮质激素过多：见于原发和继发性醛固酮增多症，其机制系盐皮质激素排钾作用导致钾丢失过多，也有部分糖皮质激素过多患者出现低钾血症。④镁缺失：可使肾小管上皮细胞Na^+,K^+-ATP酶失活，钾重吸收障碍，导致钾随尿丢失过多。⑤肾小管性酸中毒：肾小管性酸中毒可由遗传性因素、肾实质疾病或药物导致的肾损害所引起，分远曲小管性酸中毒（Ⅰ型）和近曲小管性酸中毒（Ⅱ型）。Ⅰ型系集合小管质子泵（H^+泵）功能障碍，小管泌H^+障碍，导致K^+-Na^+交换增强，尿钾排出增多。Ⅱ型系近曲小管重吸收HCO_3^-和K^+障碍所致。若再合并其他物质的重吸收障碍，则称为Fanconi综合征，除尿钾和HCO_3^-丢失过多外，还出现糖尿、氨基酸尿、磷酸盐尿等。

3）经皮肤丢失　见于过量出汗时，如在炎热环境下的剧烈体力活动，其每天排汗量可达10L以上，其累积缺钾量可在1周至10天达到500mmol，为机体总钾量的1/8～1/7。

（3）钾的跨细胞分布异常　常见于下列情况。

1）碱中毒　无论是代谢性还是呼吸性碱中毒，均可引起低钾血症。这是由于碱中毒时，细胞外液H^+减少，细胞内H^+移至细胞外，细胞外K^+进入细胞内，以维持体液的离子平衡。此时肾小管上皮细胞也发生此种离子转移，致使H^+-Na^+交换减弱，而K^+-Na^+交换增强，尿钾排出增多。

2）某些药物　如β-受体激动剂肾上腺素，糖尿病患者使用外源性胰岛素等。它们通过影响钾的跨细胞转移起作用。

3）某些毒物　如钡、粗制棉籽油（主要毒素为棉酚）中毒，它们可引起钾通道的阻滞，使K^+的细胞外流减少。

4）低钾性周期性麻痹（hypokalemic periodic paralysis）　这是一种少见的常染色体显性遗传病，发作时出现低钾血症和骨骼肌瘫痪，常从肢体远端向躯干逐步进展，不经治疗可在6～24小时自行缓解，发生机制目前尚不清楚。肌肉麻痹可能与骨骼肌膜上电压依赖型钙通道的基因位点突变有关，使Ca^{2+}内流受阻，肌肉的兴奋-收缩耦联障碍所致。

2. 对机体的影响　低钾血症时，机体功能代谢变化主要取决于血钾降低的速度、程度，与机体的个体差异也密切相关。一般情况下，血钾降低越快，浓度越低，病情越重。低钾血症的临床症状主要是神经-肌肉方面的症状和心脏症状。

（1）对神经-肌肉的影响

1）神经-肌肉组织兴奋性降低 患者常表现为精神萎靡、神情淡漠、倦怠，肌肉松弛无力或弛缓性麻痹。以下肢肌肉最为常见，严重时可累及躯干、上肢肌肉，甚至发生呼吸肌麻痹，这也是低钾血症患者的主要死亡原因。平滑肌兴奋性降低表现为胃肠蠕动减弱、肠鸣音减少或消失、腹胀（肠胀气），甚至发生麻痹性肠梗阻。这是由于 K^+ 是维持神经和肌细胞静息电位的物质基础。急性低钾血症时，由于细胞外液钾浓度（$[K^+]_e$）急剧降低，而细胞内液钾浓度（$[K^+]_i$）变化不明显，故 $[K^+]_i/[K^+]_e$ 比值增大，细胞内钾外流增多，静息电位（E_m）的绝对值增大，与阈电位（E_t）的距离（E_m-E_t）加大，故引起神经-肌肉细胞的兴奋性降低，严重时兴奋性甚至消失，这又称为超极化阻滞状态（hyperpolarized blocking）（图 2－10）。

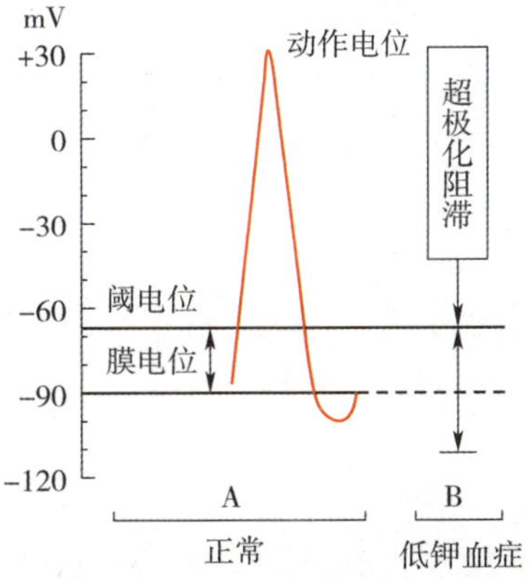

	静息膜电位(mV)	阈电位(mV)	膜电位到阈电位的距离(mV)	神经-肌肉兴奋性
A.正常	-90	-65	-25	正常
B.低钾血症	增大	-65	加大(超极化)	降低

图 2－10 低钾血症对骨骼肌膜电位的影响

慢性低钾血症由于细胞外液钾浓度降低缓慢，细胞外钾能通过细胞内钾逸出得到补充，所以 $[K^+]_i/[K^+]_e$ 比值变化较小，临床上肌肉兴奋性降低的症状也不明显。慢性低钾血症使细胞内明显缺钾，导致细胞代谢障碍，致使细胞肿胀。

2）引起横纹肌溶解 机体运动时，参与运动的骨骼肌释放钾增多，使局部血管中的钾浓度升高，从而刺激局部血管扩张，血流量增加，这是一种正常生理反应。严重钾缺乏时（血钾浓度低于 2.5mmol/L），运动的骨骼肌释放的钾减少，局部血管扩张和血流量增加不充分，导致局部肌肉组织因血流量减少而发生缺血、缺氧改变，轻则肌痉挛，严重时发生缺血性坏死和横纹肌溶解，进而可引起肾衰竭。此外，严重低钾血症时发生的横纹肌溶解还与缺钾时肌肉糖原合成减少和钠钾泵活性降低有关。

（2）对心脏的影响 低钾血症对心脏的影响主要是引起心肌电生理异常改变及引发的心电图变化和心肌功能的损害。

1）心肌兴奋性升高 急性低钾血症时，心肌细胞膜对 K^+ 的通透性（钾电导）降低，K^+ 随化学浓度差移向胞外时受到膜的阻挡，达到电化学平衡所需的电位差相应减小，即静息膜电位的绝对值减小（$|E_m|\downarrow$），与阈电位（E_t）的差距减小，因而兴奋性升高。

2）传导性降低 传导性与动作电位 0 期去极化的速度和幅度有关，而 0 相去极化速度又受静息膜电位影响。低钾血症时，$|E_m|$ 降低，0 期去极化速度降低，传导性下降。

3）自律性增高　自律性的产生依赖于自律细胞在舒张期的自动除极化，即在复极化 4 期，需有一净内向电流使细胞逐步去极化，直到阈电位。低钾血症时，心肌细胞膜对 K^+ 的通透性下降，因此复极化 4 期 K^+ 外流减慢，Na^+ 内向电流相对增大，自动除极化速度加快，自律性升高。

4）收缩性改变　轻度低钾血症时，其对 Ca^{2+} 内流的抑制作用减弱，因而复极化 2 期 Ca^{2+} 内流增多，心肌收缩性增强。但严重或慢性低钾血症时，可因细胞内缺钾，使心肌细胞代谢障碍而发生变性坏死，心肌收缩性因而减弱。

5）心电图改变　低钾血症时钾外流减慢，Ca^{2+} 内流加快，故 2 期平台期缩短或消失，在心电图上可见反映 2 期复极的 ST 段压低；在钾外流减慢的条件下复极化 3 期延长，反映 3 期复极的 T 波压低和增宽，并可在其末期出现明显的 U 波，这是低钾血症时较具特征性的心电图改变。U 波通常为浦肯野纤维 3 期复极化形成的波，正常心电图中常被 T 波掩盖，低钾血症时，浦肯野纤维复极化时间延长，使 U 波凸现出来。心肌传导性降低可引起心电图 P-R 间期延长，QRS 复合波增宽，分别反映房室和室内传导阻滞。反映心室动作电位时间的 Q-T 间期延长（图 2－11）。

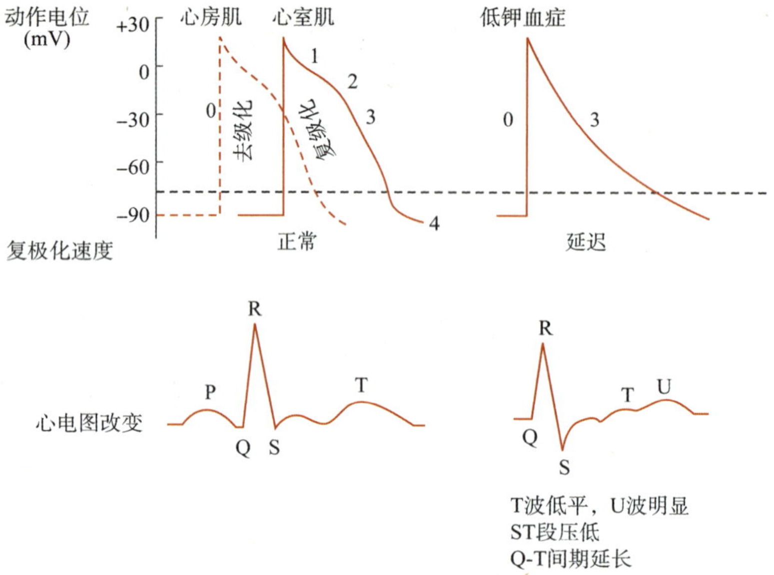

图 2－11　低钾血症对心肌动作电位的影响及其与心电图的对应关系

6）心肌功能的损害　表现为心律失常和心肌对洋地黄类强心药物的敏感性增加。低钾血症时由于心肌自律性增高，可出现窦性心动过速；异位起搏的插入导致出现期前收缩、阵发性心动过速等；尤其心肌兴奋性升高、3 期复极化延缓所致的超常期延长更容易发生心律失常。此外低钾血症时，洋地黄与 Na^+,K^+-ATP 酶的亲和力增高，加强了洋地黄的毒性作用，并显著降低了其治疗效果。

（3）对酸碱平衡的影响　低钾血症可引起代谢性碱中毒，同时发生反常性酸性尿（paradoxical acidic urine）。其机制为：①细胞外液中 K^+ 减少，细胞内的 K^+ 移至细胞外，而 H^+ 移入细胞内，引起细胞外液碱中毒。②肾小管上皮细胞内 K^+ 浓度降低，H^+ 浓度增高，造成肾小管 K^+-Na^+ 交换减弱而 H^+-Na^+ 交换加强，尿中排 K^+ 减少，而排 H^+ 增多，加重代谢性碱中毒的同时，使尿液呈酸性，这与一般碱中毒时排碱性尿不同，故称为反常性酸性尿。

（4）对肾的影响　在形态结构上，慢性缺钾主要引起近曲小管上皮细胞的空泡形成，髓质集合管上皮细胞肿胀、增生等。功能上主要表现为尿浓缩功能障碍而出现多尿，其发生机制有：①远曲小管和集合管上皮细胞受损，cAMP 生成不足，对 ADH 的反应性降低。②髓袢升支粗段对 NaCl 的重吸收障碍，妨碍了肾髓质渗透压梯度的形成而影响了对水的重吸收。

3. 防治和护理原则

（1）消除病因，积极治疗原发病。

（2）补钾　口服补钾能奏效时最好口服，因恶心、呕吐等原因不能口服者或病情严重时，才考虑静脉内滴注补钾。静脉补钾一般应遵循以下原则。

1）见尿补钾　尿量 >500ml/d 时，才可静脉补钾。

2）慢速　每小时滴入量以 10 ~ 20mmol 为宜。

3）低浓度　输入液钾浓度不得超过 40mmol/L。

4）限量　每天滴入总量不宜超过 120mmol。注意细胞内缺钾恢复较慢，一般需补钾 4 ~ 6 天，严重者需 10 ~ 20 天细胞内外方能达到平衡，切忌操之过急。

（3）护理时应注意核对静脉补钾的量、浓度，调整好速度，密切观察患者的尿量、生命体征、神经肌肉的表现、心电图和血钾浓度。

目标检测

答案解析

一、单项选择题

1. 血浆中主要的阳离子是（　）

A. Na^+　　B. K^+
C. Ca^{2+}　　D. Mg^{2+}
E. Fe^{2+}

2. 组织间液和血浆两者含量的主要差别是（　）

A. Na^+　　B. K^+
C. 有机酸　　D. 蛋白质
E. 尿素

3. 抗利尿激素（ADH）的作用部位是（　）

A. 近曲小管和远曲小管　　B. 髓袢降支和远曲小管
C. 髓袢升支和远曲小管　　D. 近曲小管和集合管
E. 远曲小管和集合管

4. 促使醛固酮分泌增多的最重要因素是（　）

A. 血浆渗透压↓　　B. 血清[K^+]↓
C. 血清[Na^+]↑　　D. 血容量↓
E. 渗透压感受器敏感性↑

5. 细胞外液渗透压增高时，首先会引起（　）

A. ADH↑　　B. 醛固酮↑
C. 心钠素↑　　D. 细胞内外钠交换↑
E. 血管内外钠交换↑

6. 大量体液丢失后滴注葡萄糖液会导致（　）

A. 高渗性脱水　　B. 低渗性脱水
C. 等渗性脱水　　D. 慢性水中毒

E. 血清钾升高

7. 下列水电解质失衡中，最容易发生休克的是（　）

A. 高渗性脱水
B. 高钾血症
C. 等渗性脱水
D. 低渗性脱水
E. 水中毒

8. 大汗后未经处理可能出现（　）

A. 高渗性脱水
B. 低渗性脱水
C. 等渗性脱水
D. 高钾血症
E. 高镁血症

9. 患者，因寒战、高热 4 天就诊。高热时体温可达 40℃，入院后给予对症处理，高热骤退大汗时，应防止（　）发生

A. 高钾血症
B. 水肿
C. 抽搐
D. 脱水
E. 水中毒

10. 患儿，5 岁，因腹泻 5 天，食少、多饮多尿、乏力 2 天入院。体查：神志不清，口唇发绀，腹膨隆，肠鸣音消失，四肢呈弛缓性瘫痪。实验室检查：血钠 140mmol/L，血钾 2.31mmol/L。该患儿出现腹膨隆、肠鸣音消失、四肢呈弛缓性瘫痪的原因是（　）

A. 静息电位绝对值不变，阈电位↓，静息电位与阈电位间差值↓
B. 静息电位绝对值↑，阈电位不变，静息电位与阈电位间差值↑
C. 静息电位绝对值↓，阈电位不变，静息电位与阈电位间差值↓
D. 静息电位绝对值不变，阈电位↑，静息电位与阈电位间差值↑
E. 静息电位绝对值不变，阈电位↓，静息电位与阈电位间差值↑

11. 患者，女，70 岁，因频繁呕吐 6 天而入院。近 4 天尿量减少。体格检查：脉搏 87 次/分，血压 115/75mmHg，呼吸 18 次/分，嗜睡状态。实验室检查：尿比重为 1.025，血清 Na^+159mmol/L。该患者出现嗜睡的原因是（　）

A. 脑细胞水肿
B. 脑细胞脱水
C. 水中毒
D. 钠水潴留
E. 盐中毒

12. 某患者术后需要禁食 1 周，从静脉输入葡萄糖和盐水。此期间，患者最容易发生的电解质代谢紊乱是（　）

A. 低钠血症
B. 低钙血症
C. 低镁血症
D. 低钾血症
E. 低磷血症

13. 患者，女，56 岁，因眼睑水肿伴双下肢轻度水肿 10 余天就诊，实验室检查尿蛋白（+++），诊断为肾病综合征。该患者出现水肿的主要机制是（　）

A. 毛细血管壁通透性升高
B. 血浆胶体渗透压下降
C. 组织间液的流体静压下降
D. 毛细血管流体静压升高
E. 肾小球滤过率升高

二、简答题

1. 试述低渗性脱水患者尿量变化的特点，并阐明变化机制。

2. 为什么低渗性脱水的患者容易休克?

3. 高渗性脱水时细胞外液容量的减少为什么不明显?

4. 试述高钾血症对酸碱平衡的影响及其机制。

5. 试述水中毒引发中枢神经系统功能障碍的机制。

三、案例分析题

患者，女，因严重烧伤6小时急诊入院。查体：四肢及胸腹部烧伤严重，其中Ⅲ度面积约60%。经积极救治，前期患者病情平稳。至第13天出现感染，查体：体温39.3℃，脉搏110次/分，呼吸25次/分，血压75/55mmHg，尿量350ml/24h，实验室检查：血细菌培养阳性，pH 7.0，血 K^+ 6.8mmol/L，血 Na^+132mmol/L。心电图显示：P波增宽，QRS波降低、增宽，T波高尖。虽经全力救治，患者病情仍持续加重，第17天时出现严重心室纤颤而死亡。

请问：

1. 患者血钾升高的原因是什么?

2. 患者死亡的主要原因是什么?

（宋 娟）

书网融合……

本章小结　　微课　　题库

第三章　酸碱平衡和酸碱平衡紊乱

微课

PPT

学习目标

1. 掌握　酸碱平衡紊乱的类型及常用指标和意义；各种单纯性酸碱平衡紊乱的概念、分类、病因与发病机制、机体的代偿调节、血气变化特点以及对机体的影响。

2. 熟悉　酸碱性物质的来源和酸碱平衡的调节；混合性酸碱平衡紊乱的概念、类型和特点。

3. 了解　分析判断酸碱平衡紊乱的方法；各型酸碱平衡紊乱防治的病理生理学基础。

机体的内环境必须具有适宜的酸碱度，才能维持正常的功能代谢。人体在正常的生命活动过程中经常摄入一些酸、碱性物质，体内也不断生成大量的酸性和少许碱性代谢产物，同时也不断地排出酸性和碱性物质，而体液的酸碱度却相对稳定，用动脉血 pH 表示为 7.35～7.45，平均值为 7.40，是一个弱碱性环境，这种在生理状态下，通过体内各种缓冲系统的缓冲、肺和肾等的调节维持体液酸碱度相对稳定的过程，称为酸碱平衡（acid-base balance）。病理情况下，许多原因可引起酸碱负荷过度、不足或机体对酸碱平衡的调节障碍，导致机体体液酸碱度稳定性破坏，超出正常范围，称为酸碱平衡紊乱（acid-base disturbance）或酸碱失衡（acid-base imbalance）。

酸碱平衡紊乱在临床上十分常见，是许多疾病或病理过程的继发性变化，一旦发生，就会使病情更为复杂、严重，对患者的危害极大，甚至可危及生命。因此，尽早发现酸碱平衡紊乱并及时正确处理，常是许多疾病防治成功与否的关键所在。随着对酸碱平衡理论认识的逐渐深入和自动化血气分析仪的广泛使用，酸碱平衡紊乱的诊治已受到临床工作者的普遍重视。因此，学习和掌握酸碱平衡紊乱的基本理论对临床护理工作有非常重要的意义。

第一节　酸碱物质的来源及平衡调节

一、酸碱的概念

在化学反应中，凡能释放出 H^+ 的化学物质均称为酸，如 HCl、H_2SO_4、H_2CO_3、CH_3COOH（乳酸）和 NH_4^+ 等；反之，凡能接受 H^+ 的化学物质称其为碱，如 OH^-、SO_4^{2-}、HCO_3^-、CH_3COO^- 和 NH_3等。

二、酸碱物质的来源

体液中的酸性或碱性物质可从细胞内物质分解代谢的过程中产生，食物中也含有酸性或碱性物质，但量很少。酸性物质主要由体内物质代谢产生，碱性物质主要来源于食物。正常人在普通膳食条件下，体内酸性物质的产量远远多于碱性物质。

（一）酸性物质的来源

1. 挥发酸（volatile acid）　糖、蛋白质和脂肪在分解代谢过程中可产生大量的二氧化碳（CO_2）、水和能量，CO_2与水在碳酸酐酶的作用下结合可生成碳酸（H_2CO_3），因其可以 CO_2的形式经肺排出体外，故称为挥发酸。成人安静状态下每天组织细胞可产生 CO_2 300～400L，如全部与水生成 H_2CO_3，则每天约产生 15mol H^+，为体内酸性物质的主要来源。运动和代谢率增加时 CO_2 的生成量会明显增加。通常将肺对挥发性酸的调节，称为酸碱平衡的呼吸性调节。

2. 固定酸（fixed acid） 该类酸不能变成气体经肺呼出体外，只能经肾由尿排出，又称非挥发酸（unvolatile acid），如蛋白质分解代谢产生的硫酸、磷酸和尿酸；糖酵解生成的甘油酸、丙酮酸和乳酸；糖氧化过程中生成的三羧酸；脂肪代谢产生的 β-羟丁酸和乙酰乙酸等。正常成人每天由固定酸产生的 H^+ 为 50～100mmol，与挥发酸相比量要少。固定酸可以通过肾进行调节，称为酸碱平衡的肾性调节。

（二）碱性物质的来源

体内的碱性物质主要来源于食物，特别是蔬菜和水果。这些植物性食物中含有丰富的有机酸，在体内代谢后可形成有机酸盐，如柠檬酸盐、苹果酸盐和草酸盐等，可与 H^+ 反应，分别转化为柠檬酸、苹果酸和草酸，并进一步被机体代谢，而 Na^+ 或 K^+ 则可与 HCO_3^- 结合生成碱性碳酸盐。体内物质代谢过程中也可产生少量碱性物质，如氨基酸脱氨基后生成 NH_3，其在肝脏经鸟氨酸循环转变为中性的尿素，对体液的酸碱度影响较小。

三、酸碱平衡的调节机制

机体在正常情况下，虽然不断地摄取和生成酸性及碱性物质，但血液的 pH 能维持相对恒定，这是由于机体内有着完善的酸碱平衡调节机制，如体液的缓冲、组织细胞、肺以及肾等的调节。

（一）血液的缓冲作用

缓冲系统是指由一种弱酸和其相对应的共轭碱所构成的，血液的缓冲系统主要有下述几种（表 3－1）。

表 3－1 全血各缓冲系统的含量与分布

缓冲系统	占全血缓冲系统（%）
细胞外液 HCO_3^-/H_2CO_3 缓冲系统	35
细胞内 HCO_3^-/H_2CO_3 缓冲系统	18
血红蛋白缓冲系统	35
血浆蛋白缓冲系统	7
$HPO_4^{2-}/H_2PO_4^-$	5

1. 碳酸氢盐缓冲系统 由 HCO_3^-/H_2CO_3 构成，为细胞外液中最为重要的缓冲系统，其特点是：①可缓冲所有的固定酸，但不能缓冲挥发酸；②缓冲能力强，是细胞外液含量最多的缓冲物质，占缓冲作用的 53%；③为开放性缓冲系统，通过肺对血液中 CO_2 和肾对血液中 HCO_3^- 浓度进行调节。

2. 磷酸盐缓冲系统 由 $HPO_4^{2-}/H_2PO_4^-$ 构成，存在于细胞内、外液，主要在细胞内液发挥作用。

3. 蛋白质缓冲系统 由 Pr^-/HPr 构成，主存在于血浆及细胞内。特别是血浆蛋白缓冲系统，平时作用不大，当其他缓冲系统都被调动后，其作用才显示出来。

4. 血红蛋白缓冲系统 由 Hb^-/HHb 和 $HbO_2^-/HHbO_2$ 组成。主要在血液内缓冲挥发酸中发挥作用。

（二）肺的调节作用

肺通过改变 CO_2 排出量调节血浆 H_2CO_3 浓度，来维持血浆 pH 相对恒定。呼吸运动受中枢和外周两方面调节。

1. 呼吸运动的中枢调节 肺泡通气量受延髓呼吸中枢调控，呼吸中枢接受来自中枢化学感受器和外周化学感受器的刺激。呼吸中枢化学感受器可感受脑脊液和局部细胞外液中 H^+ 的变化，H^+ 增加可以刺激呼吸中枢，增加肺泡通气量。但血液中的 H^+ 不易通过血-脑屏障，故血液 pH 的变化对中枢化学感受器的作用不大。CO_2 虽不能直接刺激中枢化学感受器，但是由于其是脂溶性物质，容易透过血-脑屏障，从而改变脑脊液的pH，使 H^+ 增加，刺激呼吸中枢兴奋。延髓呼吸中枢化学感受器对动脉血二氧化碳分压（$PaCO_2$）变动非常敏感，当 $PaCO_2>40mmHg$ 时，肺泡通气量可以显著增加；但是若超过80mmHg时，呼吸中枢反而受到抑制，导致二氧化碳麻醉。

2. 呼吸运动的外周调节 主动脉体和颈动脉体的外周化学感受器可感受动脉血氧分压（PaO_2）、pH和 $PaCO_2$ 的变化刺激。当 PaO_2 降低、pH降低或 $PaCO_2$ 升高时，通过外周化学感受器反射性兴奋呼吸中枢，呼吸加深、加快，增加 CO_2 排出量；反之，$PaCO_2$ 降低或pH升高时，呼吸变浅、变慢，CO_2 排出减少。外周化学感受器对低氧敏感，但氧分压过低可抑制呼吸中枢。正常情况下中枢化学感受器的调节作用明显强于外周化学感受器。

肺在酸碱平衡的调节作用过程中发生较快，约30分钟即可达到高峰。

（三）组织细胞在酸碱平衡中的调节作用

细胞对酸碱平衡的调节作用有两种方式，即细胞内外离子交换和细胞内液的缓冲系统的缓冲作用。其缓冲作用首先通过细胞膜内外的离子交换而实现，红细胞、肌纤维和骨组织等均能发挥这样的作用。细胞内外可进行 H^+-K^+、H^+-Na^+、Na^+-K^+、Cl^--HCO_3^- 等双向离子交换，如细胞外液[H^+]增加时，H^+ 弥散入细胞内，被细胞内液缓冲，而细胞内的 K^+ 移出，以维持电中性，所以酸中毒时，往往有高钾血症；相反，当细胞外液[H^+]降低时，细胞内的 H^+ 移出而 K^+ 进入细胞，形成低钾血症。Cl^--HCO_3^- 的交换也相对重要，由于 Cl^- 是可以自由交换的阴离子，故当[HCO_3^-]升高时，它的排泄主要由 Cl^--HCO_3^- 交换完成。尤其红细胞进行的 Cl^--HCO_3^- 交换对急性呼吸性酸碱紊乱的调节起重要的作用。在慢性代谢性酸中毒时，骨骼组织的钙盐分解增多，有利于对 H^+ 的缓冲，如：$Ca_3(PO_4)_2+4H^+\rightarrow 3Ca^{2+}+2H_2PO_4^-$，在此反应中，每1mol（克分子）磷酸钙可缓冲4mol的 H^+。

（四）肾的调节作用

肾主要调节固定酸，通过排酸（固定酸）保碱来维持 HCO_3^- 浓度，从而使pH相对恒定。血浆中的 HCO_3^- 可通过肾小球滤入原尿中，其中大部分在近曲小管被重吸收，其余少部分在远曲小管和集合管被重吸收。正常情况下，随尿排出的仅为滤出的0.1%。

1. 近曲小管泌 H^+ 及重吸收 HCO_3^- 近曲小管通过 H^+-Na^+ 交换完成对 HCO_3^- 的重吸收（图3-1A）。近曲小管上皮细胞内 CO_2 和 H_2O 在碳酸酐酶（carbonic anhydrase，CA）的催化下生成 H_2CO_3，H_2CO_3 可解离成 H^+ 和 HCO_3^-。从肾小球滤过的 Na^+ 经肾小管细胞管腔膜 Na^+-H^+ 载体进入细胞内，再经基膜 Na^+,K^+-ATP酶转运入血，而上皮细胞内 H^+ 进入管腔，并与滤过的 HCO_3^- 结合成 H_2CO_3，在碳酸酐酶的催化下分解为 H_2O 和 CO_2，H_2O 随尿排出，CO_2 又弥散回肾小管上皮细胞（图3-1A）。部分重吸收的 Na^+ 与肾小管上皮细胞内的 HCO_3^- 结合成 $NaHCO_3$ 回流入血，使肾小管上皮细胞内 Na^+ 浓度保持在较低水平，这样利于管腔内 Na^+ 弥散入肾小管上皮细胞，并可促进其泌 H^+，从而起到排酸保碱的作用（图3-1A）。

2. 远曲小管和集合管泌 H^+ 及对 HCO_3^- 的重吸收 远曲小管和集合管上皮细胞内 CO_2 和 H_2O 在碳酸酐酶的催化下结合生成 H_2CO_3，并解离成 H^+ 和 HCO_3^-。但与近曲小管不同，该部分的闰细胞可主动泌 H^+。远曲小管和集合管的顶端膜中存在两种质子泵：氢泵（H^+-ATP酶）和 H^+-K^+ 交换体（H^+，K^+-ATP酶），均可将上皮细胞内 H^+ 泵入小管液中，同时 HCO_3^- 在基底膜以 Cl^--HCO_3^- 交换的方式重吸收至血液（图3-1B）。泵入小管液的 H^+ 与 HCO_3^- 结合，形成 CO_2 和 H_2O；也可与 HPO_4^{2-} 反应生成 $H_2PO_4^-$（磷酸盐的酸化）；还可与 NH_3 结合生成 NH_4^+，从而降低小管液中的 H^+ 浓度。小管液pH降低时，H^+ 的分泌减少。肾小管和集合管上皮细胞的碳酸酐酶活性受pH的影响，pH降低时碳酸酐酶活性增高，肾排酸保碱的作用加强；pH 增高时碳酸酐酶活性受抑制，肾排酸保碱的作用减弱（图 3－1B）。

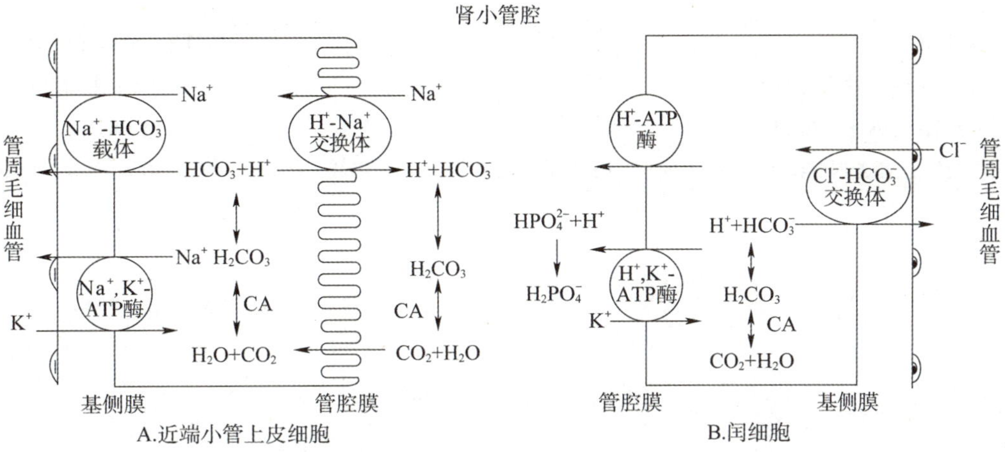

图 3－1　近曲小管和远曲小管及集合管泌 H^+、重吸收 HCO_3^- 过程示意图

CA：碳酸酐酶

3. NH_4^+ 的排泄　在以近曲小管为主的肾小管上皮细胞内，谷氨酰胺在谷氨酰胺酶催化下水解产氨（NH_3），NH_3 为脂溶性分子，可通过细胞膜自由扩散进入小管腔，也可通过基侧膜进入细胞间隙；NH_3 可与细胞内碳酸解离的 H^+ 结合成 NH_4^+，通过 NH_4^+-Na^+ 交换进入管腔，随尿排出；进入管腔内的 NH_3 也可与肾小管上皮细胞分泌 H^+ 结合生成 NH_4^+，NH_4^+ 为水溶性，不易通过细胞膜返回细胞内，以 NH_4Cl 形式随尿液排出。而上皮细胞内新生成的 HCO_3^- 回流入血（图 3－2）。血液 pH 愈低，谷氨酰胺酶的活性愈高，氨的分泌愈快，生成的 $NaHCO_3$ 也愈多，泌氨是肾小管排酸保碱的重要方式。

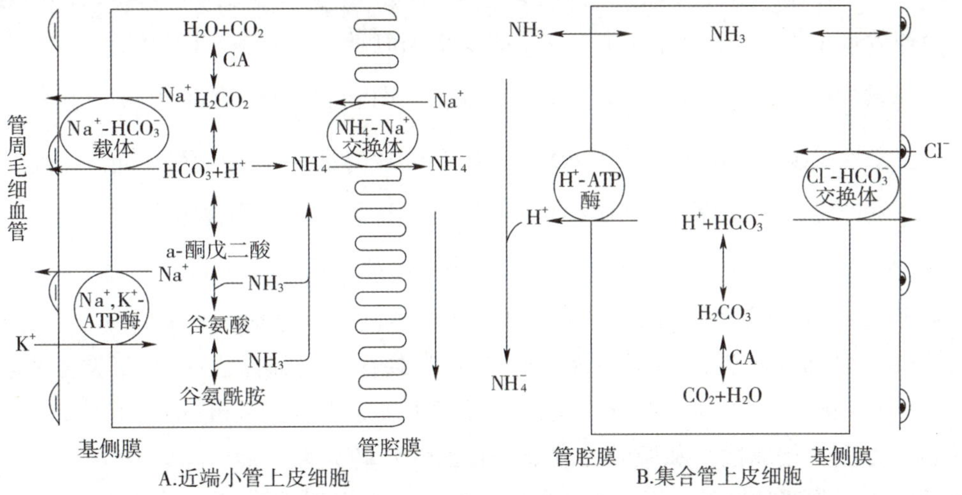

图 3－2　氨的分泌示意图

此外，肝也可通过鸟氨酸循环合成尿素清除 NH_3，从而调节酸碱平衡。

通过上述几方面调节因素的共同作用，调节体内的酸碱平衡，但各自在作用时间和强度上是有差别的。血液缓冲系统反应最为迅速，但其作用效果有限；细胞内液的缓冲能力虽强，但 3～4 小时后才发挥作用；肺的调节作用较大，也很迅速，在数分钟内开始发挥作用，30 分钟左右达到高峰，但其只调节 CO_2；肾的调节作用发挥较慢，一般在数小时后开始作用，3～5 天才达高峰，但其作用强大而持久，能有效地排出体内的固定酸、保留 HCO_3^-（表 3－2）。

表 3-2　血液、细胞、肺和肾的调节作用比较

调节	作用时间	作用特点
血液	缓冲反应迅速	不持久，对碱缓冲能力较弱
肺	调节效能大，30 分钟达最高峰	仅对 CO_2 有调节作用
细胞	缓冲能力强，3～4 小时发挥作用	常导致血钾的异常
肾脏	调节作用缓慢，数小时起作用，持续时间长，调节固定酸，3～5 天内发挥最大效能	维持 $NaHCO_3$浓度，作用强大而持久

第二节　酸碱平衡紊乱的分类及常用检测指标

一、酸碱平衡紊乱的分类

在病理情况下，因器官功能障碍、细胞代谢障碍或临床治疗措施不当等原因，可使 pH 发生改变，超出了机体代偿调节能力，即可出现血液 pH 以及其他反映酸碱平衡的相关指标发生改变，导致酸碱平衡紊乱。根据 pH 的变化，可将酸碱平衡紊乱分为酸中毒和碱中毒。HCO_3^- 是反映酸碱平衡紊乱的代谢性因素，$PaCO_2$ 是反映酸碱平衡紊乱的呼吸性因素。如果原发性改变只是其中一个因素，并且导致酸碱平衡紊乱，称为单纯型酸碱平衡紊乱（simple acid-base disturbance）。根据这两个因素原发性变化，可将单纯型酸碱平衡紊乱分为代谢性酸碱平衡紊乱和呼吸性酸碱平衡紊乱，共有 4 种类型，即由[HCO_3^-]原发性降低或升高所引起的酸碱平衡紊乱称为代谢性酸中毒或代谢性碱中毒，由 $PaCO_2$ 原发性升高或降低所引起的酸碱平衡紊乱称为呼吸性酸中毒或呼吸性碱中毒。具体如下。

临床上根据 HCO_3^-/H_2CO_3的变化，可对单纯型酸碱平衡紊乱进行分类：

[H_2CO_3] ↗原发性增加→[HCO_3^-]/[H_2CO_3] <20/1→pH 降低 →呼吸性酸中毒
[H_2CO_3] ↘原发性减少→[HCO_3^-]/[H_2CO_3] >20/1→pH 升高→呼吸性碱中毒

[HCO_3^-] ↗原发性减少→[HCO_3^-]/[H_2CO_3] <20/1→pH 降低 →代谢性酸中毒
[HCO_3^-] ↘原发性增加→[HCO_3^-]/[H_2CO_3] >20/1→pH 降低→代谢性碱中毒

如果同一患者体内同时并存有两种或两种以上的单纯酸碱平衡紊乱的病理过程，称为混合型酸碱平衡紊乱（mix acid-base disturbance）。四种单纯型酸碱平衡紊乱可以分别组成多种混合型酸碱平衡紊乱类型。由于呼吸性酸中毒和呼吸性碱中毒不能在体内同时共存，故临床上主要有双重性酸碱平衡紊乱（double acid-base disorders）和三重性酸碱平衡紊乱（triple acid-base disorders）。其中，双重性酸碱平衡紊乱又分为酸碱一致型（相加性）和酸碱混合型（相消性）两大类。

由于呼吸性酸中毒与呼吸性碱中毒不可能同时存在，所以根据排列组合原则可知双重性酸碱平衡紊乱有以下类型。

酸碱一致型（相加性）：呼吸性酸中毒＋代谢性酸中毒
呼吸性碱中毒＋代谢性碱中毒

酸碱混合型（相消性）：呼吸性酸中毒＋代谢性碱中毒
呼吸性碱中毒＋代谢性酸中毒
代谢性酸中毒＋代谢性碱中毒

临床上常见的三重性酸碱平衡紊乱主要有以下两种类型。

呼吸性酸中毒＋AG 增高型代谢性酸中毒＋代谢性碱中毒

呼吸性碱中毒 + AG 增高型代谢性酸中毒 + 代谢性碱中毒

二、反映酸碱平衡紊乱的常用指标及意义

（一）酸碱度

溶液的酸碱度（pH）取决于所含的[H^+]。由于血液[H^+]很低，故采用 pH 表示。pH 是[H^+]的负对数，根据 Henderson-Hasselbalch 方程：$pH = pK_a + lg[HCO_3^-]/[H_2CO_3]$，可知动脉血 pH 主要取决于血浆中[$HCO_3^-$]与[$H_2CO_3$]的比值，正常为 20∶1。正常人动脉血 pH 为 7.35～7.45，平均 7.40。pH < 7.35 为失代偿性酸中毒，pH > 7.45 为失代偿性碱中毒。pH 是判断失代偿性酸碱紊乱的首要检测指标，但不能区分是代谢性还是呼吸性酸碱紊乱，要明确是呼吸性还是代谢性因素所致，还需检测血浆[HCO_3^-]和[H_2CO_3]。当动脉血 pH 在正常范围时，有以下三种可能：①酸碱平衡状态；②代偿性酸或碱中毒（此时体内[HCO_3^-]和[H_2CO_3]的绝对值已经改变，但通过机体的代偿调节作用，其比例仍维持在 20∶1，故 pH 正常）；③混合型酸碱平衡紊乱（如同时发生程度相近的酸、碱中毒，因 pH 的变化相反而被相互抵消）。

（二）动脉血二氧化碳分压

动脉血二氧化碳分压（partial pressure of carbon dioxide，$PaCO_2$）是指物理状态溶解于动脉血浆中的 CO_2 分子所产生的张力。由于 CO_2 通过呼吸膜弥散快，$PaCO_2$ 相当于肺泡气 CO_2 分压（P_ACO_2），因此测定 $PaCO_2$ 可了解肺泡通气量的情况。即 $PaCO_2$ 与肺泡通气量成反比，通气不足，$PaCO_2$ 升高；通气过度，$PaCO_2$ 降低。正常值为 33～46mmHg，平均为 40mmHg。当 $PaCO_2$ < 33mmHg 时，表明肺通气过度，CO_2 呼出过多，见于呼吸性碱中毒或代偿后的代谢性酸中毒；当 $PaCO_2$ > 46mmHg 时，表明肺通气不足，体内有 CO_2 潴留，见于呼吸性酸中毒或代偿后的代谢性碱中毒。在代谢性酸中毒或碱中毒时，由于肺的代偿，$PaCO_2$ 可发生继发性降低或升高。$PaCO_2$ 是反映呼吸性酸碱紊乱的重要指标。

（三）标准碳酸氢盐和实际碳酸氢盐

标准碳酸氢盐（standard bicarbonate，SB）是指全血标本在标准条件（即 $PaCO_2$ 40mmHg、温度 38℃、Hb 氧饱和度为 100%）下所测得的血浆 HCO_3^- 的浓度。正常值为 22～27mmol/L，平均为 24mmol/L。由于测定 SB 时排除了呼吸因素的影响，所以 SB 是判断代谢性因素的重要指标。代谢性酸中毒时 SB 降低，代谢性碱中毒时 SB 升高。但在呼吸性酸或碱中毒时，由于肾脏的代偿也可发生继发性增高或降低。

实际碳酸氢盐（actual bicarbonate，AB）是指隔绝空气的条件下，在实际 $PaCO_2$、体温和血氧饱和度的条件下测得的血浆 HCO_3^- 浓度。AB 受呼吸和代谢两方面因素的影响。正常人 AB = SB；两者均低，提示有代谢性酸中毒，两者均高，表示有代谢性碱中毒。AB 与 SB 的差值反映了呼吸因素对酸碱平衡的影响。当 AB > SB 时，表明体内有 CO_2 潴留，见于呼吸性酸中毒；反之，AB < SB 时，提示 CO_2 排出过多，见于呼吸性碱中毒。

（四）缓冲碱

缓冲碱（buffer base，BB）是指全血在标准状态下测定的所有具有缓冲作用的阴离子（如血浆和红细胞中的 HCO_3^-、Hb^-、HbO_2^-、HPO_4^{2-} 和 Pr^- 等）的总和。正常值范围 45～52mmol/L，平均为 48mmol/L。缓冲碱也是反映代谢因素的指标，代谢性酸中毒时 BB 降低，反之，代谢性碱中毒 BB 升高。在慢性呼吸性酸碱平衡紊乱时 BB 可以出现代偿性升高或降低。

（五）碱剩余

碱剩余（base excess，BE）是指在标准条件下，用酸或碱滴定全血标本至 pH 7.40 时所需的酸或碱

的量。若用酸滴定表示被测血液的碱过多，用正值表示；如需用碱滴定，说明被测血液的碱不足，用负值来表示。正常值为（0±3）mmol/L。代谢性碱中毒时，BE正值增加；代谢性酸中毒时，BE负值增加。在慢性呼吸性酸或碱中毒时，由于肾的代偿作用，BE可继发性升高或降低。

以上指标可直接通过血气分析仪测得。

（六）阴离子间隙

阴离子间隙（anion gap，AG）是指血浆中未测定的阴离子（undetermined anion，UA）与未测定的阳离子（undetermined cation，UC）的差值，即AG＝UA－UC。其中，UA包括Pr^-、HPO_4^{2-}、SO_4^{2-}和有机酸阴离子等，UC包括K^+、Ca^{2+}和Mg^{2+}等。AG正常值为（12±2）mmol/L。由于细胞外液阴阳离子总量相等，故AG可用血浆中常规测定的Na^+、Cl^-和HCO_3^-算出，即$AG = Na^+ - (HCO_3^- + Cl^-) = 140 - (24 + 104) = 12$mmol/L，波动范围是（12±2）mmol/L（图3－3）。

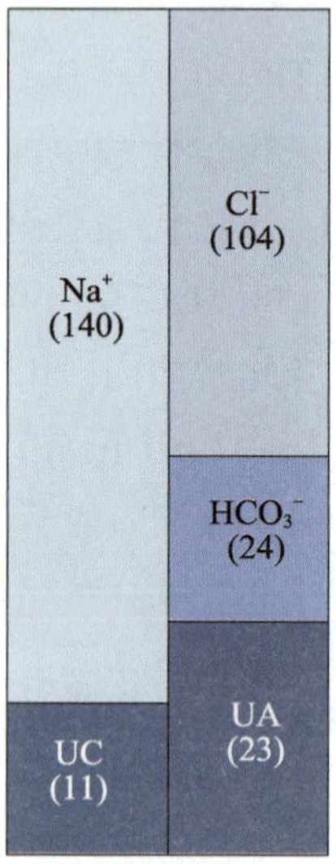

图3－3 血浆阴离子间隙图解（单位mmol/L）

AG是反映血浆中固定酸含量的指标。目前认为当血浆中固定酸增多（如乳酸酸中毒、酮体过多、水杨酸中毒等）时，碱AG＞16mmol/L可作为判断AG增高型代谢性酸中毒的界限。因而根据AG变化可区分代谢性酸中毒的类型和诊断混合型酸碱平衡紊乱。AG增高还可见于与代谢性酸中毒无关的情况，如脱水、使用大量含钠盐的药物和骨髓瘤患者释出本-周蛋白过多等情况。

AG降低在诊断酸碱失衡方面意义不大，仅见于UA减少或UC增多，如低蛋白血症等。

第三节 单纯型酸碱平衡紊乱

单纯型酸碱平衡紊乱包括代谢性酸中毒、呼吸性酸中毒、代谢性碱中毒和呼吸性碱中毒四种类型，具体如下。

一、代谢性酸中毒

案例引导

案例：患者，女，54岁，被诊断为：慢性肾功能竭、尿毒症。血液检查的部分结果为pH 7.1，$PaCO_2$ 23mmHg，BB 36.5mmol/L，BE 14.1mmol/L，SB 13.8mmol/L，AB 9.5mmol/L。

讨论：

1. 该患者发生了何种类型的酸碱平衡紊乱？处于什么代偿阶段？为什么？
2. 原发性和继发性的指标是什么？这些变化如何发生？
3. 这种类型酸碱平衡紊乱主要有哪些功能代谢变化？这些变化的发生机制是什么？

代谢性酸中毒（metabolic acidosis）的特征是血浆HCO_3^-浓度原发性减少，$PaCO_2$继发性下降，失代偿时pH降低。根据AG值的变化，可将其分为AG增高型代谢性酸中毒和AG正常型代谢性酸中毒两类。代谢性酸中毒是临床上最常见的单纯型酸碱平衡紊乱。

（一）原因和机制

1. 酸性物质负荷过度

（1）肾排酸障碍　急性肾功能衰竭少尿期、慢性肾功能衰竭晚期，肾小球滤过率降低到正常值的20%～25%以下时，机体在代谢过程中生成的磷酸、硫酸等固定酸不能充分由尿中排出从而在体内蓄积。

（2）固定酸产生过多　乳酸酸中毒（lactic acidosis）常见于各种原因引起的缺氧，如休克、心力衰竭、严重贫血等，供氧不足使葡萄糖有氧氧化障碍，无氧酵解增强，乳酸大量增加；酮症酸中毒（keto-acidosis）多发生于糖尿病、严重饥饿及酒精中毒等。因葡萄糖利用减少或糖原储备不足，使脂肪分解加速，产生大量酮体（β-羟丁酸和乙酰乙酸等酸性物质），超过外周组织的氧化能力及肾排出能力时，发生酮症酸中毒。

（3）固定酸摄入过多　水杨酸类药物摄入过多，如过量服用阿司匹林等，使血浆中水杨酸根潴留；含氯的成酸药物摄入多，如长期或过量服用氯化铵、盐酸精氨酸或盐酸赖氨酸，在体内易解离出 HCl。以氯化铵为例，经肝合成尿素，并释放出 HCl：

$$2NH_4Cl + CO_2 \longrightarrow (NH_2)_2CO + 2HCl + H_2O$$

2. HCO_3^- 减少

（1）消化道丢失 HCO_3^-　肠液、胰液、胆汁中的 HCO_3^- 含量均高于血浆，严重腹泻、肠道瘘管或肠道引流等均可导致含 HCO_3^- 的碱性肠液大量丢失。大面积烧伤时大量血浆渗出，也伴有 HCO_3^- 的丢失。

（2）肾泌 H^+ 功能障碍　常见于：①肾小管酸中毒（renal tubular acidosis，RTA），是一种以肾小管排酸障碍为主的疾病，而肾小球功能正常。近端肾小管酸中毒（RTA-Ⅱ型）是由于 H^+-Na^+ 交换体功能障碍或碳酸酐酶活性降低，致近曲小管上皮细胞重吸收 HCO_3^- 减少，尿中排出增多导致血浆 HCO_3^- 浓度降低。远端肾小管酸中毒（RTA-Ⅰ型）是由于集合管泌 H^+ 功能降低，H^+ 在体内蓄积，使血浆 HCO_3^- 浓度降低。RTA-Ⅲ型是Ⅰ型和Ⅱ型的混合型；RTA-Ⅳ型则由于醛固酮分泌不足或肾小管上皮细胞对其反应降低，导致泌 H^+ 障碍出现酸中毒；②大量使用碳酸酐酶抑制剂，使肾小管上皮细胞内 H_2CO_3 生成减少，使 H^+ 的分泌和 HCO_3^- 重吸收减少，发生 AG 正常型代谢性酸中毒。

3. 其他因素

（1）高钾血症　各种原因导致高钾血症时，细胞外液的 K^+ 增多与细胞内的 H^+ 交换，引起细胞外 H^+ 增加，导致代谢性酸中毒。

（2）血液稀释　见于快速输入无 HCO_3^- 的液体，如葡萄糖或生理盐水，使 HCO_3^- 被稀释，血浆 $[HCO_3^-]$ 降低。大量输入生理盐水也增加血浆 Cl^- 浓度，造成稀释性代谢性酸中毒。

（二）分类

根据 AG 的变化，代谢性酸中毒可分为 AG 增高型（血氯正常）代谢性酸中毒和 AG 正常型（血氯增高）代谢性酸中毒两类。

1. AG 增高型代谢性酸中毒　该型代谢性酸中毒血浆减少的 HCO_3^- 由除 Cl^- 以外的阴离子补充，故 AG 增大而血氯含量正常。如乳酸酸中毒、酮症酸中毒、严重肾功能衰竭时固定酸在体内潴留、水杨酸类药物中毒等，其固定酸的 H^+ 被 HCO_3^- 缓冲，导致酸根（乳酸根、β－羟丁酸根、乙酰乙酸根、$H_2PO_4^-$、SO_4^{2-} 和水杨酸根）增高，这部分酸根使 UA 增高，从而导至 AG 值增大，但血 Cl^- 正常（图 3－4C）。

2. AG 正常型代谢性酸中毒　该型血浆减少的 HCO_3^- 由 Cl^- 补充，血氯含量增加而 AG 正常（图 3－4B）。如消化道丢失 HCO_3^-、轻中度肾功能衰竭致泌 H^+ 减少、肾小管性酸中毒、使用碳酸酐酶抑制剂、含氯的成酸药物摄入过多等。

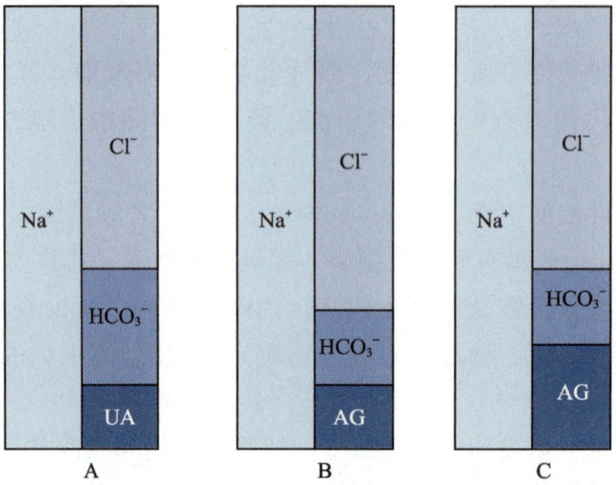

图 3－4　正常和代谢性酸中毒时阴离子间隙

A. 酸碱平衡；B. AG 正常型（血氯升高）代谢性酸中毒；C. AG 增高型（血氯正常）代谢性酸中毒

（三）机体的代偿调节

1. 血液的缓冲作用　代谢性酸中毒时，血液中增多的 H^+ 可迅速被血液缓冲系统所缓冲，如 $H^+ + HCO_3^- \rightarrow H_2O + CO_2$，$H^+ + HPO_4^{2-} \rightarrow H_2PO_4^-$，使 HCO_3^- 及其他缓冲碱不断被消耗，故其缓冲能力有限。

2. 肺的调节　当血液 pH 降低或 H^+ 浓度增加时，可刺激外周化学感受器（颈动脉体和主动脉体）反射性兴奋呼吸中枢，增加呼吸的幅度和频率，呼吸加深、加快是代谢性酸中毒的主要临床表现。肺的代偿反应迅速，在数分钟内可使肺通气量明显增加，CO_2 排出增多，$PaCO_2$ 继发性降低，其目的是维持血液 pH 的相对恒定。肺的代偿是代谢性酸碱平衡紊乱的主要代偿调节方式，临床上常通过代偿预测公式的计算，来判断肺的代偿情况。代谢性酸中毒时代偿预测公式为：

$$预测\ PaCO_2 = 40 \pm 1.2 \times \Delta[HCO_3^-] \pm 2（“\Delta”指相应参数的变量）\qquad（公式 3\text{-}1）$$

代谢性酸中毒越严重，肺的代偿也越强，当原发性 HCO_3^- 降低时，在肺的代偿作用发挥正常的情况下，会引起 $PaCO_2$ 继发性且按一定比例降低，即 HCO_3^- 每降低 1mmol/L，$PaCO_2$ 会代偿性下降 1.2mmHg。通过以上代偿公式，可以计算出预测 $PaCO_2$ 理论值的变化范围，从而判断是单纯型代谢性酸中毒，还是合并了由于肺的失代偿而引起的呼吸性酸碱平衡紊乱。如果实测 $PaCO_2$ 值在预测 $PaCO_2$ 值的变化范围之内，为单纯型代谢性酸中毒；如果实测 $PaCO_2$ 值超出了预测 $PaCO_2$ 值的最大值，说明体内有过多的 CO_2 潴留，则可能合并呼吸性酸中毒。如果实测 $PaCO_2$ 值小于预测 $PaCO_2$ 值的最小值，说明 CO_2 排出过多，则可能合并呼吸性碱中毒。

3. 组织细胞的调节作用　该调节一般在酸中毒 2～4 小时后发生，通过细胞内外离子交换降低细胞外液 H^+ 浓度，即细胞外液增多的 H^+ 向细胞内转移，被细胞内缓冲碱（Pr^-、Hb^-、HPO_4^{2-} 等）缓冲，而细胞内 K^+ 为了维护细胞内外电平衡向细胞外转移，从而可引起高钾血症。

4. 肾的调节　代谢性酸中毒时，肾小管上皮细胞中碳酸酐酶活性增高，催化 CO_2 和 H_2O 生成 H_2CO_3 增加，肾小管泌 H^+、重吸收 HCO_3^- 增加；磷酸盐的酸化加强，增加 H^+ 排出，但由于磷酸盐含量有限，其代偿作用较弱；肾小管上皮细胞中谷氨酰胺酶活性增强，泌 NH_3 增多，NH_3 与 H^+ 结合成 NH_4^+，铵盐随尿排出增加。原尿 pH 愈低，铵盐排出愈多，生成 HCO_3^- 也愈多，从尿中排出的 H^+ 增多，尿液呈酸性。总之，肾泌 H^+、泌 NH_3、重吸收 HCO_3^- 增加。肾的代偿作用缓慢，一般要在 3～5 天才能达高峰。但肾功能障碍引起的代谢性酸中毒，肾的代偿作用几乎不能发挥。

5. 骨骼的缓冲作用 慢性肾功能衰竭患者发生严重慢性代谢性酸中毒时，骨骼中的磷酸钙、碳酸钙可释放入血，对 H^+ 进行缓冲，故临床上可引起骨质脱钙等病理变化。

（四）血气指标变化

通过上述各种代偿调节，如果能使[HCO_3^-]/[H_2CO_3]的比值接近20/1，血液pH在正常范围内，称为代偿性代谢性酸中毒；如代偿调节后，[HCO_3^-]/[H_2CO_3]的比值仍降低，pH<7.35时，称为失代偿性代谢性酸中毒，其血气参数可发生如下变化：由于 HCO_3^- 原发性降低，故SB、AB、BB值均降低，BE负值加大，pH下降；$PaCO_2$ 发生继发性降低，AB<SB，血[K^+]升高。

（五）对机体的影响

代谢性酸中毒时主要表现为心血管系统与中枢神经系统功能障碍。

1. 心血管系统 严重代谢性酸中毒可以影响心肌的电生理特性，甚至可引起致死性心律失常、心肌收缩力减弱以及血管对儿茶酚胺的反应性降低。

（1）心律失常 代谢性酸中毒时细胞外 H^+ 进入细胞内与 K^+ 交换，K^+ 逸出细胞外；肾小管上皮泌 H^+ 增加而排 K^+ 减少，造成高钾血症。高钾血症引起心律失常，严重时发生心脏传导阻滞、心室纤颤和心搏骤停。

（2）心肌收缩力减弱 轻度酸中毒可刺激肾上腺髓质释放肾上腺素，有正性肌力作用。严重酸中毒可抑制肾上腺素对心血管的效应，使心肌收缩力减弱，其机制是：①H^+ 抑制 Ca^{2+} 内流；②H^+ 抑制心肌细胞内肌浆网对 Ca^{2+} 摄取、储存和释放；③H^+ 可竞争性抑制 Ca^{2+} 与肌钙蛋白结合，影响兴奋-收缩耦联。

（3）微血管对儿茶酚胺的反应性降低 H^+ 浓度增高可使毛细血管前括约肌及微动脉平滑肌对儿茶酚胺的反应性降低，使外周阻力血管扩张，血压下降。因此，酸中毒可使毛细血管网大量开放，回心血量减少，引起低血压甚至休克。

2. 中枢神经系统 代谢性酸中毒可以抑制中枢神经系统功能，主要表现为反应迟钝、嗜睡等，严重时可出现昏迷。其机制：①酸中毒时可使脑内谷氨酸脱羧酶活性增高，导致抑制性神经递质γ-氨基丁酸生成增多；②酸中毒时可抑制生物氧化酶的活性，氧化磷酸化过程减弱，ATP生成减少，脑组织能量供应不足。

3. 骨骼系统 慢性肾功能衰竭伴严重的酸中毒时，沉积于骨骼的碳酸钙或磷酸钙不断被释放入血中和过量的 H^+，从而影响骨骼的生长发育，延迟小儿生长，重者可发生肾性佝偻病和纤维素性骨炎；成人则可发生骨质疏松症、骨软化症、骨骼畸形以及骨折等。

（六）防治的病理生理学基础

1. 预防和治疗原发病 治疗原发病、去除引起代谢性酸中毒的病因是治疗的基本原则和主要措施。同时需纠正水、电解质紊乱，恢复有效循环血量和改善肾功能等。

2. 碱性药物的应用 对于轻症代谢性酸中毒者可口服碳酸氢钠片，对于严重的代谢性酸中毒者需静脉给予碱性药物。pH在7.30以下，可选用下列碱性药物。①碳酸氢钠：直接补充血浆中含量最多的缓冲碱，作用迅速，疗效确切，临床常用。补碱的剂量和方法，应根据酸中毒的严重程度而定，在血气监护下分次补碱，补碱量不宜过大，因为肾有很强的排酸保碱的能力，同时非碳酸氢盐缓冲系统还可调节部分酸。②乳酸钠：作用缓慢，经肝脏代谢生成乳酸和 $NaHCO_3$，肝脏疾患和乳酸中毒患者慎用。③三羟甲基氨基甲烷（THAM）：可缓冲挥发酸和固定酸，治疗呼吸性和代谢性酸中毒。缺点是对呼吸中枢有抑制作用，输入时要缓慢。

知识链接

持续静脉-静脉血液滤过（CVVH）治疗严重乳酸酸中毒

国内外有文献报道，在常规治疗乳酸酸中毒的基础上应用 CVVH，观察血乳酸、血 pH 的变化。结果患者血乳酸下降、血 pH 逐渐恢复正常，CVVH 组优于常规组。表明 CVVH 治疗能显著改善严重乳酸酸中毒患者的内环境，维持酸碱平衡。其机制如下：①CVVH 能够改善微循环，使组织缺氧状态得到纠正，乳酸生成减少，并能够增加肝脏清除乳酸的能力。②能直接清除体内过多的乳酸，减轻酸中毒，从而起到维持内环境稳定的作用。

二、呼吸性酸中毒

案例引导

案例一： 患者，男，40 岁，在手术麻醉时因呼吸抑制而出现：pH 7.19，$PaCO_2$ 82mmHg，BB 45.5mmol/L，BE +2.3mmol/L，SB 23.5mmol/L，AB 28.6mmol/L。

讨论：

1. 该患者发生了哪种类型的酸碱平衡紊乱？
2. 处于什么代偿阶段？为什么？

案例二： 患者，男，59 岁，被诊断为慢性阻塞性肺气肿。血气分析的部分结果为：pH 7.35，$PaCO_2$ 72mmHg，BB 60mmol/L，BE +8.3mmol/L，SB 32mmol/L，AB 40mmol/L。

讨论：

1. 该患者发生了何种类型的酸碱平衡紊乱？处于什么代偿阶段？为什么？
2. 原发性和继发性的指标是什么？这些变化如何发生？

呼吸性酸中毒（respiratory acidosis）是由于 CO_2 排出减少或（和）CO_2 吸入过多引起的以血浆 H_2CO_3 浓度原发性增高、失代偿时 pH 降低为特征的单纯型酸碱平衡紊乱。

（一）病因和机制

1. CO_2 排出减少 外呼吸功能障碍而致的 CO_2 排出受阻，是呼吸性酸中毒的主要发病机制。

（1）呼吸中枢抑制 颅脑损伤、炎症、脑血管意外、呼吸中枢抑制剂、麻醉药或镇静药过量、酒精中毒等均可抑制呼吸中枢，从而导致肺泡通气量减少，引起急性 CO_2 潴留。

（2）气道阻塞 喉头痉挛或水肿、异物阻塞气管、溺水等原因可造成气道阻力增大引起急性呼吸性酸中毒。慢性阻塞性肺部疾患、支气管哮喘等则是慢性呼吸性酸中毒的常见原因。

（3）呼吸肌麻痹 急性脊髓灰白质炎、脊神经根炎、有机磷农药中毒、重症肌无力、家族性周期性麻痹及重度低钾血症可使呼吸运动失去动力，从而导致 CO_2 排出障碍。

（4）肺部疾患 肺炎、重度肺气肿、肺水肿、支气管哮喘和急性呼吸窘迫综合征（ARDS）等广泛性肺组织病变，均可因通气障碍而发生呼吸性酸中毒。

（5）胸部疾病 胸部创伤、严重气胸或胸膜腔积液、胸廓畸形等均可严重影响通气功能，引起呼吸性酸中毒。

（6）呼吸机使用不当 通气量设置过小，使 CO_2 排出减少。

2. CO_2 吸入过多 较为少见。在通气不良的矿井、坑道内，因空气中 CO_2 增多，使吸入 CO_2 过多。

（二）分类

呼吸性酸中毒按病程的急缓可分为两类。

1. 急性呼吸性酸中毒 见于急性气道阻塞、中枢或呼吸肌麻痹引起的呼吸暂停等。

2. 慢性呼吸性酸中毒 一般指 $PaCO_2$ 高浓度潴留持续达 24 小时以上者，见于气道及肺部慢性炎症引起慢性阻塞性肺疾病（chronic obstructive pulmonary diseases，COPD）及肺广泛性纤维化或肺不张等。

（三）机体的代偿调节

当体内 CO_2 蓄积产生大量 H_2CO_3 时，由于碳酸氢盐缓冲系统不能缓冲挥发性酸，血浆其他缓冲碱含量相对较低，故血液缓冲能力极为有限。此外，发生呼吸性酸中毒的最主要环节是外呼吸功能障碍，故肺也难以发挥代偿作用。故呼吸性酸中毒时，机体的主要代偿调节方式如下。

1. 组织细胞的调节 是急性呼吸性酸中毒的主要代偿方式，这种代偿方式能力相对有限，故急性呼吸性酸中毒常表现为代偿不足或失代偿状态。

CO_2 在体内潴留使血浆 H_2CO_3 浓度升高，H_2CO_3 解离出 H^+ 和 HCO_3^-，HCO_3^- 留在血浆中，使血浆 HCO_3^- 浓度升高，有一定代偿作用，而 H^+ 与细胞内 K^+ 交换，进入细胞内的 H^+ 被蛋白质阴离子缓冲，K^+ 外移使血 K^+ 浓度升高；同时 CO_2 也可弥散入红细胞，在碳酸酐酶作用下和 H_2O 生成 H_2CO_3，再解离成 H^+ 和 HCO_3^-，H^+ 被 Hb^- 所缓冲，HCO_3^- 与血浆中 Cl^- 交换而入血，使血浆 HCO_3^- 浓度升高，血 Cl^- 浓度降低。

2. 肾的代偿 肾对酸碱平衡的调节较慢，在急性呼吸性酸中毒时常来不及代偿，故肾代偿是慢性呼吸性酸中毒的主要代偿方式。$PaCO_2$ 和 H^+ 浓度升高持续 24 小时以上时，可使肾小管上皮细胞内碳酸酐酶和谷氨酰胺酶活性升高，促使肾小管上皮泌 H^+、泌 NH_3、重吸收 HCO_3^- 增加，H^+ 随尿排出，血浆 $[HCO_3^-]$ 代偿性增加。

慢性呼吸性酸中毒的代偿预测公式为：

$$预测[HCO_3^-] = 24 + 0.4 \times \triangle[PaCO_2] \pm 3 \qquad （公式 3\text{-}2）$$

通过以上代偿预测公式，可计算出预测 $[HCO_3^-]$ 理论值的变化范围，从而判断是单纯型的呼吸性酸中毒，还是合并了由于肾的失代偿而引起的代谢性酸碱平衡紊乱。如果实测 HCO_3^- 值在预测 HCO_3^- 理论值的变化范围之内，为单纯型呼吸性酸中毒，如果实测 HCO_3^- 值超出了预测 HCO_3^- 理论值的最大值，说明体内有过多的预测 HCO_3^-，则可能合并有代谢性碱中毒，如果实测 HCO_3^- 值小于预测 HCO_3^- 理论值的最小值，说明肾对 HCO_3^- 的回收不够，则可能合并有代谢性酸中毒。

（四）血气指标变化

急性呼吸性酸中毒时，CO_2 急剧潴留，肾来不及代偿，故 $[HCO_3^-]/[H_2CO_3]$ 的比值减少，血 pH 降低，为失代偿性呼吸性酸中毒。血气指标可发生如下变化：$PaCO_2$ 原发性升高，pH 降低，AB > SB。$PaCO_2$ 每升高 10mmHg，HCO_3^- 仅可代偿升高 1mmol/L，故 BB 和 BE 变化不明显。

慢性呼吸性酸中毒时，CO_2 大量潴留，由于肾脏发挥了强大的代偿作用，血浆 $[HCO_3^-]$ 与 $[H_2CO_3]$ 均增高，两者比值可维持在 20/1 或接近 20/1，血 pH 正常或略降低，为代偿性或失代偿性呼吸性酸中毒。血气指标的变化：$PaCO_2$ 原发性升高，pH 降低。通过肾等代偿后，$PaCO_2$ 每升高 10mmHg，HCO_3^- 可代偿升高 3.5～4mmol/L，故代谢性指标可继发性升高，即 AB、SB、BB 值均升高，AB > SB，BE 正值增大，血 $[K^+]$ 升高。

（五）对机体的影响

呼吸性酸中毒与代谢性酸中毒一样都可使血液 H^+ 浓度升高，故对机体的影响类似，但呼吸性酸中毒尤其是急性呼吸性酸中毒患者，常为失代偿，因此对机体可产生严重影响。

1. 心血管系统 呼吸性酸中毒对机体的影响基本上与代谢性酸中毒相似，也可引起心律失常、心肌收缩力减弱、外周血管扩张、血钾升高等。

2. 中枢神经系统 高碳酸血症对中枢神经系统的影响取决于 CO_2 潴留的程度、速度，酸中毒的严重性以及伴发的低氧血症的程度。急性呼吸性酸中毒时中枢神经系统功能紊乱往往比代谢性酸中毒更为明显，急性呼吸性酸中毒患者可出现头痛、头晕、烦躁不安、言语不清、扑翼样震颤、嗜睡、昏迷、呼吸抑制等，称为肺性脑病或“CO_2 麻醉”。发生机制为：①急性呼吸性酸中毒时，血液中积聚的脂溶性 CO_2 可迅速通过血-脑屏障，使脑内 H_2CO_3 含量明显升高，而水溶性 HCO_3^- 通过血-脑屏障极为缓慢，脑脊液内 HCO_3^- 含量代偿性升高需要较长时间。因此，脑脊液 pH 降低较血液 pH 降低更为明显；②CO_2 潴留使脑血管明显扩张，脑血流量增加，引起颅内压和脑脊液压增加，而且 CO_2 潴留往往伴有明显的缺氧，故患者中枢神经系统功能紊乱的表现更为突出。

（六）防治的病理生理学基础

1. 治疗原发病是防治呼吸性酸中毒的基本原则 去除呼吸道梗阻使之通畅或解痉，使用呼吸中枢兴奋药或人工呼吸机，对于慢性阻塞性肺疾病的患者采用控制感染、强心、解痉和祛痰等治疗。

2. 改善肺泡通气是治疗呼吸性酸中毒的关键 改善通气功能，使 $PaCO_2$ 迅速回降对呼吸性酸中毒的治疗极为重要。

3. 慎用碱性药物 呼吸性酸中毒患者一般不主张使用碳酸氢钠，因为 HCO_3^- 与 H^+ 结合后生成的 H_2CO_3，在通气功能障碍时，CO_2 不能及时排出，可使血浆 $PaCO_2$ 进一步升高，从而诱发 CO_2 麻醉。慢性呼吸性酸中毒患者，血浆中 HCO_3^- 可代偿性升高，如补碱过量，则并发代谢性碱中毒。对 pH 降低较为明显的呼吸性酸中毒患者可选择三羟甲基氨基甲烷，该碱性药可缓冲固定酸，也可缓冲挥发酸。

三、代谢性碱中毒

案例引导

案例： 患者，男，45 岁，既往有十二指肠球部溃疡史，近 1 个月来经常呕吐，上消化道造影发现幽门梗阻，血气分析的部分结果为：pH 7.54，$PaCO_2$ 53mmHg，BB 64mmol/L，BE +13.5mmol/L，SB 37mmol/L。

讨论：

1. 该患者发生了何种类型的酸碱平衡紊乱？处于什么代偿阶段？为什么？
2. 原发性和继发性的指标是什么？这些指标是如何变化的？
3. 这种类型的酸碱平衡紊乱主要有哪些功能代谢变化？这些变化是怎么发生的？

代谢性碱中毒（metabolic alkalosis）是由于细胞外液 HCO_3^- 增多或（和）H^+ 丢失引起的以血浆 [HCO_3^-] 原发性升高，失代偿时 pH 升高为特征的单纯型酸碱平衡紊乱。

（一）病因和机制

1. H^+ 丢失过多

（1）经胃丢失 幽门梗阻、高位肠梗阻等引起频繁呕吐及胃液引流，使酸性胃液大量丢失。正常情况下，胃黏膜壁细胞富含碳酸酐酶，能将 CO_2 和 H_2O 催化生成 H_2CO_3。H_2CO_3 解离为 H^+ 和 HCO_3^-，而 H^+ 与来自血浆中的 Cl^- 形成 HCl，分泌到胃腔中，HCO_3^- 则返回血液，使血浆中 HCO_3^- 浓度一过性增高，称为“餐后碱潮”，直至酸性食糜进入十二指肠后，在 H^+ 刺激下，十二指肠上皮细胞与胰腺分

泌大量的 HCO_3^- 与 H^+ 中和。胃液大量丢失可使：①胃液中 H^+ 丢失，来自肠液和胰液的 HCO_3^- 不能被中和，吸收入血，造成血浆 HCO_3^- 浓度升高；②胃液中 Cl^- 丢失，可引起低氯性碱中毒；③胃液中 K^+ 丢失，可能导致血钾降低，通过细胞内 K^+ 外移、细胞外 H^+ 内移以及促进肾小管 H^+-Na^+ 交换等方式，引起低钾性碱中毒；④胃液大量丢失，如果引起有效循环血量减少，则可以通过继发性醛固酮增多引起代谢性碱中毒。

（2）经肾丢失　①应用利尿剂：髓袢利尿剂（如噻嗪类、呋塞米、利尿酸等）可抑制肾小管髓袢升支对 Cl^- 的主动重吸收，同时 Na^+ 的被动重吸收也减少，到达远曲小管的尿液流量增多，NaCl 含量升高，导致 H^+-Na^+、K^+-Na^+ 交换加强，同时，由于肾小管远端流速增加，也可促进 H^+ 的排出，从而使肾小管对 $NaHCO_3$ 重吸收增加，Cl^- 以 NH_4Cl 形式排出，引起低氯性碱中毒。②肾上腺皮质激素过多：肾上腺皮质增生或肿瘤可引起原发性醛固酮或糖皮质激素分泌增多；创伤、有效循环血量不足等刺激可引起继发性醛固酮分泌增多。醛固酮可通过刺激集合管泌氢细胞的 H^+-ATP 酶，促进 H^+ 排泌，也可通过保 Na^+、排 K^+ 及促进 H^+ 排泌，而造成代谢性碱中毒和低钾性碱中毒。此外，糖皮质激素过多（如 Cushing 综合征）也可发生代谢性碱中毒，因为皮质醇也有盐皮质激素的活性。

2. HCO_3^- 过量　常为医源性，主要见于短期内给予大量的碳酸氢盐以及能生成 HCO_3^- 的碱性药物，可引起代谢性碱中毒。

（1）消化道溃疡患者服用过多的 $NaHCO_3$。

（2）矫正代谢性酸中毒时，静脉输入过多的 $NaHCO_3$。

（3）大量输入含枸橼酸盐抗凝的库存血，枸橼酸盐在体内可以代谢生成 HCO_3^-，尤其在肾排泄能力下降时，更易引起代谢性碱中毒。

（4）摄入过多乳酸钠、乙酸钠、柠檬酸钠等有机酸盐，其在体内氧化可产生 $NaHCO_3$。

（5）脱水时只丢失 H_2O 和 NaCl，造成浓缩性碱中毒（contraction alkalosis），也可使血浆[HCO_3^-]升高。但应指出，肾具有较强的排泄 HCO_3^- 的能力，只有当肾功能受损后，服用大量碱性药物时才会发生代谢性碱中毒。

3. 低钾血症　低钾血症时，因细胞外液 K^+ 浓度降低，使细胞内 K^+ 向细胞外转移，同时细胞外的 H^+ 向细胞内移动，发生代谢性碱中毒，此时，细胞内 H^+ 增多，肾泌 H^+ 增多，尿液呈酸性称为反常性酸性尿。

4. 肝功能衰竭　肝功能衰竭时，尿素合成障碍，血氨过高，也可促进代谢性碱中毒的发生。

（二）分类

根据给予盐水治疗效果可将其分为两类，即盐水反应性碱中毒（saline-responsive alkalosis）和盐水抵抗性碱中毒（saline-resistant alkalosis）。

1. 盐水反应性碱中毒　又称对 Cl^- 反应性碱中毒，主要见于呕吐、胃液引流以及使用利尿剂时，由于伴随细胞外液减少、有效循环血量不足，也常有低钾和低氯血症存在，影响肾排出 HCO_3^-，从而出现碱中毒。给予等张或半张的盐水来扩充细胞外液，补充 Cl^- 能促进过多的 HCO_3^- 经肾排出，使碱中毒得到纠正。

2. 盐水抵抗性碱中毒　又称对 Cl^- 无反应性碱中毒，常见于全身水肿、原发性醛固酮增多症、严重低钾血症及 Cushing 综合征等。引起碱中毒的主要因素是盐皮质激素的直接作用和低钾血症，这种碱中毒患者给予盐水治疗无效，另外需注意全身性水肿患者不能耐受大量输注生理盐水。

（三）机体的代偿调节

1. 体液缓冲及细胞内外离子转移　代谢性碱中毒时，细胞外液 H^+ 浓度降低，OH^- 浓度升高，OH^-

可被缓冲系统中弱酸（H_2CO_3、$HHbO_2$、HHb、HPr、$H_2PO_4^-$）所缓冲，但因缓冲系统的组成中，碱性成分远多于酸性成分，故对碱性物质的缓冲有限。同时细胞外液 H^+ 浓度降低，细胞内 H^+ 外移，而细胞外 K^+ 内移，使血 K^+ 浓度降低，故碱中毒常伴有继发性低钾血症。

2. 肺的调节 H^+ 浓度降低和 pH 升高可抑制呼吸中枢，呼吸变浅变慢，肺泡通气量降低，$PaCO_2$ 或血浆 H_2CO_3 浓度继发性升高，以维持 $[HCO_3^-]/[H_2CO_3]$ 的比值接近 20/1。尽管呼吸的代偿反应较快，但这种代偿是有限度的，因为 $PaCO_2$ 上升达 60mmHg，可刺激呼吸中枢，引起呼吸加深加快。随着肺泡通气量减少出现的 PaO_2 降低也具有兴奋呼吸的作用。故即使严重的代谢性碱中毒时，$PaCO_2$ 也极少能超过 55mmHg，很少能达到完全代偿。

可以通过代偿公式的计算，来判断肺的代偿情况。代谢性碱中毒的代偿公式为：

$$PaCO_2 = 40 \pm 0.7 \times \triangle[HCO_3^-] \pm 5 \quad \text{（公式 3-3）}$$

通过以上代偿公式，可以计算出预测 $PaCO_2$ 理论值的变化范围，从而判断是单纯型代谢性碱中毒，还是合并了由于肺的失代偿而引起的呼吸性酸碱平衡紊乱。如果实测 $PaCO_2$ 值在预测 $PaCO_2$ 值的变化范围之内，为单纯型代谢性碱中毒；如果实测 $PaCO_2$ 值超出了预测 $PaCO_2$ 值的最大值，说明体内有 CO_2 潴留，则可能合并呼吸性酸中毒。如果实测 $PaCO_2$ 值小于预测 $PaCO_2$ 值的最小值，说明 CO_2 排出过多，则可能合并呼吸性碱中毒。

3. 肾的调节 肾的代偿作用发挥较晚，血浆 H^+ 浓度降低和 pH 升高抑制肾小管上皮细胞内碳酸酐酶和谷氨酰胺酶活性，肾脏泌 H^+、泌 HN_3、重吸收 HCO_3^- 减少，使血浆 HCO_3^- 浓度降低。由于随尿排出的 H^+ 减少而排 HCO_3^- 增加，一般代谢性碱中毒时尿液呈碱性。但在低钾性碱中毒、缺氯、醛固酮分泌增多时，因肾小管上皮细胞缺钾使 K^+-Na^+ 交换减少，H^+-Na^+ 交换增强，尿液中 H^+ 增多，尿呈酸性，称为反常性酸性尿。

（四）血气指标变化

通过以上代偿调节，血浆 $[HCO_3^-]/[H_2CO_3]$ 的比值可正常或升高，血 pH 在正常范围或升高，出现代偿性或失代偿性代谢性碱中毒。失代偿时血气参数的变化为：pH 升高、SB、AB、BB 原发性升高，AB > SB，BE 为正值；$PaCO_2$ 继发性上升，血 $[K^+]$ 降低。

（五）对机体的影响

轻度代谢性碱中毒患者通常无明显典型症状，严重代谢性碱中毒时，可出现许多异常的功能代谢变化。

1. 中枢神经系统的影响 碱中毒时，pH 升高，脑内 γ-氨基丁酸转氨酶活性增高而谷氨酸脱羧酶活性降低，使脑内抑制性神经递质 γ-氨基丁酸分解增强而生成减少，对中枢神经系统的抑制作用减弱，患者可以出现烦躁不安、精神错乱、谵妄、意识障碍等中枢神经系统以兴奋为主的功能障碍。此外，碱中毒时血红蛋白氧离曲线左移引起的脑组织缺氧，可引起脑细胞 ATP 生成减少，脑细胞膜 Na^+,K^+-ATP 酶功能障碍，从而引起脑水肿、颅内高压，严重时可引起脑疝。

2. 对神经-肌肉的影响 代谢性碱中毒时，血清总钙量无变化，但游离钙减少，神经-肌肉应激性增高，表现为面部和肢体肌肉抽动、腱反射亢进及手足搐搦等。也有人认为碱中毒发生惊厥，可能与脑组织中抑制性神经递质 γ-氨基丁酸减少有关。但当代谢性碱中毒患者伴有严重的低钾血症时，可能掩饰碱中毒的影响，而出现肌肉软弱无力、麻痹等症状。

3. 氧解离曲线左移 血液 pH 升高可使血红蛋白与 O_2 的亲和力增高，血红蛋白氧离曲线左移，不易将结合的 O_2 释出，而造成组织供氧不足。

4. 低钾血症 代谢性碱中毒常伴有低钾血症，当细胞外液 H^+ 浓度降低时，细胞内 H^+ 逸出，而细

胞外 K^+ 向细胞内转移。同时，因肾小管上皮细胞排 H^+ 减少，H^+-Na^+ 交换减少，而 K^+-Na^+ 交换增强，肾排 K^+ 增多，血 K^+ 浓度降低，故碱中毒与低钾血症常可互为因果。

（六）防治的病理生理学基础。

治疗原发病的同时去除代谢性碱中毒的维持因素，促使血浆中过多的 HCO_3^- 随尿排出。

1. 盐水反应性碱中毒　给予生理盐水，恢复有效循环血量，有利于血浆中过多的 HCO_3^- 从尿中排出，同时远端肾小管液中 Cl^- 含量增加，也可使集合管分泌 HCO_3^- 增强。生理盐水含 Cl^- 量高于血浆，通过扩充血容量和补充 Cl^- 使过多的 HCO_3^- 从肾排泄。此类患者生理盐水治疗有效，临床可采用口服或静注等张（0.9%）或半张（0.45%）的盐水，即可恢复血浆 HCO_3^- 浓度。也可给予少量含氯酸性药物，如 NH_4Cl 或 0.1mol/L HCl、盐酸精氨酸和盐酸赖氨酸。但对缺钾性碱中毒，在补充生理盐水的同时，应补充 KCl。

2. 盐水抵抗性碱中毒　给予生理盐水治疗无效。采用醛固酮拮抗剂和补 K^+ 可去除代谢性碱中毒的维持因素。对全身性水肿患者可采用碳酸酐酶抑制剂乙酰唑胺治疗，其机制是抑制肾小管上皮细胞内的碳酸酐酶活性，使肾小管泌 H^+ 和重吸收 HCO_3^- 减少，增加 Na^+ 和 HCO_3^- 的排出，可达到治疗碱中毒和减轻水肿的目的。对全身性水肿者，应少用髓袢或噻嗪类利尿剂。

四、呼吸性碱中毒

案例引导

案例： 患者，女，35 岁，癔病发作时因呼吸加快而出现：血 pH 7.56，$PaCO_2$ 19.5mmHg，BB 46.8mmol/L，BE -2mmol/L，SB 22.5mmol/L，AB 17.5mmol/L。

讨论：

1. 该患者发生了何种类型的酸碱平衡紊乱？
2. 处于什么代偿阶段？为什么？

呼吸性碱中毒（respiratory alkalosis）是由于肺通气过度引起的以血浆 H_2CO_3 浓度原发性降低，失代偿时 pH 升高为特征的单纯型酸碱平衡紊乱。

（一）病因和机制

1. 低氧血症和肺疾患　吸入气中 PO_2 过低（如初到高原时）或有心肺疾患、胸廓病变的患者可出现 PaO_2 降低，使呼吸运动增强，CO_2 排出增多。但临床上发现，外呼吸功能障碍如肺炎、肺梗死、间质性肺疾病等，给 O_2 并不能完全纠正过度通气，说明还有其他因素参与。

2. 呼吸中枢受到刺激或精神性过度通气　脑血管意外、脑炎、颅脑损伤及脑肿瘤等中枢神经系统疾患可直接刺激呼吸中枢引起通气过度。癔病发作时可引起精神性通气过度。某些药物如水杨酸、铵盐类药物可直接兴奋呼吸中枢，致通气过度。

3. 机体代谢旺盛　高热、甲状腺功能亢进时，由于血温升高和机体分解代谢亢进引起呼吸中枢兴奋，通气过度，使 $PaCO_2$ 降低。

4. 革兰阴性杆菌败血症　败血症患者常可出现通气过度，可能与炎性产物刺激有关。

5. 呼吸机使用不当　常因通气量过大而使 CO_2 排出过多。

（二）分类

呼吸性碱中毒也可按发病时间分为急性呼吸性碱中毒和慢性呼吸性碱中毒两类。

1. 急性呼吸性碱中毒 常见于不合理使用人工呼吸机引起的过度通气、高热和低氧血症。一般指 $PaCO_2$ 在 24 小时内急剧下降而导致 pH 升高。

2. 慢性呼吸性碱中毒 常见于慢性颅脑疾病、肺部疾患、肝脏疾患、缺氧和氨兴奋呼吸中枢引起持久的 $PaCO_2$ 下降（大于 24 小时）而导致 pH 升高。

（三）机体的代偿调节

呼吸性碱中毒时，$PaCO_2$ 降低对呼吸中枢有抑制作用，但如刺激肺通气过度的原因持续存在，肺的代偿调节作用就不明显，此时主要依靠相对较快的细胞内外离子转移和细胞内液缓冲以及缓慢进行的肾代偿。

1. 细胞内外离子转移和细胞内液缓冲 是急性呼吸性碱中毒时机体的主要代偿方式。肺泡通气过度，血浆 H_2CO_3 浓度迅速降低，HCO_3^- 浓度相对升高。机体的代偿调节表现为：①H^+ 移出细胞，与细胞外液中 HCO_3^- 结合成 H_2CO_3，使血浆 HCO_3^- 浓度下降，H_2CO_3 浓度有所回升。细胞外 K^+ 进入细胞内以维持电平衡，故血 K^+ 浓度降低；②血浆 HCO_3^- 进入红细胞，与红细胞内 H^+ 结合生成 H_2CO_3，H_2CO_3 再分解成 CO_2 和 H_2O，CO_2 逸出红细胞进入血浆形成 H_2CO_3，使血浆 H_2CO_3 浓度有所回升。在 HCO_3^- 进入红细胞时，有等量 Cl^- 与其交换，故血 Cl^- 浓度可增高。

2. 肾的代偿调节 肾的代偿调节是慢性呼吸性碱中毒的主要代偿方式。急性呼吸性碱中毒时，肾常常来不及发挥代偿调节作用；慢性呼吸性碱中毒时，$PaCO_2$ 降低可使肾小管上皮细胞泌 H^+、泌 NH_3、重吸收 HCO_3^- 减少，使血浆中 HCO_3^- 代偿性降低。

慢性呼吸性碱中毒的代偿预测公式为：

$$\text{预测 } HCO_3^- = 24 + 0.5 \times \triangle[PaCO_2] \pm 2.5 \qquad \text{（公式 3-4）}$$

慢性呼吸性碱中毒时，原发性 $PaCO_2$ 降低，在肾代偿功能正常的情况下，会继发性地引起 HCO_3^- 按一定比例代偿性下降。通过以上公式，可计算出预测 HCO_3^- 理论值的变化范围，从而判断是单纯型呼吸性碱中毒，还是合并了由于肾的失代偿而引起的代谢性酸碱平衡紊乱。如果实测 HCO_3^- 值在预测 HCO_3^- 理论值的变化范围之内，为单纯型呼吸性碱中毒；如果实测 HCO_3^- 值超出了预测 HCO_3^- 理论值的最大值，说明体内有过多的 HCO_3^-，则可能合并有代谢性碱中毒；如果实测 HCO_3^- 值小于预测 HCO_3^- 理论值的最小值，说明肾对 HCO_3^- 的回收不够，则可能合并有代谢性酸中毒。

（四）血气指标变化

由于血液和组织细胞缓冲系统代偿能力较弱和肾来不及发挥代偿作用，急性呼吸性碱中毒常为失代偿性，血 pH 升高，$PaCO_2$ 原发性降低，AB < SB，SB、BB 与 BE 变化不大。

慢性呼吸性碱中毒时，根据肾脏的代偿程度，血浆 pH 可在正常范围或升高，表现为代偿性或失代偿性呼吸性碱中毒。失代偿时，可有 $PaCO_2$ 原发性降低，AB < SB；$PaCO_2$ 每降低 10mmHg，HCO_3^- 浓度下降 5mmol/L，表现为 AB、SB、BB 均降低，BE 负值增大。

（五）对机体的影响

呼吸性碱中毒比代谢性碱中毒更易出现眩晕、四肢及口周围感觉异常、意识障碍、抽搐（与血液中游离的 Ca^{2+} 浓度降低有关）。除了与碱中毒对脑功能的损伤有关外，还与低碳酸血症引起脑血管收缩，从而导致脑血液流量减少有关。据报道，$PaCO_2$ 下降 20mmHg，脑血流量可减少 30% ~40%，因此，呼吸性碱中毒引起的中枢神经系统功能障碍比代谢性碱中毒更严重。

呼吸性碱中毒患者可以出现低钾血症。血红蛋白氧离曲线左移，与氧的亲和力增加，使组织供氧不足。

（六）防治的病理生理学基础

1. 防治原发病和去除引起通气过度的原因，大多数呼吸性碱中毒者可自行缓解。

2. 急性呼吸性碱中毒患者可吸入含5% CO_2 的混合气体，或用纸袋罩于患者口鼻使其再吸入呼出的气体，以维持血浆 H_2CO_3 浓度。

3. 有手足抽搐者，可静脉注射葡萄糖酸钙。

4. 对精神性通气过度患者，可给予镇静剂。

第四节 混合型酸碱平衡紊乱

混合型酸碱平衡紊乱在临床也较为常见，但因其与临床所患疾病密切相关，故要将其完全阐明需结合临床具体情况，现将其大致叙述如下。

一、双重混合型酸碱失衡

（一）酸碱一致型

指两种酸中毒或两种碱中毒合并存在，使 pH 向同一方向移动，称为酸碱一致型或相加性酸碱平衡紊乱。

1. 呼吸性酸中毒合并代谢性酸中毒

（1）原因　因持续缺氧而发生的代谢性酸中毒，严重的通气障碍引起呼吸性酸中毒。临床上较为常见。例如，呼吸和心搏骤停、糖尿病酮症酸中毒患者伴呼吸衰竭，慢性阻塞性肺疾病并发心力衰竭或休克。

（2）特点　由于呼吸性和代谢性因素指标同时向酸性方面发展，一般会出现明显的失代偿状态。血气可表现为：pH 显著下降；呼吸功能障碍时 $PaCO_2$ 升高；乳酸增多，血浆 HCO_3^- 浓度降低。患者 SB、AB、BB 均降低，AB > SB，AG 增大，血 K^+ 浓度升高。

2. 呼吸性碱中毒合并代谢性碱中毒

（1）原因　可见于高热合并呕吐的患者，因血液温度升高可刺激呼吸中枢引起通气过度出现呼吸性碱中毒，又因反复呕吐使胃液大量丢失而出现代谢性碱中毒；创伤合并呕吐的患者，因疼痛刺激呼吸中枢引起过度通气，呕吐又引起代谢性碱中毒。

（2）特点　①两种碱中毒并存 pH 明显升高。②通气过度使 $PaCO_2$ 降低。③血浆 HCO_3^- 浓度升高。④SB、AB、BB 均升高，AB < SB、血 K^+ 浓度降低。一般呈失代偿状态，并且预后不佳。

（二）酸碱混合性

指一种酸中毒与一种碱中毒合并存在，使 pH 向相反的方向移动时，称为酸碱混合性或相消性酸碱平衡紊乱。

1. 呼吸性酸中毒合并代谢性碱中毒

（1）原因　可见于慢性肺源性心脏病出现心力衰竭时，大量使用排 K^+ 性利尿剂治疗，在原有呼吸性酸中毒基础上合并代谢性碱中毒。

（2）特点　①由于酸中毒和碱中毒同时存在，使血液 pH 向相反方向移动，故 pH 的变动取决于酸中毒与碱中毒的强弱，如程度相当，则相互抵消，pH 不变；如一方较强，则 pH 会偏向改变较强的方向。② $PaCO_2$ 与血浆 HCO_3^- 浓度明显升高，且两者的变化程度均超出彼此代偿所应达到的范围。可出现 AB、SB、BB 均升高，BE 正值增大。

2. 代谢性酸中毒合并呼吸性碱中毒

（1）原因 可见于肾功能衰竭合并感染。患者因肾排酸保碱障碍出现代谢性酸中毒，又因发热刺激呼吸中枢引起通气过度，出现呼吸性碱中毒；肝性脑病患者合并肾功能衰竭时也可出现呼吸性碱中毒合并代谢性酸中毒。

（2）特点 ①血 pH 的变动取决于酸中毒与碱中毒的程度，pH 可不变、轻度降低或上升。②$PaCO_2$ 与 HCO_3^- 浓度显著降低，且两者的降低程度均超过彼此代偿所应达到的范围。此时，AB、SB、BB 均降低，BE 负值增大，pH 变化不大。

3. 代谢性酸中毒合并代谢性碱中毒

（1）原因 糖尿病或肾功能衰竭患者因频繁呕吐而大量丢失酸性胃液，可出现代谢性酸中毒合并代谢性碱中毒；严重胃肠炎患者频繁呕吐和腹泻时也可出现代谢性碱中毒合并代谢性酸中毒。

（2）特点 由于引起血浆 HCO_3^- 增高和降低的因素同时存在，相互抵消，常使血 pH、HCO_3^- 浓度和 $PaCO_2$ 变化不大，但两种失衡所占程度不同时，变化方向会趋向紊乱较强的一方。对 AG 增高型代谢性酸中毒合并代谢性碱中毒，测量 AG 对诊断有一定意义，如果是单纯型代谢性酸中毒，AG 增高的量与 HCO_3^- 减少的量相当，但 AG 正常型代谢性酸中毒合并代谢性碱中毒则无法用 AG 分析，可结合临床病史进行全面分析。

二、三重混合型酸碱平衡紊乱

由于呼吸性酸中毒和呼吸性碱中毒不可能在同一患者体内存在，所以三重性酸碱平衡紊乱只有两种类型。

1. 呼吸性酸中毒合并高 AG 代谢性酸中毒和代谢性碱中毒 临床主要见于严重肺源性心脏病患者。血气变化为：$PaCO_2$ 明显增高，AG > 16mmol/L，HCO_3^- 也升高，Cl^- 明显降低。

2. 呼吸性碱中毒合并高 AG 代谢性酸中毒和代谢性碱中毒 见于充血性心力衰竭和严重创伤性休克患者。血气变化为：$PaCO_2$ 降低，AG > 16mmol/L，HCO_3^- 可高可低，Cl^- 一般降低。

三重混合性酸碱平衡紊乱比较复杂，必须在充分了解原发病情的基础上，结合实验室检查进行综合分析后才能得出正确结论。

第五节 分析判断酸碱平衡紊乱的病理生理学基础

在临床工作中对危重病患者正确分析判断酸碱平衡紊乱的类型有利于治疗方案的选择，同时也对患者的预后也有着重要的意义，但有一定难度，需要详细了解患者的病史、参照患者的临床表现并全面分析血气指标的动态变化。在众多的血气指标中，pH、H_2CO_3、HCO_3^- 相对重要。区分原发和继发的指标对血气分析结果判定有着一定的指导意义。同时 AG 在单纯型代谢性酸中毒的分型和混合型酸碱平衡紊乱中起重要的作用。

目前，分析判断酸碱平衡紊乱，主要依靠血气分析仪诊断。血气分析仪除报告 pH、H_2CO_3、HCO_3^- 三个变量的值以外，一般还同时报告 BB、BE 和 Na^+、Cl^- 等电解质的值，以便通过计算 AG 值进行综合判断，在分析血气报告时，通常依据以下思路进行。

一、根据 pH 的变化判断酸碱平衡紊乱的性质

pH 变化可能有以下三种情况：pH < 7.35，失代偿性酸中毒；pH > 7.45，失代偿性碱中毒；pH 正常，可以是酸碱平衡，也可能是代偿性单纯型酸碱平衡紊乱或酸碱混合性酸碱平衡紊乱。但根据 pH 变

化不能判断是呼吸性或代谢性酸碱平衡紊乱。

二、根据病史判断酸碱平衡紊乱的类型

通过病史判断，病因引起的原发改变是 HCO_3^- 还是 H_2CO_3，从而判定是代谢性还是呼吸性酸碱平衡紊乱。可能有两种情况。

1. 病史中有造成固定酸增多、丢失 HCO_3^- 的情况，则 HCO_3^- 是原发性变化因素，H_2CO_3 为代偿后的继发性变化因素，该患者可能出现代谢性酸碱平衡紊乱。例如糖尿病、肾脏疾病的患者。如果原发 HCO_3^- 下降，引起 pH 下降，称为代谢性酸中毒；原发 HCO_3^- 升高，引起 pH 升高，称为代谢性碱中毒。

2. 病史中有肺过度通气或通气不足的情况，则 H_2CO_3 改变为原发性变化因素，HCO_3^- 变化为继发性变化因素，该患者可能出现呼吸性酸碱平衡紊乱。例如，长期慢性呼吸系统疾病患者，如原发 $PaCO_2$ 升高，引起 pH 下降，称为呼吸性酸中毒；原发 $PaCO_2$ 下降，引起 pH 增加，称为呼吸性碱中毒。

但是遇到病情复杂且出现临床合并症及使用多种措施进行治疗时，应考虑混合性酸碱平衡紊乱。

三、根据代偿调节规律判断单纯型或混合型酸碱平衡紊乱

对三重酸碱平衡紊乱的分析判断较为复杂，除遵循上述原则和思路外，还应该注意以下几点：①在根据病史和 $PaCO_2$ 变化确定呼吸性酸碱平衡紊乱的基础上，计算 AG 值是否升高（大于 16mmol/L）；②根据 $\triangle AG = \triangle HCO_3^-$，计算出缓冲前的 HCO_3^- 值（实测 $HCO_3^- + \triangle AG$）；③根据呼吸性酸中毒或呼吸性碱中毒的代偿公式，计算出 HCO_3^- 最大预测值；④比较缓冲前的 HCO_3^- 是否在于 HCO_3^- 最大预测值，可判断出患者在呼吸性酸中毒、代谢性酸中毒的基础上是否合并了代谢性碱中毒（表 3－3）。

表 3－3 常用单纯型酸碱平衡紊乱的预测代偿公式

酸碱失衡	原发性改变	继发性改变	预测代偿公式	代偿时限	代偿极限
代谢性酸中毒	$[HCO_3^-]\downarrow\downarrow$	$PaCO_2\downarrow$	$\triangle PaCO_2\downarrow = 1.2\triangle[HCO_3^-] \pm 2$	12～24 小时	10mmHg
代谢性碱中毒	$[HCO_3^-]\uparrow\uparrow$	$PaCO_2\uparrow$	$\triangle PaCO_2\uparrow = 0.7\triangle[HCO_3^-] \pm 5$	12～24 小时	55mmHg
急性呼吸性酸中毒	$PaCO_2\uparrow\uparrow$	$[HCO_3^-]\uparrow$	$\triangle[HCO_3^-]\uparrow = 0.1\triangle PaCO_2 \pm 1.5$	数分钟	30mmol/L
慢性呼吸性酸中毒	$PaCO_2\uparrow\uparrow$	$[HCO_3^-]\uparrow$	$\triangle[HCO_3^-]\uparrow = 0.4\triangle PaCO_2 \pm 3$	3～5 天	42～45mmol/L
急性呼吸性碱中毒	$PaCO_2\downarrow\downarrow$	$[HCO_3^-]\downarrow$	$\triangle[HCO_3^-]\downarrow = 0.2\triangle PaCO_2 \pm 2.5$	数分钟	18mmol/L
慢性呼吸性碱中毒	$PaCO_2\downarrow\downarrow$	$[HCO_3^-]\downarrow$	$\triangle[HCO_3^-]\downarrow = 0.5\triangle PaCO_2 \pm 2.5$	3～5 天	12～15mmol/L

注：有“△”者为变化值；代偿极限为单纯型酸碱平衡紊乱代偿所能达到的最小值或最大值；代偿时限为体内达到最大代偿反应所需的时间。

四、根据 AG 值判断代谢性酸中毒的类型及混合型酸碱平衡紊乱

AG 在判断代谢性酸中毒和混合型酸碱平衡紊乱时有很重要的作用。尤其是病情复杂的患者，计算 AG 值能找出潜在的代谢性酸中毒。如：某呼吸衰竭、肺心病合并肺性脑病的患者，用利尿剂、激素等治疗时，血气及电解质的部分结果为：pH 7.43，$PaCO_2$ 61mmHg，$[HCO_3^-]$38mmol/L，$[Na^+]$140mmol/L，$[Cl^-]$74mmol/L，$[K^+]$3.5mmol/L。该患者的原发病为呼吸系统疾病，即 $PaCO_2$ 原发性升高，为慢性呼吸性酸中毒，计算$[HCO_3^-]$代偿预测值为 31.4±3，实测值为 38mmol/L，大于最大值，表示有代谢性碱中毒存在。计算 AG 值为 28，明显升高，提示该患者合并代谢性酸中毒，故应为呼吸性酸中毒合并代谢性碱中毒合并代谢性酸中毒。

答案解析

目标检测

一、单项选择题

1. 通常体液中酸（H^+）的主要来源是（　）
   A. 食物摄入的酸
   B. 代谢过程中产生的碳酸
   C. 蛋白分解代谢产生的硫酸、磷酸和尿酸
   D. 糖代谢产生的甘油酸、丙酮酸、乳酸和三羧酸
   E. 脂肪代谢产生的β-羟丁酸和乙酰乙酸
2. 下列缓冲系统中，不能缓冲挥发酸的是（　）
   A. HCO_3^-/H_2CO_3
   B. $HPO_4^{2-}/H_2PO_4^-$
   C. Pr^-/HPr
   D. Hb^-/HHb
   E. $HbO_2^-/HHbO_2$
3. 反映血浆中 HCO_3^- 实际含量的指标是（　）
   A. SB
   B. BB
   C. BE
   D. AB
   E. AG
4. 抽取的血液标本，如未与空气隔绝，（　）的测定结果将受影响
   A. SB
   B. BB
   C. AG
   D. BE
   E. AB
5. 阴离子间隙是指（　）
   A. 细胞内阴离子与阳离子之差
   B. 细胞外阴离子与阳离子之差
   C. 细胞内外的阴离子与阳离子之差
   D. 血浆中未测定的阴离子与未测定的阳离子之差
   E. 血浆中未测定的阳离子与未测定的阴离子之差
6. 下列不属于代谢性酸中毒病因的是（　）
   A. 休克
   B. 幽门梗阻
   C. 肾功能衰竭
   D. 心力衰竭
   E. 糖尿病
7. AG 正常型代谢性酸中毒常见于（　）
   A. 腹泻
   B. 幽门梗阻
   C. 严重肾功能衰竭
   D. 重度高钾血症
   E. 严重贫血
8. 下列不属于引起呼吸性酸中毒的原因的是（　）
   A. 颅脑损伤
   B. 重度低钾血症

C. 呼吸道阻塞
D. 低张性缺氧
E. ARDS

9. 下列不属于引起代谢性碱中毒的原因的是（　）
A. 剧烈呕吐
B. 应用碳酸酐酶抑制剂
C. 醛固酮分泌过多
D. 低钾血症
E. 大量输入柠檬酸盐抗凝的库存血

10. 代谢性碱中毒血气分析参数的变化是（　）
A. 血浆 HCO_3^- 浓度升高
B. pH 增高
C. SB、AB、BB 均升高，AB > SB，BE 正值增大
D. $PaCO_2$ 升高
E. 以上都是

11. 某糖尿病患者，血气分析结果如下：pH 7.30，$PaCO_2$ 4.5kPa（34mmHg），HCO_3^- 16mmol/L，血 Na^+ 140mmol/L，Cl^- 104mmol/L，K^+ 4.5mmol/L。应诊断为（　）
A. AG 增高型代谢性酸中毒
B. AG 正常性代谢性酸中毒
C. AG 增高型代谢性酸中毒合并呼吸性碱中毒
D. AG 增高型代谢性酸中毒合并代谢性碱中毒
E. AG 正常性代谢性酸中毒合并呼吸性碱中毒

12. 某溺水患者，经抢救后血气分析结果如下：pH 7.20，$PaCO_2$ 10.7kPa（80mmHg），HCO_3^- 27mmol/L。可诊断为（　）
A. 代谢性碱中毒
B. 急性呼吸性酸中毒
C. 代谢性酸中毒
D. 急性呼吸性酸中毒合并代谢性碱中毒
E. 急性呼吸性酸中毒合并代谢性酸中毒

二、简答题

1. 代谢性酸中毒时，机体是如何进行代偿调节的？
2. 幽门梗阻患者为什么易发生代谢性碱中毒？
3. 血钾、血氯浓度与酸碱平衡紊乱有何联系？为什么？

三、案例分析题

患者，男，32 岁，严重腹泻 3 天，自感全身软弱无力，皮肤弹性差，呼吸深快，心率 110 次/分，尿少，血气检查部分结果：pH 7.30、HCO_3^- 13.5mmol/L、$PaCO_2$ 40mmHg，血清 Na^+ 129mmol/L，血清 K^+ 2.8mmol/L，血 Cl^- 110mmol/L。

请问：

该患者有无酸碱平衡紊乱和电解质紊乱？如有，依据是什么？

（宋维芳）

书网融合……

本章小结　　微课　　题库

第四章　缺　氧

PPT

学习目标

1. **掌握**　缺氧的概念；缺氧的分类和血氧变化特点；缺氧时机体的机能代谢变化（代偿性变化）。

2. **熟悉**　常用的血氧指标及其意义；缺氧的原因；缺氧时机体的机能代谢变化（损伤性变化）；氧疗。

3. **了解**　影响机体对缺氧耐受的因素；预防氧中毒。

案例引导

案例：患者，男，车祸致左侧第 9～10 肋骨骨折，脾破裂。血压 50/30mmHg（6.67/4.00kPa），脉搏 150 次/分，Hb 75g/L。患者面色苍白，神志淡漠，呼吸困难。

讨论：

1. 该患者可能出现哪些类型的缺氧？血氧指标可能出现什么变化？
2. 该患者所存在的各型缺氧的原因是什么？
3. 在护理工作中应该注意哪些问题？

氧气是维持人体生命活动的必需物质之一。正常成人在静息状态下每分钟的耗氧量为 250ml，在剧烈运动时耗氧量可以增加 8～9 倍，但是体内氧气的储备量为 1500ml 左右，一旦由于疾病或者意外情况出现呼吸、心搏停止，数分钟后就可能死于缺氧。摄入机体的氧有 80%～90% 进入线粒体，参与氧化磷酸化过程，生成能量物质 ATP 被组织细胞代谢所利用；其他 10%～20% 参与体内营养物质的生物合成及转化过程等。

在生理情况下，大气中的氧气最终被组织细胞所利用的全过程主要经过肺脏摄氧（外呼吸）、循环运氧和组织用氧（内呼吸）三个环节（图 4－1）。其中任何一个或者多个环节出现功能障碍，都可以引起缺氧。缺氧（hypoxia）是由于各种原因导致组织供氧减少或用氧障碍而引起组织细胞功能、代谢和形态结构出现异常变化的病理过程。缺氧可见于临床上许多疾病，是慢性阻塞性肺疾病、急性呼吸窘迫综合征（acute respiratory distress syndrome，ARDS）、严重急性呼吸综合征（severe acute respiratory syndrome，SARS）、心肌梗死、缺血性脑卒中、失血性休克、氰化物中毒、一氧化碳中毒等多种疾病所共有的病理过程，也是高空、高原、坑道等特殊环境中普遍存在的现象，成为许多疾病引起死亡最重要的原因。

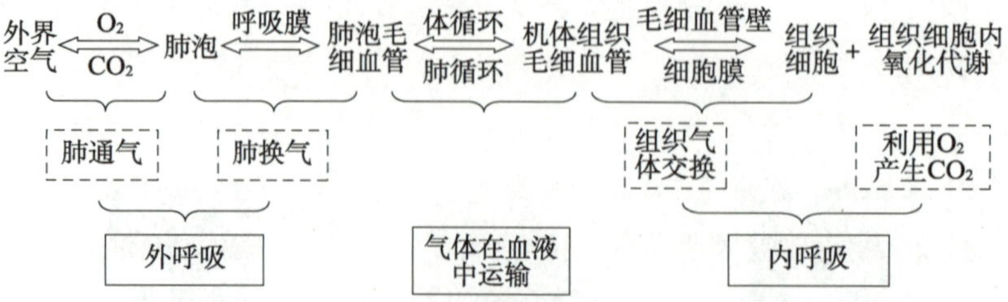

图 4－1　氧气在体内的运输过程

第一节 常用的血氧指标

机体是否存在缺氧，缺氧的程度如何，缺氧的类型是什么？做出这些判断需要血氧指标来完成。临床上需要采动脉血通过血气分析仪来测定血氧指标，它们可以反映组织的供氧和耗氧状况：

$$\text{组织的供氧量} = \text{动脉血氧含量} \times \text{组织血流量} \quad (\text{公式 4-1})$$

$$\text{组织的耗氧量} = (\text{动脉血氧含量} - \text{静脉血氧含量}) \times \text{组织血流量} \quad (\text{公式 4-2})$$

常用的血氧指标有血氧分压、血氧容量、血氧含量、动-静脉血氧含量差、血氧饱和度等。

一、血氧分压

血氧分压（partial pressure of oxygen，PO_2）为物理状态溶解在血液中的氧所产生的张力，又称血氧张力。正常人动脉血氧分压（arterial partial pressure of oxygen，PaO_2）约为 100mmHg（13.3kPa），主要取决于吸入气体的氧分压和肺的外呼吸功能，是氧向组织细胞弥散的动力；静脉血氧分压（venous partial pressure of oxygen，PvO_2）约为 40mmHg（5.33kPa），主要取决于组织摄氧能力和利用氧能力，可反映内呼吸功能的状态。

二、血氧容量

在氧分压 150mmHg（20kPa）、二氧化碳分压 40mmHg（5.33kPa）、温度 38℃ 的条件下，血液中的血红蛋白（Hb）可与氧气充分结合。血氧容量（oxygen binding capacity in blood，CO_2max）为 100ml 血液中的 Hb 被氧充分氧合时的最大含氧量，取决于 Hb 的质（即与氧结合的能力）和量（即每 100ml 血液中所含 Hb 的数量）。在 Hb 充分氧合时 1g Hb 可结合 1.34ml 氧，正常成人 Hb 为 15g/dl，正常值约为 20ml/dl。血氧容量的高低反映血液携带氧能力的大小。

三、血氧含量

血氧含量（oxygen content in blood，CO_2）为 100ml 血液中的实际含氧量，包括血浆中溶解的氧量和与 Hb 结合的氧量。但因溶解的氧量仅为 0.3ml/dl，可以忽略不计，故血氧含量主要是 100ml 血液中与 Hb 结合的氧量，主要取决于血氧分压和血氧容量。正常动脉血氧含量（arterial oxygen content in blood，CaO_2）约为 19ml/dl，静脉血氧含量（venous oxygen content in blood，CvO_2）约为 14ml/dl。

四、动-静脉血氧含量差

动-静脉血氧含量差（$CaO_2 - CvO_2$）为动脉血氧含量（CaO_2）与静脉血氧含量（CvO_2）的差值，正常时约为 5ml/dl。差值的变化主要反映组织细胞从单位体积血液内摄取氧的多少和组织对氧的利用能力。当血液流经组织毛细血管的速度明显减慢时，组织从血液摄取氧增多，使得静脉血氧含量减少，$CaO_2 - CvO_2$ 增大；若组织利用氧的能力明显降低、Hb 与氧的亲和力异常增强，则使得静脉血氧含量增高，CaO_2-CvO_2 减小。

五、血氧饱和度

血红蛋白氧饱和度（oxygen saturation of hemoglobin，SO_2）简称血氧饱和度，指 Hb 与氧结合的百分数，也即血液中氧合 Hb 占总 Hb 的百分数，约等于血氧含量与血氧容量的比值：

$$\text{血氧饱和度} = (\text{血氧含量} - \text{溶解氧量}) / \text{血氧容量} \times 100\% \quad (\text{公式 4-3})$$

正常动脉血氧饱和度（arterial oxygen saturation，SaO_2）为95%～98%，静脉血氧饱和度（venous oxygen saturation，SvO_2）为70%～75%。SO_2的大小主要取决于血氧分压的高低，两者的关系可用氧合血红蛋白解离曲线（简称氧解离曲线）表示，氧解离曲线呈S形（图4－2）。此外，血氧饱和度还与红细胞内2,3-二磷酸甘油酸（2,3-diphosphoglyceric acid，2,3-DPG）、血液酸碱度、二氧化碳分压、体温有关。

P_{50}是指血氧饱和度为50%时的氧分压，正常为26～27mmHg，为反映Hb与氧亲和力的指标。当红细胞内2,3-DPG增多、酸中毒、CO_2增多及体温上升时，在相同氧分压下血氧饱和度降低，氧解离曲线右移，P_{50}增加，意味着Hb与O_2的亲和力减小，有利于向组织供氧；反之，氧解离曲线则左移，P_{50}减小，意味着Hb与O_2的亲和力增大，与Hb结合的O_2不易释放（图4－2）。

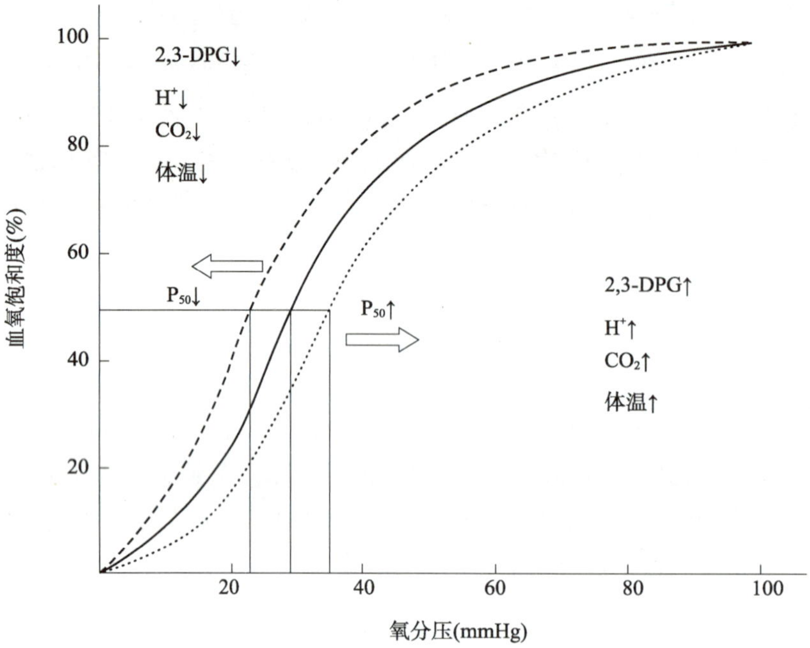

图4－2　氧合血红蛋白解离曲线及其影响因素

第二节　缺氧的类型、原因和发病机制

外界环境中的氧经由呼吸道通过呼吸运动进入肺泡，然后弥散进入血液，再与血红蛋白结合，由血液循环产生的动力运输到全身组织细胞，经内呼吸过程为细胞所利用。其中任一环节发生障碍均可引起缺氧。根据缺氧的原因和血氧变化的特点，将缺氧分为低张性缺氧、血液性缺氧、循环性缺氧和组织性缺氧四种类型（图4－3）。

一、低张性缺氧

以动脉血氧分压降低、血氧含量减少为基本特征的缺氧称为低张性缺氧（hypotonic hypoxia），又称乏氧性缺氧（hypoxic hypoxia）。

（一）原因

1. 吸入气氧分压过低　多发生于海拔3000m以上的高原、高空，随着海拔的升高大气压逐步降低，使得吸入气中的氧分压也随之降低；另外，在通气不良的矿井、坑道、吸入含氧量较低的混合气体或吸入被麻醉气体过度稀释的空气时，由于吸入气中氧含量降低，可使进入肺泡进行气体交换的氧不足，进而通过呼吸膜弥散进入血液的氧减少，血液中 PaO_2 降低使血液向组织细胞弥散氧的速度减慢，导致供应组织的氧不足，发生细胞缺氧，因此，这种类型的缺氧又称大气性缺氧（atmospheric hypoxia）（表4－1）。

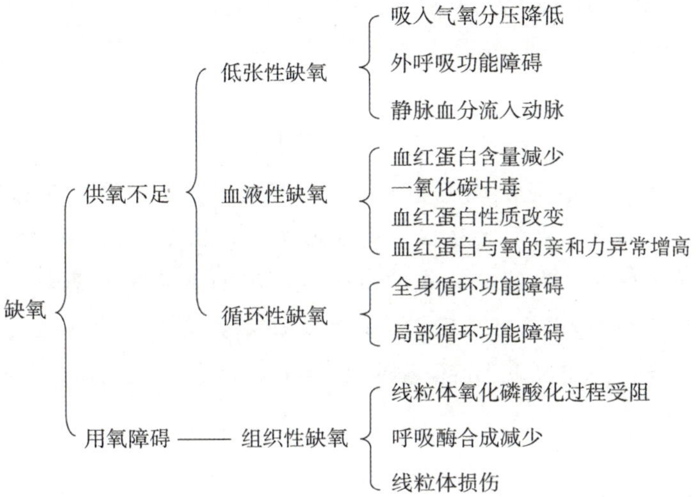

图4－3 缺氧的病因及分类

表4－1 不同海拔高度时大气压、吸入气与肺泡气氧分压、动脉血氧饱和度的变化

海拔高度（m）	大气压（kPa/mmHg）	吸入气氧分压（kPa/mmHg）	肺泡气氧分压（kPa/mmHg）	动脉血氧饱和度（%）
0	101.33/760	21.20/159	14.00/105	95
1000	90.66/680	18.67/140	12.00/90	94
2000	80.00/600	16.67/125	9.33/70	92
3000	70.66/530	14.67/110	8.27/62	90
4000	61.33/460	13.07/98	6.67/50	85
5000	54.00/405	11.33/85	6.00/45	75
6000	47.33/355	9.87/74	5.33/40	70
7000	41.33/310	8.67/65	4.67/35	60
8000	36.00/270	7.47/56	4.00/30	50

2. 外呼吸功能障碍 肺通气功能障碍可引起肺泡气氧分压降低；肺换气功能障碍使经肺泡扩散到血液中的氧减少。由外呼吸功能障碍所导致的缺氧又称呼吸性缺氧（respiratory hypoxia）。

3. 静脉血分流入动脉 多见于存在右向左分流的先天性心脏病患者，如房间隔或者室间隔缺损伴有肺动脉狭窄或肺动脉高压时，由于右心的压力高于左心，出现右向左分流，未经氧合的静脉血可直接掺入左心的动脉血中，导致动脉血氧分压和血氧含量降低。

（二）血氧变化特点及缺氧的机制

低张性缺氧时，由于进入血液的氧减少，或者氧分压高的动脉血被氧分压低的静脉血所稀释，动脉血氧分压降低；在急性低张性缺氧时，由于血液中血红蛋白质与量无明显改变，血氧容量正常，但是慢性缺氧患者可因红细胞、血红蛋白代偿性增加而使血氧含量增加；血液中与血红蛋白结合的氧量减少，动脉血氧含量减少；由于氧分压降低，O_2 向组织细胞弥散的驱动力减弱，从血液向组织细胞弥散的氧量减少，使动-静脉血氧含量差降低，如果是慢性缺氧，由于组织利用氧的能力代偿性增强，则动-静脉血氧含量差也可变化不显著；血氧饱和度主要取决于动脉血氧分压，当氧分压在60mmHg以上时，氧饱和度的变化幅度较小，当其降低至60mmHg以下时，血氧饱和度则显著降低。

通常毛细血管中脱氧血红蛋白的平均浓度为2.6g/dl。低张性缺氧时，不论是动脉血还是静脉血，都会出现氧合血红蛋白含量减少，脱氧血红蛋白含量增多。当毛细血管血液中脱氧血红蛋白的平均浓度达到或者超过5g/dl时，皮肤和黏膜呈青紫色，称为发绀（cyanosis）。

知识链接

缺氧与发绀

发绀是缺氧的表现之一，但是缺氧患者不一定都有发绀，发绀的患者也不一定有缺氧。

在Hb正常的人，发绀与缺氧同时存在，可根据发绀的程度大致估计缺氧的程度。但需要注意的是，当Hb过多或过少时，发绀与缺氧常不一致。例如重度贫血患者，血液中总的Hb含量不足，脱氧Hb浓度达不到5g/dl，可出现严重缺氧，但不会有发绀的表现。而真性红细胞增多症患者，由于Hb异常增多，血中脱氧Hb含量超过5g/dl，故易出现发绀，但可无缺氧症状。

二、血液性缺氧 微课

由于血红蛋白的数量减少，或者血红蛋白的性质发生改变，以致血液携带氧的能力降低或血红蛋白结合的氧不易释放至组织细胞所引起的缺氧，称为血液性缺氧（hemic hypoxia）。由于血液性缺氧时外呼吸功能正常，血液中物理状态溶解的氧气量正常，动脉血氧分压正常，故又称为等张性缺氧（isotonic hypoxia）。

（一）原因

1. 血红蛋白含量减少 见于各种原因引起的贫血患者。严重贫血时，由于血红蛋白含量减少，血液携带氧量的能力降低，供给细胞的氧不足，这种情况的缺氧称为贫血性缺氧（anemic hypoxia）。因贫血的患者血液黏滞性降低、心排血量增加、血流速度增快，使单位时间内对组织细胞的供氧不至于明显减少，故患者多无发绀现象。

2. 一氧化碳中毒 一氧化碳（carbon monoxide，CO）是含碳物质在不完全燃烧情况下所产生的一种气体，可与Hb结合成为碳氧血红蛋白（carboxyhemoglobin，HbCO），其结合速率仅是氧与Hb结合速率的1/10，但HbCO的解离速率却只是HbO_2的1/2100，因而CO与Hb的亲和力是氧的210倍，这就意味着，在极低的CO分压下，CO即可从氧合血红蛋白中取代氧气而与血红蛋白结合。当吸入气中含0.1%的CO时，约50%的Hb与CO形成HbCO而失去携带氧的能力。另外，当CO与Hb分子中任一血红素结合后，将使得其他3个血红素与氧的亲合力增加，与Hb结合的氧不易释放，导致氧解离曲线左移。CO还能抑制红细胞内糖酵解过程，使2,3-DPG生成减少，氧解离曲线左移，也能够妨碍Hb释放出氧，共同作用导致组织细胞出现缺氧。

3. 血红蛋白性质改变 血红素中的二价铁可在氧化剂的作用下被氧化成三价铁，形成高铁血红蛋白（methemoglobin，$HbFe^{3+}OH$），如在强氧化剂亚硝酸盐的作用下形成过量的高铁血红蛋白，发生高铁血红蛋白血症。生理状态下，血液中存在极少量的高铁血红蛋白，又被血液中的还原剂如还原型烟酰胺腺嘌呤二核苷酸、维生素C和还原型谷胱甘肽等不断被还原成二价铁的血红蛋白，使高铁血红蛋白含量仅占血红蛋白总量的1%～2%。在食用大量含亚硝酸盐的腌菜后，亚硝酸盐吸收入血，可使血红蛋白氧化成为高铁血红蛋白引起高铁血红蛋白血症。高铁血红蛋白中的三价铁因与羟基结合牢固而丧失携带氧的能力，且血红蛋白分子中的四个二价铁中一部分被氧化成三价铁后，增强了其他二价铁与氧的亲合力，导致氧解离曲线左移，使组织缺氧。当血中高铁血红蛋白含量超过10%时，就可以出现缺氧的症状；增加至20%～50%时，可出现头痛、呼吸困难等症状；增至60%以上时，可出现痉挛、意识丧失、昏迷等症状。临床上使用的过氯酸盐、磺胺衍生物等也是强氧化剂。

知识链接

腌制咸菜与健康

为什么在生活中食用腌制的咸菜要彻底清洗？

因为腌制的咸菜中含有一定量的硝酸盐，在食用前一定要进行彻底的清洗以使其中的硝酸盐含量尽可能低，否则，当过多的硝酸盐进入肠道后，在肠道细菌的作用下变成亚硝酸盐，可以使血红蛋白变性成为高铁血红蛋白，出现肠源性发绀，导致血液性缺氧的发生。

4. 血红蛋白与氧的亲和力异常增高 一些因素可以增强血红蛋白与氧的亲和力，如大量输入库存血，库存血红细胞中2,3-DPG含量低，可使氧解离曲线左移；严重碱中毒时，血液pH升高，可以增强Hb与氧的亲和力，导致组织细胞缺氧。

（二）血氧变化特点及缺氧的机制

血氧性缺氧时，Hb的质或量改变是发生血液性缺氧的关键，由于不存在影响动脉血氧分压的因素，故动脉血氧分压正常；Hb质或量的改变导致血氧容量和血氧含量均降低；动脉血氧分压正常，故血氧饱和度正常。贫血患者尽管动脉血氧分压正常，但由于动脉血氧含量降低，随着氧向组织细胞的弥散，毛细血管内平均血氧分压下降较快，不能继续维持毛细血管中血液和组织细胞间的氧分压梯度，弥散到组织细胞的氧减少，动-静脉血氧含量差也小于正常。一氧化碳中毒和高铁血红蛋白血症时，由于Hb与氧的亲和力增加，结合的氧不易释放，动-静脉血氧含量差小于正常。Hb与氧的亲和力增强所引起的血液性缺氧较为特殊，其动脉血氧容量、血氧含量不降低，但是由于Hb与氧的亲和力较大，结合的氧不易释放，其动-静脉血氧含量差也小于正常。

由于导致血液性缺氧的原因较多，患者皮肤、黏膜的颜色可随病因的不同而有所不同。严重贫血的患者由于血红蛋白的含量明显降低，故面色苍白；即使合并低张性缺氧，脱氧血红蛋白也不易达到5g/dl，所以不会出现发绀；一氧化碳中毒的患者由于碳氧血红蛋白颜色鲜红，故皮肤、黏膜呈现樱桃红色；Hb与氧的亲和力异常增高时，皮肤、黏膜呈现鲜红色；高铁血红蛋白呈棕褐色（咖啡色），故患者皮肤、黏膜呈咖啡色或类似发绀的颜色。因进食强氧化剂所引起的高铁血红蛋白血症又称为肠源性发绀（enterogenous cyanosis）。

三、循环性缺氧

循环性缺氧（circulatory hypoxia）是指因组织血流量减少使单位时间内供给组织的氧量减少而引起的缺氧，又称低动力性缺氧（hypokinetic hypoxia）。其中因动脉压降低或动脉阻塞造成的组织动脉血灌注不足所引起的缺氧称为缺血性缺氧（ischemic hypoxia），若因静脉压升高导致静脉血回流障碍所引起的缺氧称为淤血性缺氧（congestive hypoxia）。

（一）原因

1. 全身循环功能障碍 主要见于发生休克、心力衰竭的患者。心力衰竭时，心排血量减少，全身组织供血不足可引起缺血性缺氧，同时静脉回流受阻，组织器官毛细血管床淤血可造成淤血性缺氧。休克时，早期引起缺血性缺氧，中晚期引起淤血性缺氧。

2. 局部循环功能障碍 动脉血栓形成、血管炎、动脉粥样硬化、栓塞、血管痉挛或者受压时，可引起组织缺血或淤血。

（二）血氧变化特点及缺氧的机制

由于局部循环功能障碍未累及肺脏，可正常摄入氧至血液中并与血红蛋白结合，故动脉血氧分压、血氧容量、血氧含量和血氧饱和度均正常。当全身性循环障碍累及肺脏出现广泛的肺缺血或淤血，如左心衰竭导致肺水肿、休克导致急性呼吸窘迫综合征时所导致的循环性缺氧，由于影响到了肺脏的换气功能而出现呼吸性缺氧，动脉血氧分压、血氧含量、血氧饱和度均降低，血氧容量正常；由于缺血或淤血造成的血流缓慢，使血液流经组织毛细血管时间延长，细胞从单位容量血液中摄取的氧量增多，造成静脉血氧含量降低，故动-静脉血氧含量差增大。循环性缺氧时，由于供应组织的血液总量降低，弥散到组织细胞的总氧量仍不能满足细胞的需要而发生缺氧。

缺血性缺氧患者，因供应组织的血量不足，皮肤可呈苍白色；淤血性缺氧患者，血液淤滞在毛细血管，细胞从血液中摄取的氧量较多，使得脱氧血红蛋白含量明显增加可出现发绀。

四、组织性缺氧

进入细胞内的氧绝大多数在线粒体内参与呼吸链电子传递和磷酸化过程的生物氧化反应，在这一过程中，代谢产物脱下的氢原子依赖于呼吸链上的多种酶和辅酶所催化的连锁反应逐步进行传递，最终与氧结合生成水，同时耦联 ADP 磷酸化生成 ATP，完成了整个氧的利用过程。在组织供氧正常的情况下，因组织细胞的生物氧化过程发生障碍，不能有效地利用氧，称为组织性缺氧（histogenous hypoxia），又称为氧利用障碍性缺氧（dysoxidative hypoxia）。

（一）原因

1. 毒物对线粒体中氧化磷酸化过程的抑制 氧化磷酸化过程是细胞生成 ATP 的主要途径，而线粒体是氧化磷酸化过程的场所，凡是影响到线粒体电子传递和氧化磷酸化的所有因素都可以引起组织性缺氧。

细胞色素氧化酶是以血红素为辅基的蛋白质，其中的铁原子可通过二价铁与三价铁的可逆性转变来传递电子，氧化还原反应进行电子传递，这是细胞氧化磷酸化的关键步骤。经消化道、呼吸道或皮肤进入人体的各种氰化物，如 HCN、KCN、NaCN 和 NH_4CN 等可分解出 CN^-，CN^- 迅速与氧化型细胞色素氧化酶的 Fe^{3+} 结合成氰化高铁细胞色素氧化酶，阻碍其还原为含 Fe^{2+} 的还原型细胞色素氧化酶，使呼吸链的电子传递无法进行，生物氧化过程受阻。另外，硫化物、砷化物和甲醇也能抑制细胞色素氧化酶、呼吸链酶复合物Ⅳ、丙酮酸氧化酶的活性，继而影响细胞氧化磷酸化过程。因毒性物质抑制细胞生物氧化引起的缺氧又称为组织中毒性缺氧（histotoxic hypoxia）。

2. 线粒体损伤 严重缺氧、钙超载、高热、细菌毒素、大剂量放射线照射和高压氧等原因均可损伤线粒体，进而引起线粒体功能障碍和结构出现异常，引起细胞生物氧化障碍。

3. 呼吸酶合成减少 维生素 B_1 是丙酮酸脱氢酶的辅酶成分，当维生素 B_1 严重缺乏时，引起丙酮酸氧化脱羧障碍，进而影响细胞有氧氧化过程，故易致脚气病。维生素 B_2（核黄素）是黄素酶的组成成分，维生素 PP 是辅酶Ⅰ和辅酶Ⅱ的组成成分，均参与氧化还原反应。当这些维生素严重缺乏影响氧化磷酸化过程时，均可导致细胞利用氧障碍。

（二）血氧变化特点及缺氧的机制

细胞对氧气的利用障碍是形成组织性缺氧的关键，动脉血氧分压、血氧容量、血氧含量和血氧饱和度均正常，由于细胞生物氧化过程受损不能充分利用氧，故静脉血氧分压、血氧含量和血氧饱和度均高于正常，动-静脉血氧含量差减小。组织性缺氧时，由于细胞利用氧障碍，毛细血管中脱氧血红蛋白含量少，故皮肤可呈红色或玫瑰红色。

临床上所见的缺氧常为混合性缺氧。例如，严重的感染性休克时可存在循环性缺氧和组织性缺氧。心力衰竭时主要表现为循环性缺氧，若合并急性呼吸窘迫综合征又可存在低张性缺氧。

各型缺氧的血氧变化特点，见表4－2。

表4－2 各型缺氧的血氧变化特点

缺氧类型	动脉血氧分压（PaO_2）	血氧容量（CO_2max）	动脉血氧含量（CaO_2）	动脉血氧饱和度（SaO_2）	动-静脉血氧含量差（CaO_2-CvO_2）
低张性缺氧	↓	N或↑	↓	↓	↓或N
血液性缺氧	N	↓或N	↓	N	↓
循环性缺氧	N	N	N	N	↑
组织性缺氧	N	N	N	N	↓

注：↓降低；↑升高；N不变。

第三节 缺氧对机体的影响

缺氧对机体的影响是广泛的、非特异性的。机体缺氧后所出现的反应取决于引起缺氧发生的原因、速度、程度、部位、持续的时间及机体的功能代谢状态。在海拔3700m的高原地区，对于适应性良好的机体可以正常地工作、生活；对于贫血的患者，即使血红蛋白减少50%，仍可没有明显的不适感；一氧化碳中毒的患者，当50%的血红蛋白与一氧化碳结合失去携带氧的能力即可危及生命；氰化物中毒时，生物氧化过程迅速受阻，机体可在几分钟内因缺氧而死亡。

缺氧时，机体的功能代谢改变既有代偿性反应，也有损伤性反应，其中的区别就在于代偿的途径和程度的不同。轻度缺氧以调动机体的代偿反应为主，而重度缺氧则可造成机体的功能代谢障碍；急性缺氧时，机体往往来不及充分发挥代偿作用，以损伤表现为主；而慢性缺氧时，机体的代偿反应和缺氧的损伤作用并存。例如，生活在平原地区的机体进入高原后，由于缺氧的刺激，使得红细胞生成增多，增加了血液运输氧的能力，在一定程度上缓解了缺氧，是一种代偿性反应，但是随着红细胞的过度增多，血液的黏滞度增加，使得微循环容易发生血栓，反而加重了细胞的缺氧，转变成为损伤性变化。

各种类型的缺氧所引起的变化既有相似之处，又各具特点。以下以低张性缺氧为例，说明缺氧对机体的影响。低张性缺氧时，动脉血氧分压一般降至60mmHg以下才引起机体的代偿反应；若动脉血氧分压低于30mmHg，可导致严重的代谢功能障碍。

一、呼吸系统变化

（一）代偿性反应

动脉血氧分压降低可刺激颈动脉体和主动脉体的外周化学感受器，神经冲动经窦神经和迷走神经传入延髓，反射性地引起呼吸中枢兴奋，使呼吸运动加深加快。呼吸运动增强的代偿意义在于以下几方面：①可把原来未参与换气的肺泡储备功能调动起来，以增大气体交换的面积，增加氧的弥散量，使动脉血氧饱和度增加；②使更多的外界空气进入肺泡，增加肺泡通气量和肺泡气氧分压，进而增加动脉血氧分压；③胸廓运动幅度变大可以增大胸腔负压，使得回心血量增加，进而增加肺血流量及心排血量，代偿性地增加血液摄取和运输氧的能力。

上述呼吸运动的改变受到缺氧持续时间的影响。居住在平原的机体一旦处于4000m以上高原时，缺氧使肺通气量即刻增加，约比居住在平原时高65%；4～7天后，肺通气量可增加平原时的5～7倍；久居高原后，肺通气量会逐渐下降，比居住在平原时只高15%左右。这是因为初到高原时，缺氧所致的肺通气量增加使CO_2排出过多，引起低碳酸血症和呼吸性碱中毒，这两种结果对呼吸中枢均有一定的抑制作用，从而限制了肺通气量的明显增加；4～7天后，通过肾脏代偿性排出的HCO_3^-增加，脑脊液中的HCO_3^-逐渐通过血-脑屏障进入血液，使脑组织、脑脊液中pH逐渐恢复正常，解除了pH升高对呼吸中枢的抑制作用，此时，低氧分压对外周化学感受器的刺激作用充分显现出来，呼吸中枢兴奋，肺通气量明显增加；低张性缺氧持续时间较长后，外周化学感受器对低氧的敏感性降低，肺通气增加不明显。这样的变化规律对慢性低张性缺氧患者有一定的代偿意义，因为肺通气量每增加1L，呼吸肌耗氧量增加0.5L。长期深而快的呼吸，因呼吸肌耗氧量增加使氧的供需矛盾更加突出，对机体产生不利影响。

血液性缺氧、循环性缺氧、组织性缺氧时，由于动脉血氧分压正常，肺通气量没有明显变化。

（二）损伤性反应

1. 高原肺水肿 由急性低张性缺氧所引起，机体从平原地区快速到达2500m以上高原后，出现头痛、胸闷、咳嗽、发绀、呼吸困难、咳粉红色或者白色泡沫痰，肺部听诊有湿啰音的临床综合征，称为高原肺水肿，是一种因缺氧而发生的高原特发性疾病。发病机制仍不十分清楚，可能与肺动脉高压有关。

（1）缺氧使外周血管收缩，回心血量和肺血流量明显增加，肺毛细血管流体静压增高。

（2）缺氧性肺血管收缩使肺循环阻力增加，导致肺动脉高压，肺泡毛细血管内压增加，出现非炎性漏出，血浆液体、血浆蛋白和红细胞经肺泡-毛细血管壁漏出，发生间质性肺水肿和肺泡性肺水肿。

（3）缺氧导致的肺动脉收缩，其强度具有不均性，局部区域小动脉严重痉挛，血流量减少，其他区域肺血管收缩较轻，肺血流量增加，表现为超灌注现象，引起该区域容易发生肺水肿。

（4）一些高原肺水肿可出现继发性炎性反应，使肺泡-毛细血管膜通透性增加，加重肺水肿。肺水肿可引起氧的弥散障碍，使氧分压进一步下降。

2. 中枢性呼吸衰竭 当动脉血氧分压低于30mmHg时，由于氧严重不足而影响到中枢神经系统的ATP生成，甚至直接抑制呼吸中枢，导致肺通气量减少，此时，缺氧对呼吸中枢的抑制作用超过动脉血氧分压降低对外周化学感受器的兴奋作用，发生中枢性呼吸衰竭，表现为呼吸抑制、呼吸节律和频率不规则、肺通气量减少。

二、循环系统变化

（一）代偿性反应

低张性缺氧引起的循环系统的代偿反应主要表现为心排血量增加、血流重新分布、肺血管收缩和毛细血管增生。

1. 心排血量增加 低张性缺氧时心排血量增加，可提高全身组织的供氧量，对改善急性缺氧患者的缺氧状况有一定代偿意义。心排血量增加的机制如下。

（1）心率加快 ①动脉血氧分压降低可以刺激外周化学感受器，反射性兴奋心血管中枢，另外，动脉血氧分压降低可引起呼吸运动增强，刺激肺牵张感受器兴奋，反射性引起交感神经兴奋，共同作用使得心率增加；②由于中枢神经系统缺氧通过增加交感神经的紧张性，使儿茶酚胺释放增多，兴奋心脏β肾上腺素受体，出现正性心率作用，使心率增快；③缺氧的患者如果伴有外周阻力血管扩张，血压下降，还可通过压力感受器的作用，使心率加快。

（2）心肌收缩力增强 动脉血氧分压降低引起交感神经兴奋，儿茶酚胺释放增多，作用于心肌细胞β肾上腺素受体，引起正性肌力作用。这是急性缺氧时重要的代偿机制。

(3) 回心血量增多 低张性缺氧时，胸廓运动幅度增大，可以增加胸腔负压，有利于增加回心血量。

2. 血流重新分布 缺氧时，全身的组织器官血流量会发生改变，脑和心脏的血流量增多，而皮肤、内脏、骨骼肌和肾脏的血流量减少。发生血流重分布的机制如下。

(1) 由于不同器官血管上的 α 肾上腺素受体密度不同，所以不同器官血管对儿茶酚胺的反应性不同。皮肤、内脏、骨骼肌和肾脏的血管 α 受体密度较高，对儿茶酚胺的敏感性较高，缺氧时由于交感神经兴奋、儿茶酚胺分泌增加，这些器官的血管收缩明显，血流量减少。

(2) 脑和心脏缺氧时，会生成大量乳酸、腺苷和前列环素（prostacyclin，PGI_2）等代谢产物，它们可以引起局部组织血管扩张，从而增加了脑、心脏重要生命器官的血液灌流量。

(3) 缺氧可引起脑、心脏血管平滑肌细胞膜的 Ca^{2+} 激活型钾通道（K_{Ca}）和 ATP 敏感性钾通道（K_{ATP}）开放，钾外向电流增加，细胞膜呈超极化状态，Ca^{2+} 进入细胞内减少，血管平滑肌舒张，血管扩张。

缺氧时发生的血流重分布能够保证机体重要生命器官如脑、心脏的供血供氧，因而具有非常重要的代偿意义。

3. 肺血管收缩 肺循环的特点是血压低、血流阻力小、血流量大、血管床的容积大，这些特点均有利于流经肺脏的血液快速、充分地氧合。当某部分肺泡气氧分压降低则可引起该部位肺小动脉收缩，使其血流转向通气较为充分的肺泡，可以维持肺泡的通气和血流比例正常，维持较高的动脉血氧分压，这是肺循环独有的生理现象，称为缺氧性肺血管收缩（hypoxic pulmonary vasoconstriction，HPV），该现象发生的主要机制如下。

(1) 肺脏血管上 α 受体密度较高，与去甲肾上腺素的亲和力较大，交感神经兴奋时，儿茶酚胺释放增多，作用于 α 受体使肺小动脉收缩。

(2) 缺氧时，肺血管内皮细胞、肺泡巨噬细胞、肥大细胞等能够合成和释放多种血管活性物质，共同作用于肺血管，影响肺小动脉的舒缩状态，其中包括血管紧张素Ⅱ（angiotensin Ⅱ，AngⅡ）、内皮素（endothelin，ET）和血栓素 A_2（thromboxane A_2，TXA_2）等缩血管物质，还有一氧化氮（nitric oxide，NO）、肾上腺髓质素、心房钠尿肽和 PGI_2 等扩血管物质。缺氧时，缩血管物质产生增多而扩血管物质减少，使肺小动脉收缩。

(3) 在肺动脉平滑肌细胞上有三种类型的钾通道，即电压依赖性钾通道（K_V）、K_{Ca} 和 K_{ATP}。细胞内钾离子经三种钾通道外流，引起细胞膜呈极化状态，其中 K_V 是决定肺动脉平滑肌细胞静息膜电位的主要钾通道。急性缺氧可经多种途径和机制抑制 K_V 活性，使 K_V 通道开放减少，钾离子外流减少，膜电位降低，引发细胞膜去极化，从而激活电压依赖性钙通道开放，Ca^{2+} 内流增加引起肺血管收缩。急性缺氧引起的肺血管收缩是维持通气和血流比例相适应的代偿性保护机制。

4. 毛细血管增生 长期慢性缺氧可促进组织内毛细血管增生，其密度增加，尤其是脑、心脏和骨骼肌的毛细血管增生更为明显。其发生的主要机制在于缺氧导致细胞生成缺氧诱导因子-1（hypoxia inducible factor-1，HIF-1）增多，诱导血管内皮生长因子（vascular endothelial growth factor，VEGF）等基因表达增加。毛细血管的密度增加可缩短氧从毛细血管内向组织细胞弥散的距离，从而增加了对组织细胞的供氧量，具有一定的代偿意义。

（二）损伤性反应

1. 肺动脉高压 慢性缺氧不但使肺小动脉持续处于收缩状态，同时可以引起肺血管细胞的肥大与增生，导致肺血管重建。肺动脉高压的发生机制如下。

(1) 慢性缺氧可使肺小动脉持续收缩，导致肺循环阻力持续增加，右心室后负荷增加，导致肺动脉高压。

（2）慢性缺氧使肺小动脉长期处于收缩状态，可引起肺血管壁平滑肌细胞和成纤维细胞的肥大和增生，使血管逐渐发生硬化，形态结构的改变进一步导致持续的肺动脉高压。

（3）缺氧所致红细胞增多，使血液黏滞度增高，也可增加肺循环阻力，加重肺动脉高压。

（4）近年来研究发现，K_V 通道也介导慢性缺氧引起的肺动脉高压。长期缺氧可选择性抑制肺动脉 K_V 通道 α 亚单位 mRNA 及其蛋白质的表达，促进血管平滑肌去极化，增加钙内流，从而引起肺血管收缩。

2. 心律失常 严重缺氧可引起窦性心动过缓、期前收缩，甚至发生心室纤颤。心动过缓可能是严重的动脉血氧分压降低经颈动脉体反射性地兴奋迷走神经所致。期前收缩与室颤的发生与缺氧使细胞内外离子分布异常，心肌内 K^+ 减少、Na^+ 增加，静息膜电位降低，心肌兴奋性和自律性增高、传导性降低有关。

3. 心肌舒缩功能降低 一定程度的缺氧能够降低心肌的收缩和舒张功能，严重时可使心肌发生变性、坏死。因同时存在肺动脉高压的情况，患者往往首先表现为右心衰竭，逐步发展成全心衰竭。缺氧时心肌舒缩功能障碍的发生机制如下。

（1）严重的心肌缺氧可造成心肌收缩蛋白的破坏，出现心肌凋亡、坏死，使心肌舒缩功能降低。

（2）慢性缺氧过程中，代偿性红细胞增多，血液黏滞度增高，心室射血阻力增大。

（3）缺氧使心肌能量生成减少，ATP 供应不足。ATP 不足引起心肌细胞膜和肌浆网钙转运功能障碍，出现心肌钙运转和分布异常，导致心肌兴奋-收缩耦联障碍。

4. 静脉回流减少 缺氧时，由于无氧代谢增加，组织细胞生成大量乳酸和腺苷等扩血管物质，可使外周血管发生舒张，使外周血管床容量扩大，大量血液淤滞在外周血管中，回心血量减少。另外，严重缺氧可直接抑制呼吸中枢，使胸廓运动减弱，胸腔压力变小，静脉血回流量减少，回心血量减少，进一步降低心排血量，使组织的供血供氧量更加减少。

三、血液系统变化

（一）代偿性反应

缺氧可使红细胞和 Hb 增多及氧解离曲线右移，增加运输氧的载体且 Hb 容易释放氧，可以缓解缺氧，这是血液系统在缺氧时的代偿反应。

1. 红细胞和血红蛋白增加 生活在平原地区的人进入高原后，红细胞和血红蛋白均出现明显的增多，红细胞可达 $6\times10^{12}/L$，Hb 可达 210g/L，缺氧程度越重，持续时间越长，红细胞和血红蛋白就增加得越多，明显高于平原地区的居民。

慢性缺氧导致红细胞和血红蛋白增加的机制如下：①缺氧可使肾小管旁间质细胞内缺氧诱导因子-1含量增多、活性增加，后者与促红细胞生成素基因 3′端增强子结合，增强促红细胞生成素基因的表达，使促红细胞生成素生成增多。②促红细胞生成素是分子量为 34kD 的糖蛋白，能促进骨髓干细胞分化为原红细胞，并促进其分化、增殖和成熟，加速血红蛋白合成，使骨髓中的网织红细胞和红细胞释放入血。

急性缺氧红细胞和血红蛋白增加的机制是缺氧引起交感神经兴奋和儿茶酚胺分泌增加，促使脾脏等库储血释放。

红细胞增多可提高血氧容量和动脉血氧含量，增加血液携带氧和运输氧的能力，增加对组织细胞的供氧。

慢性缺氧引起肾脏生成并释放促红细胞生成素增加的机制为：①缺氧时低氧分压兴奋颈动脉体化学

感受器，经神经反射可使肾脏产生促红细胞生成素增加。②缺氧时可兴奋交感-肾上腺髓质系统，释放大量去甲肾上腺素、加压素和血管紧张素Ⅱ，导致肾脏生成促红细胞生成素增加。③缺氧时肾脏内乳酸生成增多，后者可以增加肾皮质的腺苷酸环化酶活性，使得环磷酸腺苷水平增加，促进肾脏生成促红细胞生成素增加。

2. 红细胞内2,3-DPG增多，氧解离曲线右移，红细胞向组织细胞释放氧增多 缺氧时，红细胞内2,3-DPG生成增多，使血红蛋白与氧的亲和力降低，氧解离曲线右移，将结合的氧释放供组织细胞利用增多。但是，当动脉血氧分压低于60mmHg后，因氧解离曲线处在较为陡直部分，血红蛋白与氧的亲和力明显降低，又可使血液流经肺脏时血红蛋白能够结合的氧量明显减少，从而失去了代偿作用。

2,3-DPG是红细胞内糖酵解过程的中间产物，是不易透过红细胞膜的有机酸，其含量取决于糖酵解的速度、二磷酸甘油酸变位酶和二磷酸甘油酸磷酸酶活性、2,3-DPG与血红蛋白结合的量。缺氧时2,3-DPG增多的机制如下。①生成增多：低张性缺氧时氧合血红蛋白减少、脱氧血红蛋白增多，前者在空间结构上由于中央空穴小不能结合2,3-DPG，而后者的中央空穴大可以结合2,3-DPG（图4-5），随着缺氧过程中脱氧血红蛋白的增多，2,3-DPG与脱氧血红蛋白结合的量也增加，致使红细胞内游离的2,3-DPG减少，结果使得2,3-DPG对磷酸果糖激酶和二磷酸甘油酸变位酶的抑制作用减弱，糖酵解过程增强，2,3-DPG生成增多；另外，呼吸系统的过度代偿出现呼吸性碱中毒，还有脱氧血红蛋白性质为偏碱性，共同使血液中pH升高，从而激活磷酸果糖激酶和二磷酸甘油酸变位酶，2,3-DPG合成增多。②分解减少：血液中pH升高抑制二磷酸甘油酸磷酸酶的活性，使得2,3-DPG分解减少（图4-4）。

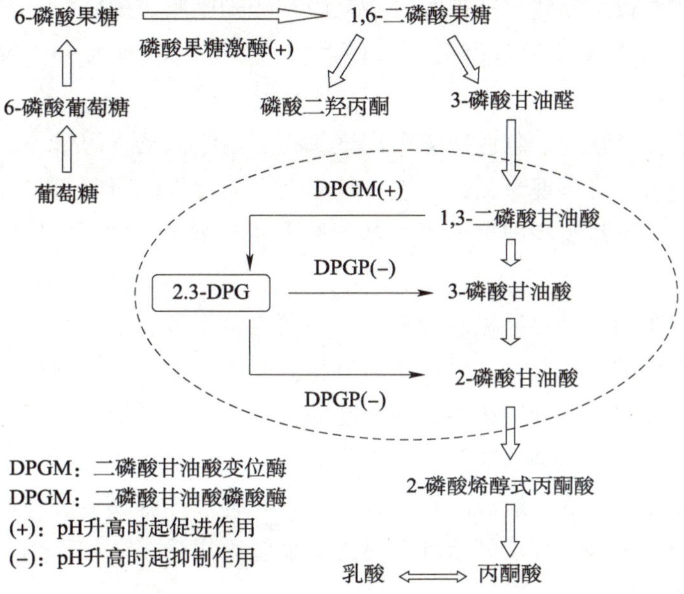

图4-4 红细胞内2,3-DPG的生成与分解过程

红细胞内2,3-DPG虽然也能供能，但其主要功能是调节血红蛋白的运氧能力，可以降低血红蛋白与氧的亲和力，使氧解离曲线发生右移，其机制如下。

（1）脱氧血红蛋白与2,3-DPG结合后其分子构型变得较为稳定，不容易与氧结合。

（2）2,3-DPG是一种不能透出红细胞膜的有机酸，增多时可使红细胞内pH降低，血红蛋白与氧的亲和力降低，因此有助于红细胞可向组织细胞释放更多的氧。

（二）损伤性反应

如果血液中血红蛋白过度增加（有些可达210～280g/L），会使血液黏滞度明显增加，血流阻力增大，出现微循环功能障碍，加重组织细胞的缺血缺氧，出现头痛、头晕、失眠等多种症状，加上血流缓慢，容易发生血栓。

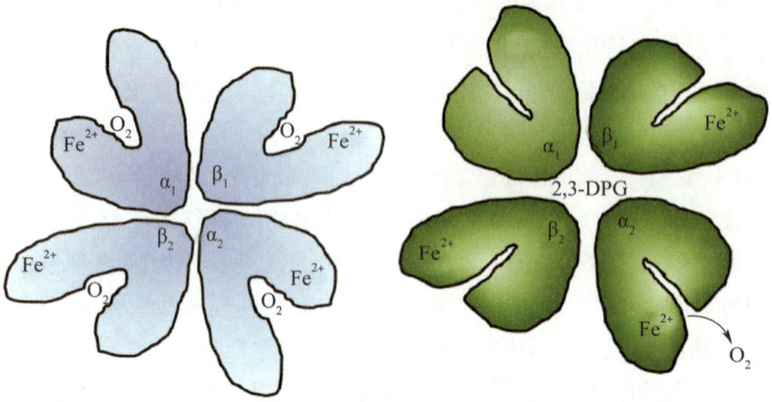

图4-5　2,3-DPG与脱氧血红蛋白结合示意图

四、中枢神经系统变化

脑组织的重量仅为体重的2%～3%，而脑血流量却占整个心排血量的15%。脑耗氧量约为机体总耗氧量的23%。由于脑组织细胞的能量主要来源于葡萄糖的有氧氧化，而脑内葡萄糖和氧的储备量很少，因此脑对缺氧极为敏感，另外，脑组织不同部位、不同成分对缺氧的敏感性不同，如脑灰质较白质敏感；大脑皮质和小脑灰质较延髓敏感；神经突触又较神经细胞胞体敏感。一般情况下，脑组织完全缺氧15秒即可引起昏迷，完全缺氧3分钟以上可致昏迷数日，完全缺氧8～10分钟可导致大脑组织细胞出现不可逆的损伤。

缺氧可直接损害中枢神经系统。急性缺氧可出现头痛、情绪激动，思维力、记忆力、判断力降低或丧失以及运动不协调，严重者可出现惊厥、昏迷，甚至死亡。慢性缺氧时精神神经症状比较缓和，表现有注意力不集中、易疲劳、嗜睡及精神抑郁等症状。缺氧引起脑组织的形态学变化主要是脑细胞肿胀、变性、坏死和间质水肿。

缺氧导致中枢神经系统功能障碍的机制较复杂，主要与脑水肿和脑细胞受损有关。脑水肿的发生机制有以下几点：①缺氧直接扩张脑血管，增加脑血流量和毛细血管内压，组织液生成增多。②缺氧时出现的代谢性酸中毒可增加毛细血管壁通透性，造成间质性脑水肿。③缺氧时能量代谢障碍，ATP生成减少，细胞膜钠泵功能障碍，细胞内钠水潴留，脑细胞肿胀。④脑充血和脑水肿使颅内压增高，颅内高压又可压迫脑血管加重脑缺血、缺氧，形成恶性循环。缺氧时神经细胞膜电位降低，神经介质合成减少以及能量代谢障碍等均可引起神经系统功能紊乱。另外，血管内皮受损、细胞因子和炎症介质增多等因素也可以导致血管壁的通透性增加。

五、组织细胞变化

（一）代偿性反应

缺氧时，组织细胞可出现一系列功能、代谢和结构的代偿反应，以此来维持正常的生命活动，也可发生一些损伤性变化。

1. 细胞利用氧的能力增强　慢性缺氧时，细胞内线粒体的数目和膜的表面积增加，呼吸链中的酶如琥珀酸脱氢酶、细胞色素氧化酶含量增多、酶活性增高，以提高组织细胞利用氧的能力。

2. 无氧酵解增强　缺氧时，ATP生成减少，ATP/ADP比值降低，可激活磷酸果糖激酶（糖酵解的限速酶），使糖酵解增强，通过底物水平磷酸化生成ATP在一定程度上可补充能量的不足。

3. 肌红蛋白增加 慢性缺氧及久居高原后骨骼肌内肌红蛋白含量增多。肌红蛋白与氧的亲合力明显高于血红蛋白与氧的亲合力。当氧分压为 10mmHg 时，血红蛋白的氧饱和度约为 10%，而肌红蛋白的氧饱和度可达 70%。因此，肌红蛋白可以有效地促进氧从血液、组织间液向细胞内转移，另外还能够增加氧在体内的贮存量。在氧分压进一步降低时，肌红蛋白可释放出其储存的氧供组织细胞利用。

4. 低代谢状态 缺氧可使细胞的耗能过程减弱，如糖、蛋白质合成减少，离子泵功能抑制等，使细胞处于低代谢状态，减少对氧和能量的消耗，有利于在缺氧时维持机体的生存。

（二）损伤性反应

缺氧性细胞损伤主要包括细胞膜、线粒体及溶酶体的损伤。

1. 细胞膜的损伤 细胞膜是细胞缺氧最早发生损伤的部位。细胞内 ATP 生成减少，细胞膜上钠-钾泵的功能障碍，细胞膜电位下降，其原因是细胞膜离子泵功能障碍、膜通透性增加、膜流动性下降和膜受体功能障碍，继而出现钠离子内流、钾离子外流、钙离子内流、细胞水肿等一系列改变。

2. 线粒体的损伤 缺氧可损伤线粒体，线粒体损伤又可导致缺氧，两者互为因果。细胞内的氧 80% ~90% 在线粒体内参与氧化磷酸化过程生成 ATP，仅 10% ~20% 在线粒体外用于生物合成、降解及转化等。在轻度缺氧或缺氧早期，线粒体的呼吸功能是代偿性增强的。严重缺氧时，当线粒体部位的氧分压降低到临界点 1mmHg 时，可抑制线粒体内脱氢酶的功能，ATP 生成进一步减少，线粒体除功能障碍外，还可见结构损伤，主要表现为线粒体的基质颗粒减少或消失，基质电子密度增加，嵴内腔扩张，嵴肿胀、崩解，钙盐沉积，外膜破裂和基质外溢等。

3. 溶酶体的损伤 严重缺氧时，ATP 生成减少，酸中毒和钙超载可激活磷脂酶，分解膜磷脂，使溶酶体膜的稳定性降低，通透性升高，溶酶体肿胀、破裂并释出大量溶酶体酶，进而导致细胞及其周围组织的溶解、坏死。另外，细胞内水肿、自由基的作用也参与到损伤溶酶体的过程中。

第四节 缺氧防治和护理的病理生理学基础

缺氧治疗的主要原则是针对病因的治疗和纠正机体缺氧的状况。

一、病因防治

去除病因或者消除缺氧的原因是治疗缺氧的关键和前提。对于高原脑水肿患者，应尽快脱离缺氧的环境；对于慢性阻塞性肺疾病患者，应积极治疗原发病，改善肺通气和肺换气；先天性心脏病患者，应及早进行手术治疗；对各类中毒所引起的缺氧应及时解毒。

二、氧疗

对于各类型缺氧的治疗，除积极去除病因外，均可给患者吸氧治疗（氧疗）。吸入氧分压较高的空气或纯氧来治疗各种缺氧的方法，称为氧疗。氧疗是治疗缺氧的基本方法，对各种类型的缺氧均有一定疗效。氧疗对低张性缺氧最为有效。由于低张性缺氧患者的动脉氧分压和动脉血氧饱和度明显低于正常，吸氧能提高肺泡气氧分压，促进氧在肺泡中的弥散和交换，提高动脉氧分压和动脉血氧饱和度，增加动脉血氧含量，因而对组织细胞的供氧增加。但是，对先天性右至左分流的心脏病患者，吸氧对改善缺氧的效果不明显。

血液性缺氧、循环性缺氧和组织性缺氧的共同特点是动脉氧分压和动脉血氧饱和度正常。吸入高浓度氧有助于提高动脉氧分压，尽管血红蛋白与氧结合的量增加不明显，但血浆内呈物理状态溶解的氧气则可明显增加，可有一定治疗作用。一氧化碳中毒的患者动脉氧分压增高后，通过竞争性地与血红蛋白结合，加速一氧化碳与血红蛋白解离，从而可发挥很好的疗效。组织性缺氧的主要问题是组织细胞利用氧障碍，组织供氧正常。氧疗可提高血液和组织之间氧分压梯度，增加氧气向组织细胞的弥散量，有一定疗效。

知识链接

高压氧治疗

常规的高压氧治疗不会产生副作用，如果工作人员操作不当，不按操作规程治疗，可产生严重后果。①氧中毒：在高于0.3MPa压力下吸氧，常规治疗时随意延长吸氧时间，常压下长时间吸入浓度高于50%的氧可以发生氧中毒。②气压伤：常见的有中耳气压伤、副鼻窦气压伤和肺气压伤。③减压病：减压速度过快，幅度过大，使气体在组织中的溶解度降低，在血液和组织中游离出形成气泡，造成血管内空气栓塞、组织受压的高危情况。

三、预防氧中毒

氧气虽然是生命活动所必需，但0.5个大气压以上的氧气却对任何细胞都有毒性作用，可引起氧中毒（oxygen intoxication）。氧中毒是指不合理过久吸入高压氧所造成的组织细胞损害、器官功能障碍，甚至出现神经症状的病理过程。氧中毒的发生取决于氧分压而不是氧浓度。当吸入气的氧分压过高时，因为随着肺泡气及动脉血氧分压增高，使血液与组织细胞之间的氧分压差增大，氧的弥散速度加快，组织细胞因获得过多氧而中毒。氧中毒有两型：肺型氧中毒与脑型氧中毒。

1. 肺型氧中毒　发生于吸入一个大气压左右的氧8小时以后，出现胸骨后疼痛、咳嗽、呼吸困难、肺活量减少、动脉血氧分压下降。肺部出现炎性病变，有炎性细胞浸润、充血、水肿、出血和肺不张。氧疗的患者如发生氧中毒，吸氧反而使动脉血氧分压下降，加重缺氧，造成难以调和的治疗矛盾，故氧疗时应控制吸氧的浓度和时间，严防氧中毒的发生。

2. 脑型氧中毒　吸入2~3个大气压以上的氧，可在短时间内引起脑型氧中毒，患者主要出现视觉与听觉障碍、恶心、抽搐、晕厥等神经系统症状，严重者可昏迷、死亡。氧中毒的发生与活性氧的毒性作用有关。在正常情况下，进入组织细胞的氧有少部分在代谢过程中产生活性氧（包括超氧阴离子、过氧化氢、羟自由基和单线态氧），并不断地被清除。当供氧过多时，活性氧产生增多，超过机体的清除能力，则引起组织细胞损伤。高压氧疗时，患者出现神经系统症状，应区分由缺氧引起的缺氧性脑病与脑型氧中毒。前者患者先昏迷后抽搐；后者患者则先抽搐以后才昏迷，抽搐时患者处于清醒状态。对缺氧性脑病者应加强氧疗，但对氧中毒者则应控制吸氧。

目标检测

答案解析

一、单项选择题

1. 室间隔缺损伴有肺动脉高压的患者，其血氧指标变化最主要的特征是（　）
   A. 血氧容量降低　B. P_{50}降低　C. 动脉血氧分压降低
   D. 动脉血氧饱和度降低　E. 动-静脉血氧含量差减小

2. 某患者血氧指标为：PaO_2 53mmHg（7.0kPa），血氧容量20ml/dl，动脉血氧含量14ml/dl，动-静脉血氧含量差4ml/dl。其缺氧的类型是（ ）

A. 低张性缺氧　B. 血液性缺氧　C. 缺血性缺氧

D. 组织性缺氧　E. 淤血性缺氧

3. 日常生活中，容易引起血液性缺氧的原因是（ ）

A. 氰化物中毒　B. 亚硝酸盐中毒　C. 硫化物中毒

D. 砒霜中毒　E. 甲醇中毒

4. 某患者血氧指标为：PaO_2 98mmHg（13.0kPa），血氧容量12ml/dl，动脉血氧含量11.5ml/dl，动-静脉血氧含量差4ml/dl。该患者患有的疾病最可能为（ ）

A. 哮喘　B. 肺气肿　C. 慢性贫血

D. 慢性充血性心力衰竭　E. 严重维生素缺乏

5. 下列情况中，可以引起循环性缺氧的是（ ）

A. 肺气肿　B. 严重贫血　C. 动脉痉挛

D. 一氧化碳中毒　E. 维生素 B_1 缺乏

6. 下列不属于缺氧所引起的循环系统代偿性变化的是（ ）

A. 心率加快　B. 心肌收缩力增强　C. 静脉回流增加

D. 毛细血管增生　E. 心、脑、肺的血管扩张

7. 氰化物中毒时，血氧变化的特征是（ ）

A. 动脉血氧分压降低　B. 血氧容量降低　C. 动脉血氧含量降低

D. 动脉血氧饱和度降低　E. 动-静脉血氧含量差降低

8. 临床上，血氧容量、动脉血氧分压和血氧含量正常而动-静脉血氧含量差增大见于（ ）

A. 呼吸衰竭　B. 心力衰竭　C. 慢性贫血

D. 氰化物中毒　E. 室间隔缺损

9. PaO_2 低于多少时，可反射性地引起呼吸加深加快（ ）

A. 75mmHg（10.0kPa）　B. 60mmHg（8.0kPa）　C. 50mmHg（6.7kPa）

D. 40mmHg（5.32kPa）　E. 30mmHg（4.0kPa）

10. 吸氧疗法对（ ）引起的缺氧效果最好

A. 肺水肿　B. 严重贫血　C. 失血性休克

D. 氰化物中毒　E. 亚硝酸盐中毒

二、简答题

1. 什么是缺氧？缺氧可分为几种类型？引起各型缺氧的常见原因有哪些？
2. 缺氧患者是否都有肺通气量增加的代偿反应？其代偿机制和代偿意义各是什么？
3. 试述缺氧时循环系统的代偿性变化。

三、案例分析题

患者，男，23岁，农民。在夏天干农活时大量出汗突遇暴雨受凉，高热、胸痛、咯铁锈色痰3天，因症状加重并出现昏迷8小时，以右下大叶性肺炎收住院。查体：体温38.5℃，脉搏107次/分，呼吸26次/分，口唇发绀，神志不清，皮肤黏膜无出血点，右下肺有实变体征。化验检查：白细胞22.8×10^9/L，中性粒细胞90%。血气分析的部分结果为：pH 7.39，PaO_2 55.5mmHg，$PaCO_2$ 31.5mmHg。

请问：

1. 该患者是否存在缺氧？
2. 如果存在缺氧，包括几种类型的缺氧？请分析各型缺氧存在的机制。

（董雅洁）

书网融合……

本章小结　　微课　　题库

第五章 应 激

PPT

学习目标

1. **掌握** 应激、应激原的概念及应激分类、分期；应激时蓝斑-交感-肾上腺髓质系统及下丘脑-垂体-肾上腺皮质系统的变化；应激的细胞体液反应。

2. **熟悉** 应激时机体的功能、代谢变化；应激性疾病及应激相关疾病的概念；应激性溃疡的概念及发生机制；应激与内分泌功能障碍及心理、精神障碍。

3. **了解** 应激的病因及应激时其他神经内分泌激素的变化；应激与心血管功能障碍及免疫功能障碍；应激相关疾病防治和护理的病理生理学基础。

应激（stress）源于物理学术语，20 世纪 20～30 年代，Walter Carnon 将应激引入生物医学领域，以描述有害因素（如心理压力、意外事件等）对机体稳态的影响，并主要从交感-肾上腺髓质系统兴奋来阐明其机制。同期加拿大生理学家 Hans Selye 首次将应激这一名词纳入生物医学教材，用以描述生物机体受到各种有害因素刺激时所出现的一种紧张状态。Cannon 和 Selye 等的早期研究为应激的神经内分泌变化勾画出基本框架。随后的近 30 年内，神经内分泌反应一直是应激研究的中心内容。20 世纪 60～70 年代，随着放射免疫技术和细胞分子生物学理论与技术的发展，应激的研究逐步深入细胞、亚细胞和分子领域。随着现代医学模式的转变，社会心理因素与应激及应激相关疾病的关系日益受到广泛关注。21 世纪以来，人类基因组计划完成后出现的各种组学、系统生物学研究理念以及基因工程动物模型的运用，为深入研究应激机制提供了新的理念和工具。

案例引导

案例： 患者，男，52 岁，锅炉工。因操作不当致锅炉爆炸引发烧伤急诊入院。入院查体：意识不清，体温 36.6℃，脉搏 145 次/分，呼吸 38 次/分，血压 85/63mmHg。口唇紫绀，四肢冰冷。全身烧伤面积达 70%，多数为Ⅱ度烧伤。诊断：①特重度烧伤总面积 55%，其中浅Ⅱ度 18%，深Ⅱ度 20%，Ⅲ度 17%；②休克。经过清创、补液等急诊处理后，转入烧伤科。4 小时后患者意识清楚，生命体征平稳，2 天后患者出现水样腹泻，柏油样便 3 次，伴有腹胀。查血常规：RBC 2.81×10^{12}/L，Hb 71g/L，WBC 11.8×10^{9}/L，PMN 90%。大便潜血试验（OB）（++++）。电子内镜检查：在胃底前后壁、十二指肠球部有多发性溃疡出血灶，呈斑点状，大小不等，表面有活动性出血。立即给予止血、输血等治疗。4 天后患者面色转红润，创面较干燥。查血常规：红细胞、血细胞比容、血红蛋白均接近正常。大便 OB（+）。伤后 7 天腹胀消失。患者否认有任何胃部疾病的病史。

讨论：

1. 患者是否存在应激？有何意义？
2. 患者为何出现胃、十二指肠溃疡？其机制是什么？
3. 出现柏油样便的原因是什么？
4. 应激时机体的代谢和功能还可能出现哪些变化？

第一节 概 述

一、应激的概念

应激（stress）是指机体在受到各种内外环境因素及社会、心理因素刺激时所出现的全身非特异性适应反应，又称应激反应（stress response）。任何躯体的或心理的刺激，只要达到一定的强度，除了引起与刺激因素直接相关的特异性变化外，还可以引起一组与刺激因素无直接关系的非特异反应。

应激是一种普遍存在的现象，是一切生命为了生存和发展所必需的，是机体适应、保护机制的重要组成部分。应激反应可使机体处于警觉状态，有利于增强机体的对抗或逃避能力，有利于机体在变动环境中维持自稳态，以增强适应能力。

二、应激原的概念和分类

引起应激反应的各种因素称为应激原（stressor）。一般分为三大类。

1. 外环境因素（external factors） 如高温、寒冷、射线、噪声、强光、电击、低压、低氧等。

2. 内环境因素（internal factors） 机体自稳态失衡（disturbance of homeostasis），如贫血、失血、脱水、休克、低血糖和器官功能衰竭等。

3. 心理-社会因素（psychosocial factors） 心理-社会因素是现代社会中重要的应激原。如工作的压力、紧张的生活节奏、复杂的人际关系、拥挤的环境、孤独以及突发的生活事件等皆可引起应激反应。

一种因素要成为应激原，必须要有一定的强度。但对于不同的人，应激原的强度可以有明显的不同。某些人可引起明显应激反应的因素可能对另一些人并不起作用，如进行工作面试，有些人明显地紧张和焦虑不安，但另一些人却可能非常沉着。即使同一种应激原作用于同一个人，在不同的时间和条件下，引起应激反应的强度也可不同。

三、应激的分类

1. 根据应激原对机体的影响程度 分为生理性应激（physical stress）和病理性应激（pathological stress）。适度的应激有利于调动机体全身各种功能，避开可能对机体造成严重损伤的危险，使机体更有效地应付日常生活中所遇到的各种困难局面，因而具有防御和适应代偿作用，称为生理性应激。这种适度的应激动员了机体的非特异适应系统，增强了机体的适应能力，显然是对机体有利的，故又称为良性应激（eustress），如短暂运动、适度娱乐、中奖、职位提升等。如果应激原过于强烈或持续时间过长，机体适应机制失效，可直接导致机体代谢障碍和组织损伤，甚至危及生命。这种对机体造成明显损伤的应激称为病理性应激，又称为劣性应激（distress），如大面积烧伤、休克、长期情绪紧张、竞争的失败、丧失亲人等。

2. 根据应激原的性质 分为躯体应激（physical stress）和心理应激（psychological stress）。前者为理化、生物因素所致，如温度的剧变、射线、噪声、强光、电击、低压、低氧、中毒、创伤、感染等，给躯体造成刺激甚至损伤。而后者为心理-社会因素所致，如丧偶、生活孤独、焦虑、居住拥挤、工作负担过重、职业竞争、人际关系复杂等，往往引起过重的心理压力。心理应激可引起人的认知功能异常，如长时间的噪音环境可使儿童认知学习能力下降。还可引起情绪异常，如某些心理-社会因素引起愤怒情绪可致出现行为失控，若有冠心病病史者还可诱发心源性猝死。

3. 根据应激原作用的时间长短 分为急性应激（acute stress）和慢性应激（chronic stress）。前者由突发的天灾人祸，如地震、洪水、意外受伤（如车祸）、亲人死亡等导致，过强的急性应激原刺激可诱发急性心肌梗死和心源性猝死以及精神障碍等；后者为应激原长时间作用（如长期处于高负荷的学习与工作状态）所致，可影响生长发育，导致机体消瘦，并可引发多种器官功能障碍等。

第二节 应激的发生机制

应激是一种非特异的、泛化的反应，可以表现在从整体到分子的不同层面。当机体受到强烈刺激时，最基本的表现是以蓝斑-交感-肾上腺髓质系统（locus ceruleus-sympathetic-adrenal medulla system，LSAM）和下丘脑-垂体-肾上腺皮质系统（hypothalamus-pituitary-adrenal cortex system，HPAC）强烈兴奋为代表的一系列神经内分泌反应，还引起明显的体液、细胞乃至基因水平的反应，同时器官系统的功能、代谢也会出现相应的变化。

一、应激的神经内分泌反应

应激时主要神经内分泌反应过程见图 5－1。

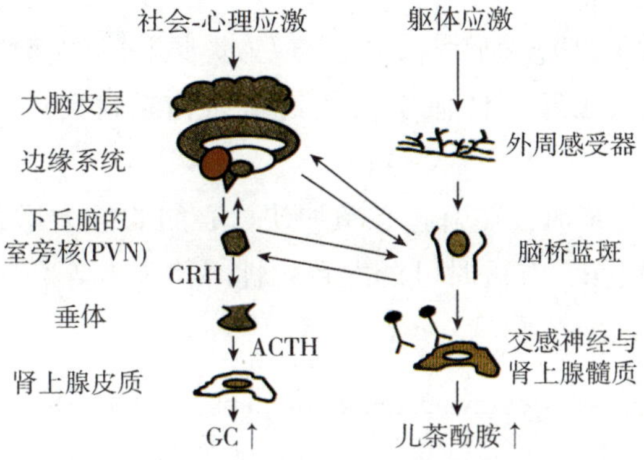

图 5－1 应激时的神经内分泌反应

（一）蓝斑-交感-肾上腺髓质系统

1. 基本组成 LSAM 系统是应激的快速反应系统，其中枢整合部位位于脑桥蓝斑。蓝斑是中枢神经系统对应激最敏感的部位，其中的去甲肾上腺素能神经元具有广泛的上、下行神经纤维联系。其上行神经纤维主要投射至杏仁体、海马、边缘皮质和新皮质，是应激时情绪变化、学习记忆及行为改变的结构基础；下行神经纤维主要分布于脊髓侧角，调节交感神经张力及肾上腺髓质中儿茶酚胺的分泌。另外，脑桥蓝斑的去甲肾上腺素能神经元还与下丘脑有密切联系，可能是启动 HPAC 系统的关键结构之一。

2. 中枢效应 该系统的主要中枢效应是引起应激时的兴奋、警觉及紧张、焦虑等情绪反应，这与蓝斑去甲肾上腺素能神经元上行投射区中（杏仁体、海马、边缘系统、新皮质）的去甲肾上腺素（norepinephrine，NE）水平升高有关。此外，脑干去甲肾上腺素能神经元还与室旁核分泌促肾上腺皮质激素释放激素（corticotropin releasing hormone，CRH）的神经元有直接的联系，该通路可能是应激启动 HPAC 系统的关键结构之一。

3. 外周效应 应激时，由于蓝斑-交感-肾上腺髓质系统激活，使交感神经兴奋大量释放 NE，肾上腺髓质兴奋主要释放肾上腺素（epinephrine，E），由此引起的外周效应主要表现为血浆 NE 和 E 等儿茶酚胺浓度迅速升高。NE 和 E 通过对血液循环、呼吸和代谢等多个环节的紧急动员和综合调节，使机体处于一种唤起状态，保障心、脑和骨骼肌等重要器官在应激时的能量需求，对机体产生有利的防御作用。其主要表现及其发生机制如下。

（1）增强心脏功能　交感神经兴奋和血浆中儿茶酚胺浓度升高使心率加快、心肌收缩力增强，从而提高心排出量；同时，血管收缩，使血管外周阻力增加。二者共同导致血压升高。

（2）调节血液灌流　血浆中儿茶酚胺浓度升高使皮肤和肾脏、胃肠道等腹腔内脏器官的血管强烈收缩，血液灌流量减少；而冠状动脉和骨骼肌血管扩张，血液灌流量增加；脑血管口径无明显变化，导致血液重新分布，保证了应激时心脏、脑和骨骼肌等重要器官组织的血液供应。

（3）改善呼吸功能　儿茶酚胺引起支气管扩张，有利于改善肺泡通气，以满足应激时机体耗氧和排出二氧化碳增加的需求。

（4）促进能量代谢　儿茶酚胺通过抑制胰岛素的分泌，促进胰高血糖素的分泌，进而促进糖原分解和葡萄糖异生，导致血糖升高；同时还促进脂肪的动员和分解，导致血浆游离脂肪酸增加，以满足应激时机体能量代谢增加的需求。

上述作用促使机体紧急动员，有利于应付各种变化了的因素。但是强烈和持续的交感-肾上腺髓质系统兴奋也可引起不利的损害作用。其主要表现及其发生机制如下。

（1）局部组织器官缺血　儿茶酚胺增高使腹腔内脏血管强烈地持续收缩，导致相应器官缺血缺氧。其中，受累较明显的器官是肾脏和胃肠道。肾血管收缩，使肾小球滤过率降低，尿量减少。胃肠道血管收缩，血流量减少，可造成胃肠黏膜缺血性损伤，表现为胃肠黏膜的糜烂、溃疡、出血。

（2）血液黏滞度升高　儿茶酚胺可使血小板数目增加和黏附聚集性增强，导致血液黏滞度升高，促进血栓形成。

（3）心血管应激性损伤　儿茶酚胺在引起心率加快、心肌收缩力增强的同时，使心肌耗氧量增加，从而导致心肌缺氧，引起心肌损伤，严重时可诱发致死性心律失常等。

（二）下丘脑-垂体-肾上腺皮质系统

1. 基本组成　下丘脑的室旁核（paraventricular nucleus，PVN）是 HPAC 系统的中枢位点，其上行神经纤维主要投射至杏仁体、海马，下行纤维通过分泌的促肾上腺皮质激素释放激素（corticotropin-releasing hormone，CRH），调控腺垂体释放促肾上腺皮质激素（adrenocorticotropic hormone，ACTH），进而调节肾上腺皮质合成与分泌糖皮质激素（glucocorticoid，GC）。此外，室旁核与蓝斑之间有着丰富的交互联络，蓝斑的去甲肾上腺素能神经元释放的 NE 对 CRH 的分泌具有调控作用。CRH 分泌是下丘脑-垂体-肾上腺皮质系统激活的关键环节。应激时，直接来自躯体的应激传入信号，或是经边缘系统整合的下行应激信号，都可促进 CRH 的分泌。

2. 中枢效应　无论是从躯体直接来的应激传入信号，还是经边缘系统整合的下行应激信号，皆可引起室旁核 CRH 神经元分泌 CRH 增多，将神经信号转换成激素信号。CRH 是目前已知的应激时最核心的神经内分泌反应，其功能主要是经轴突运输或经垂体门脉系统进入腺垂体，使 ACTH 分泌增加，进而增加糖皮质激素 GC 的分泌。

CRH 的另一个重要功能是调控应激时的情绪行为反应。适量的 CRH 增多可使机体兴奋或有愉快感，促进适应；但大量的 CRH 增加，特别是慢性应激时的持续增加，可则造成适应障碍，出现焦虑、抑郁、食欲和性欲减退等表现。

CRH 还是内啡肽释放的促激素，可增强蓝斑-去甲肾上腺素能神经元的活性，与 LSAM 系统形成交互影响。

2. 外周效应　应激时 HPAC 系统激活的外周效应主要由 GC 分泌增多所致。正常情况下，成人每日分泌 GC 为 25～37mg；应激时，其分泌量迅速增加。如外科手术导致的应激可使每日 GC 的分泌量达到

100mg（及以上），手术后如无并发症，血浆 GC 通常于 24 小时内恢复至正常水平。但若应激原持续存在，则血浆 GC 浓度会持续升高。如大面积烧伤患者，血浆 GC 浓度升高可持续 2～3 个月。

GC 进入细胞后，与胞质中的糖皮质激素受体（glucocorticoid receptor，GR）结合，激活的糖皮质激素受体进入细胞核，通过调节下游基因的转录水平发挥作用。应激时，GC 增高对机体的积极有利作用及其机制如下。

（1）有利于维持血压 GC 本身对心血管没有直接的调节作用，但是儿茶酚胺发挥心血管调节活性需要 GC 的存在，这被称为 GC 的允许作用。当 GC 不足时，心血管系统对儿茶酚胺的反应性明显降低，应激时因毛细血管前括约肌松弛，使微循环淤血，回心血量减少和心肌收缩力减弱，导致心输出量下降，出现低血压，严重时可出现循环衰竭。

（2）有利于保障供能 GC 能促进蛋白质分解、葡萄糖异生，补充肝糖原储备，有利于维持血糖，保障能量供给。GC 还对儿茶酚胺、胰高血糖素和生长激素的脂肪动员具有允许作用，进而促进脂肪分解、供能。

（3）对抗细胞损伤 GC 的诱导产物脂调蛋白对磷脂酶 A_2 的活性具有抑制作用，从而可抑制膜磷脂的降解，增强细胞膜稳定性，减轻溶酶体酶对组织细胞的损害，对细胞具有保护作用。

（4）抑制炎症反应 GC 能抑制中性粒细胞活化和促炎介质产生，促进抗炎介质的产生，从而发挥抑制炎症和免疫反应的作用。

但是，GC 持续分泌增加也可对机体产生一系列不利影响，不利作用及其机制如下。

（1）机体免疫力下降 GC 明显抑制免疫系统，导致机体免疫力下降，易发生感染。

（2）内分泌和代谢紊乱 GC 的持续增加可抑制甲状腺和性腺功能，导致内分泌紊乱和性功能减退，女性月经不调、哺乳期泌乳减少等。GC 还可产生代谢改变，如出现胰岛素抵抗、血糖升高、血脂升高和负氮平衡等。

（3）伤口愈合延迟 GC 可抑制组织的再生能力，使伤口修复、愈合延迟。

（三）其他

除 LSAM 系统和 HPAC 系统以外，应激还可引起广泛的神经内分泌变化（表 5－1）。

表 5－1 应激的其他内分泌变化

名称	分泌部位	变化
β-内啡肽（endorphin）	腺垂体等	升高
血管加压素（antidiuretic hormone）	下丘脑（室旁核）	升高
促性腺激素释放激素（gonadotrophin-releasing hormone，GnRH）	下丘脑	降低
生长素（growth hormone）	腺垂体	急性升高，慢性降低
催乳素（prolactin）	腺垂体	升高
促甲状腺激素释放激素（thyrotropin-releasing hormonee，TRH）	下丘脑	降低
促甲状腺激素（thyroid stimulating hormone，TSH）	垂体前叶	降低
甲状腺素（T_4、T_3）	甲状腺	降低
黄体生成素（luteinizing hormone，LH）	垂体前叶	降低
胰高血糖素（glucagon）	胰岛 α 细胞	升高
胰岛素（insulin）	胰岛 β 细胞	降低

（四）全身适应综合征

应激学说奠基人加拿大生理学家 Selye，于 1946 年提出了全身适应综合征（general adaptation syndrome，GAS）的概念。GAS 是指动物经一定强度的刺激，如剧烈运动、寒冷、毒物、高温及严重创伤等有害因素作用后，均可出现一系列相似的非特异性反应。此现象被认为是非特异性应激所导致的各种各样的机体损害和疾病的总称。可分为下列三期。

1. 警觉期（alarm stage） 在应激作用后迅速出现，是机体保护防御机制的快速动员期。以交感-肾上腺髓质系统的兴奋为主，伴有肾上腺皮质激素的增多。此期机体处于最佳动员状态，有利于调动机体增强抵抗或逃避损伤的能力。但本期持续时间较短。

2. 抵抗期（resistance stage） 如应激原持续作用于机体，在警觉期之后，机体将进入抵抗或适应阶段。此期机体交感-肾上腺髓质兴奋为主的警觉反应逐步消退，以肾上腺皮质激素分泌增多为主，表现出适应抵抗能力的增强，但同时消耗防御贮备能力，对其他应激原的非特异抵抗力下降。

3. 衰竭期（exhaustion stage） 如果强烈的刺激持续作用于机体，将耗竭机体的抵抗能力，进入衰竭期。警觉期的反应可再次出现，肾上腺皮质激素持续升高，但糖皮质激素受体的数量和亲和力下降。此期机体内环境明显失衡，应激反应的负效应陆续出现，如出现应激相关疾病，一个或多个器官功能衰竭，甚至死亡。

GAS 是以 LSAM 系统和 HPAC 系统为中心的神经内分泌反应为理论基础，对应激时的全身性非特异性反应作出的经典描述。GAS 的提出有利于理解应激反应的基本机制，但其仅描述了应激的全身性反应特点而未能顾及应激时器官、细胞、基因水平变化的特征，同时建立在动物实验模型上的 GAS 不可能对精神心理应激予以足够的阐述。因此，GAS 对应激发生机制的诠释具有局限性。近年来，医学模式的转变以及在急性期反应、细胞应激等领域的研究进展为深入认识应激的本质提供了更为丰富的资料。

二、应激的细胞体液反应

多种应激原，特别是非心理性应激原，可引起细胞内信号转导改变，激活相关基因，表达一些具有保护作用的蛋白质如急性期反应蛋白、热休克蛋白，以及某些酶和细胞因子等。

（一）热休克蛋白

1. 概念 热休克蛋白（heat shock protein，HSP）指机体在应激时细胞合成增加或新合成的一组高度保守的蛋白质，属非分泌型蛋白质，在细胞内发挥保护作用。HSP 最初是从经受热应激（从 25℃ 移到 30℃ 环境）30 分钟后的果蝇唾液腺中分离出来的，故取名热休克蛋白。以后发现许多对机体有害的应激因素，如缺血、缺氧、感染、重金属都可诱导 HSP 的生成，故又名应激蛋白（stress protein）。

2. HSP 的分类 HSP 是一种在进化上十分保守的蛋白质，从原核细胞到真核细胞的各种生物体，同类型 HSP 的基因序列有高度的同源性，提示它对于维持细胞的生命十分重要。按其生成方式可以分为组成性 HSP 和诱导性 HSP。按其分子量的大小分成若干个亚家族，以下为各主要 HSP 的名称、分子量、细胞内定位和可能的功能（表 5－2）。

表 5－2 热休克蛋白的主要类型和可能的生物学功能

名称	分子量（kD）	细胞内定位	可能的生物学功能
HSP110 亚类	~110		
HSP110		胞浆/核	热耐受，交叉耐受
HSP105		胞浆	蛋白质折叠
HSP90 亚类	~90		
HSP90α		胞浆	与类固醇激素受体结合，维持其无活性状态
HSP90β		胞浆	热耐受

续表

名称	分子量（kD）	细胞内定位	可能的生物学功能
HSP70 亚类	~70		
HSC70[①]（组成性）		胞浆	新生蛋白质的折叠，移位
HSP70（诱导性）		胞浆/核	蛋白质折叠，细胞保护
HSP60 亚类	~60		
HSP60		线粒体	新生蛋白质折叠
TriC[②]		胞浆	新生蛋白质折叠
HSP40 亚类	~40		
HSP47		内质网	胶原合成的质量控制
HSP40（hdj-1）		胞浆	蛋白质折叠
小分子 HSP 亚类	~30		
HSP32（HO-1[③]）		胞浆	抗氧化
HSP27		胞浆/核	调控细胞骨架肌动蛋白
α-晶体蛋白、β-晶体蛋白		胞浆	细胞骨架的稳定
HSP10	~10	线粒体	HSP 60 的辅因子
泛素（ubiquitin）	~8	胞浆/核	蛋白质的非溶酶体降解

注：①HSC70：热休克蛋白同族蛋白（heat shock cognate）；②TriC：TCP-1 环形复合物（tailless complex polypeptide 1 ring complex）；③HO-1：血红素加氧酶-1（heme oxygenase-1）。

3. HSP 的生物学功能 HSP 在细胞内含量相当高，据估计约占细胞总蛋白的5%，其功能涉及细胞的结构维持、更新、修复、免疫等，最基本功能为帮助新生蛋白质的正确折叠、移位以及损伤后的复性与降解，被形象地称为“分子伴娘”（molecular chaperone）。

（1）帮助新生蛋白质的正确折叠、移位、结构维持 一个新生蛋白质从合成的多肽链到形成正确的三维结构和正确定位，必须要有精确的时空控制。目前认为，该功能主要由各种“分子伴娘”完成，而结构性 HSP 则是一类重要的“分子伴娘”。HSP 的基本结构为：N 端是一个具 ATP 酶活性的高度保守序列；C 端为一个相对可变的基质识别序列，C 端倾向与蛋白质的疏水结构区相结合。这些结构区在成熟蛋白质中通常被折叠，隐藏于内部而无法接近。在新生蛋白质的成熟过程中，HSP C 端与尚未折叠的新生肽链结合，并依靠其 N 端 ATP 酶活性，促成这些肽链的正确折叠（或再折叠）、移位和空间结构的维持。

（2）蛋白质的修复或移除 诱导性 HSP 主要与应激时受损蛋白质的修复或移除有关。HSP 的 C 端与被有害因素破坏后暴露的折叠结构的受损肽链结合，利用其 N 端 ATP 酶活性修复或降解受损蛋白质，阻止蛋白质变性与聚集。

（3）细胞结构的维持 一些小分子 HSP 参与细胞骨架的稳定与合成调控，如 HSP27 和 α-晶体蛋白、β-晶体蛋白。

4. HSP 的诱导与调控 正常情况下，大多数 HSP 在细胞中有不同程度的基础表达，即组成性表达（constitutive expression），如 HSP90β、HSC70、HSP60、GRP78、HSP27；应激状态下 HSP 表达水平进一步升高，称诱导性表达（inducible expression）。有些 HSP 在正常状态下表达水平很低，应激状态下急剧升高，如 HSP70。

在应激诱导 HSP 表达的过程中，热休克因子（heat shock factor，HSF）发挥重要作用。HSF 是一种转录因子，几乎所有 HSP 基因的启动子区都存在 HSF 的作用位点，即热休克元件（heat shock element，HSE）。非应激条件下，HSF 与 HSP70 结合以单体形式存在于胞质中，没有转录活性。在应激原的作用下，细胞内发生蛋白质变性，变性蛋白质通过其表面的疏水基团与 HSF 竞争结合 HSP70，从而 HSF 与 HSP70 发生解离并激活；活化的 HSF 形成三聚体，从胞质中转位至核内，与 HSP 基因启动子区的 HSE 结合，从而激活 HSP 的基因转录，导致 HSP 蛋白表达水平升高（图 5-2）。

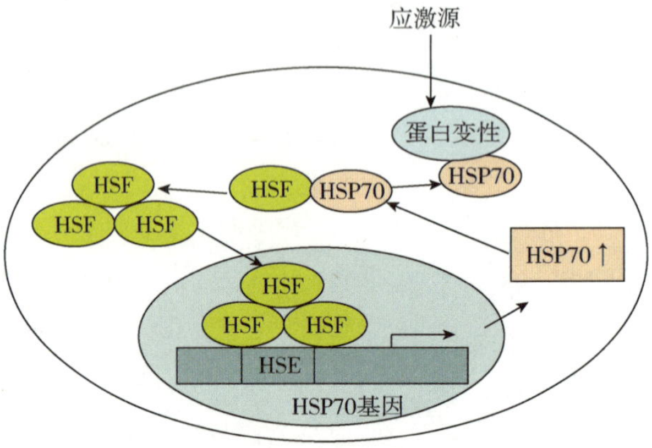

图 5-2 热休克蛋白的诱导与调控

HSF（heat shock factor）：热休克因子；HSP70（heat shock protein 70）：热休克蛋白 70；HSE（heat shock element）：热休克元件

（二）急性期反应蛋白 微课

感染、炎症或组织损伤等应激源，可诱发机体快速启动防御性非特异反应，如体温升高、血糖升高、血浆中某些蛋白质含量改变等，这种反应称为急性期反应（acute phase response，APR）。在急性期反应时血浆中浓度升高的一些蛋白质，如 C 反应蛋白、纤维蛋白原、某些补体成分等，称为急性期反应蛋白（acute phase protein，APP），属分泌型蛋白质。

1. APP 的构成及来源 APP 主要由肝细胞合成，单核-巨噬细胞、成纤维细胞、血管内皮细胞及多形核白细胞也可产生少量。正常时血浆中 APP 含量很少，应激时增多。少数蛋白质在急性期反应时减少，称为负急性期反应蛋白，如白蛋白、前白蛋白、运铁蛋白等。APP 的基本构成及可能功能见表 5-3。

表 5-3 急性期反应蛋白的基本构成和可能功能

成分	反应时间（h）	分子量（kD）	可能功能
应激时增加 50%			
铜蓝蛋白	48~72	132000	减少自由基产生
补体成分 C3	48~72	180000	趋化作用，肥大细胞脱颗粒
应激时增加达 2~4 倍			
α_1-酸性糖蛋白	24	41000	促进成纤维细胞生长
α_1-抗胰蛋白酶	10	54000	抑制丝氨酸蛋白酶
α_1-抗糜蛋白酶	10	68000	抑制组织蛋白酶 G
结合珠蛋白	24	86000	制组织蛋白酶 B、H、L
纤维蛋白原	24	340000	促进血液凝固
应激时增加达 1000 倍			
C 反应蛋白	6~10	110000	激活补体，调理作用
血清淀粉样 A 蛋白	6~10	180000	清除胆固醇

2. APP 的生物学功能 APP 的种类很多，其功能也相当广泛。但总体来看，它是一种启动迅速的机体防御机制。机体对感染、组织损伤的反应可大致分为两个时期：以 APP 浓度迅速升高为其特征之一的急性反应时相和以免疫球蛋白大量生成为重要特征的免疫时相（又称迟缓相），两个时相的总和构

成了机体对外界刺激的保护性系统（表5－3）。

（1）抗感染 有些APP可参与激活补体系统，介导先天性免疫应答，从而发挥抗感染作用，如CRP、补体C3和纤维连接蛋白等。CRP可结合细菌的细胞壁，发挥抗体样调理作用；还可激活补体经典途径，增强吞噬细胞功能，从而有利于快速清除细菌。纤维连接蛋白可增强单核-巨噬细胞的趋化活性、Fc受体表达水平及吞噬功能，还可上调其补体C3b受体的表达，激活补体旁路途径。血浆CRP水平常与炎症、急性期反应程度成正相关，因此临床上常将其作为炎症和疾病活动性的重要指标。

（2）抗损伤 在创伤、感染、炎症等应激状态下，体内蛋白水解酶释放和氧自由基产生增加，可导致组织细胞损伤。APP中的多种蛋白酶抑制物，如α_1-抗胰蛋白酶、α_1-抗糜蛋白酶和C_1酯酶抑制因子等，可抑制相应蛋白酶的活性；而铜蓝蛋白可活化超氧化物歧化酶（superoxide dismutase，SOD），促进氧自由基的清除，从而减轻组织细胞损伤。

（3）结合、运输功能 作为载体蛋白、结合珠蛋白、铜蓝蛋白和血红素结合蛋白等可与相应的物质结合，调节其代谢与功能，避免过多的游离Cu^{2+}、血红素等对机体造成危害。

（4）调节凝血与纤溶 在组织损伤早期，增加的凝血因子，如凝血因子Ⅷ和纤维蛋白原，可促进凝血，有利于阻止病原体及其毒性产物的扩散。在凝血后期，纤溶酶原增加可促进纤溶系统的激活和纤维蛋白凝块的溶解，有利于组织修复。

第三节 应激时机体的代谢和功能变化

一、应激时机体的代谢变化

应激时，能量代谢明显加强；物质代谢总的特点是分解增加，合成减少（图5－3）。

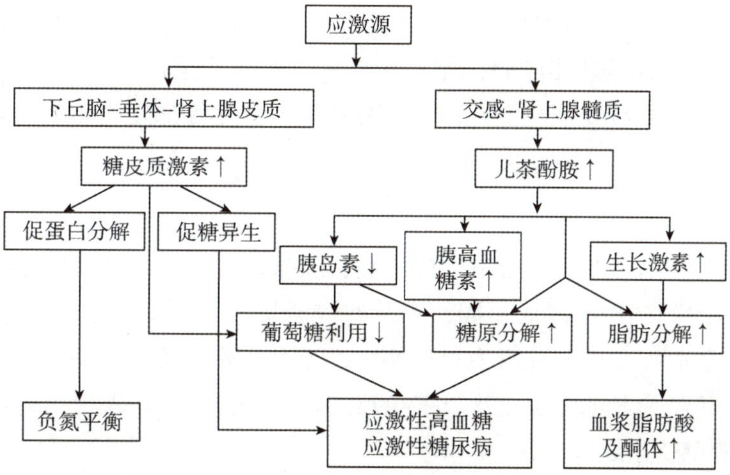

图5－3 应激时糖、脂肪和蛋白质代谢的变化

1. 高代谢率（超高代谢） 严重应激时，儿茶酚胺、糖皮质激素分泌增加，机体脂肪动员明显增强，外周肌肉组织分解旺盛，使代谢率显著升高。正常成人安静状态下每天约需能量8368kJ（2000kcal）。大面积烧伤的患者，每天可高达20920kJ（5000kcal），相当于重体力劳动时的代谢率。重度应激时，机体可很快出现消瘦、衰弱和抵抗力下降，并难以用单纯的营养来逆转。对于这些患者，除了充分的营养支持外，适当调整机体的应激反应，使用某些促进合成代谢的生长因子被证明是有益的。

2. 糖、脂肪和蛋白质代谢的变化 应激时，物质代谢的特点与应激时能量代谢的升高相匹配，保证了机体应付紧急情况时有足够的能量可以得到提供。但应激持续时间过长，体内消耗过多，可致体重减轻、贫血、创面愈合迟缓和全身性抵抗力降低。

（1）糖代谢　应激时，一方面，胰岛素相对不足、外周胰岛素依赖组织对胰岛素的敏感性降低，减少了对葡萄糖的利用（胰岛素耐受）；另一方面，儿茶酚胺、胰高血糖素、生长激素和糖皮质激素等促进糖原分解和糖异生，结果出现血糖升高，甚至出现糖尿，被称为应激性高血糖或应激性糖尿。

（2）脂肪代谢　应激时，脂解激素（E、NE、胰高血糖素和生长激素）增多，脂肪的动员和分解加强，血中游离脂肪酸和酮体不同程度地增加，同时组织对脂肪酸的利用也增加。严重创伤后，机体所消耗的能量有75%～95%来自脂肪的氧化。

（3）蛋白质代谢　应激时，糖皮质激素分泌增多，胰岛素分泌减少，使蛋白质分解加强，同时蛋白质破坏增多、合成减弱。尿氮排出量增加，出现负氮平衡。

二、应激时机体的功能变化

（一）中枢神经系统

机体对大多数应激原的感受都包含有认知的因素。丧失意识的机体，应激时，多数神经内分泌反应都可不出现，表明中枢神经系统（central nervous system，CNS），特别是皮层高级部位，在应激反应中起调控整合作用，是应激反应的调控中心。与应激密切相关的 CNS 部位包括边缘系统的皮质、杏仁体、海马、下丘脑、脑桥的蓝斑等结构。这些部位在应激时可出现活跃的神经传导、神经递质和神经内分泌的变化，并发生相应的功能改变。应激时，蓝斑区去甲肾上腺素神经元激活和反应性增高，持续应激可使该脑区的 NE 合成限速酶——酪氨酸羟化酶活性升高，蓝斑投射区（下丘脑、海马、杏仁体）NE 水平升高，机体出现紧张、专注程度提高；过度反应时会产生焦虑、害怕或愤怒等情绪。室旁核分泌的 CRH 是应激反应的核心神经内分泌因素之一，与边缘系统的皮质、杏仁体、海马结构有丰富的交互联系，与蓝斑亦有丰富的交互联络。HPAC 系统的适度兴奋有助于维持良好的认知学习能力和情绪，但兴奋过度或不足都可以引起 CNS 的功能障碍，出现抑郁、厌食，甚至自杀倾向等。应激时 CNS 的多巴胺能神经元、5-HT 能神经元、GABA 能神经元以及阿片肽能神经元等都发生相应的变化，参与应激时的神经精神反应。

（二）心血管系统

心血管系统在应激时的基本变化有心率增快、心肌收缩力增强、心输出量增加、血压升高。总外周阻力则视应激信号和 CNS 的调控状况而不同，在某些应激情况下，如失血、心源性休克或需高度警惕专注的精神刺激时，血管收缩，外周总阻力可升高。在某些应激状态下，如与运动、战斗有关的应激，骨骼肌血管明显扩张，可抵消其他部位血管收缩导致的外周阻力上升，表现为总外周阻力下降。上述反应主要是由交感-肾上腺髓质系统介导的。

冠状动脉血流量在夜晚熟睡时最低，在应激时通常是增加的，一日之中波动可达 5 倍。但精神应激在某些情况下可引起冠状动脉痉挛，特别在已有冠状动脉病变的基础上可导致心肌缺血。应激对心脏节律也可产生明显影响，主要通过儿茶酚胺兴奋 β 受体引起心率增加。但交感-肾上腺髓质的强烈兴奋也可使心室纤颤的阈值降低，在冠状动脉和心肌已有病变的基础上，强烈的精神应激可诱发心室纤颤，导致猝死。

（三）消化系统

消化功能的典型变化为食欲降低，严重时甚至可诱发神经性厌食症，主要出现在慢性应激时，可能与 CRH 的分泌增加有关。但部分人应激时也会出现进食增加并诱发肥胖症，其机制可能与下丘脑中内啡肽和单胺类介质如 NE、多巴胺、5-HT 等水平升高有关。当然，应激时亦可发生胃肠运动的改变，诱发肠平滑肌的收缩、痉挛，机体出现便意、腹痛、腹泻或便秘，甚至诱发溃疡性结肠炎及发生应激性溃疡。

（四）免疫系统

免疫系统的反应是应激的重要组成部分。应激时的神经-内分泌变化对免疫系统有重要的调控作用；反之，免疫系统对神经-内分泌系统也有调节作用。

参与应激反应的大部分神经递质和内分泌激素的受体都已在免疫细胞上发现，急性应激反应时，可见外周血吞噬细胞数量增多、活性增强，补体、C 反应蛋白等具有非特异性抗感染能力的 APP 升高等。但强烈持续的应激常造成免疫功能的抑制，甚至功能紊乱。应激时变化最明显的激素为糖皮质激素和儿茶酚胺，两者对免疫系统主要效应都显示为抑制，因此，持续应激常会抑制免疫功能，甚至发生功能障碍，诱发自身免疫病。

免疫系统除受应激的神经-内分泌反应调控外，又反过来对神经-内分泌系统发挥调节作用。免疫细胞可释放多种神经-内分泌激素，如 ACTH、β-内啡肽、生长激素等，在局部或全身发挥作用，参与应激反应的调控。

此外，免疫细胞还可产生具有神经-内分泌激素样作用的细胞因子。如干扰素可与阿片受体结合，产生阿片肽样的镇痛作用；可促使下丘脑分泌 CRH，作用于肾上腺皮质产生 ACTH 样的促 GC 分泌作用；还具有促甲状腺素样作用和使黑色素生成的效应。IL-1 可直接作用于 CNS，使代谢增加，体温升高，食欲降低，促进 CRH、GH、促甲状腺素的释放，而抑制催乳素、黄体激素的分泌；IL-2 可促进 CRH、ACTH、内啡肽的释放等。

（五）血液系统

急性应激时，外周血中可见白细胞数目增多、核左移；血小板数增多、黏附力增强；纤维蛋白原浓度升高，凝血因子Ⅴ和Ⅷ、血浆纤溶酶原、抗凝血酶Ⅲ等浓度升高。血液表现出非特异性抗感染能力和凝血功能的增强，全血和血浆黏度升高，红细胞沉降率增快等；骨髓检查可见巨核细胞系的增生。这些改变既有抗感染、抗损伤、防止出血的有利方面，也有促进血栓形成、诱发 DIC 发生的不利方面。

慢性应激时，患者可出现低色素性贫血。其血清铁降低，类似于缺铁性贫血，但其骨髓中的含铁血黄素含量正常甚至增高，其机制可能与单核-巨噬细胞系统对红细胞的破坏加速有关，故补铁治疗无效。

（六）泌尿、生殖系统

应激时，泌尿功能的主要变化为尿量减少，尿比重升高，尿钠浓度降低。引起这些变化的机制是：①交感-肾上腺髓质系统兴奋，使肾血管收缩，肾小球滤过率降低；②肾素-血管紧张素系统激活，亦引起肾血管收缩；③醛固酮和抗利尿激素分泌增多，促进肾小管对钠、水的重吸收。

应激对生殖功能主要表现为不利的影响。下丘脑分泌的 GnRH 及垂体释放的 LH 在应激，特别是精神心理应激时降低，或者分泌规律被扰乱，在女性表现为月经紊乱或闭经，哺乳期妇女乳汁明显减少或泌乳停止等。

强烈应激时，上述的神经内分泌反应、细胞、体液反应以及机能代谢变化都可能相继或同时出现。

第四节 应激与疾病

应激在许多疾病的发生发展上起着重要的作用，50% ~70% 的就诊患者其所患的疾病可被应激诱发或者恶化。对大多数的应激反应，在撤除应激原后，机体可很快恢复自稳态。但如果劣性应激原持续作用于机体，则可导致内环境紊乱和疾病。应激与疾病的关系随着城市化的加剧受到医学界越来越多的关注（图5－4）。

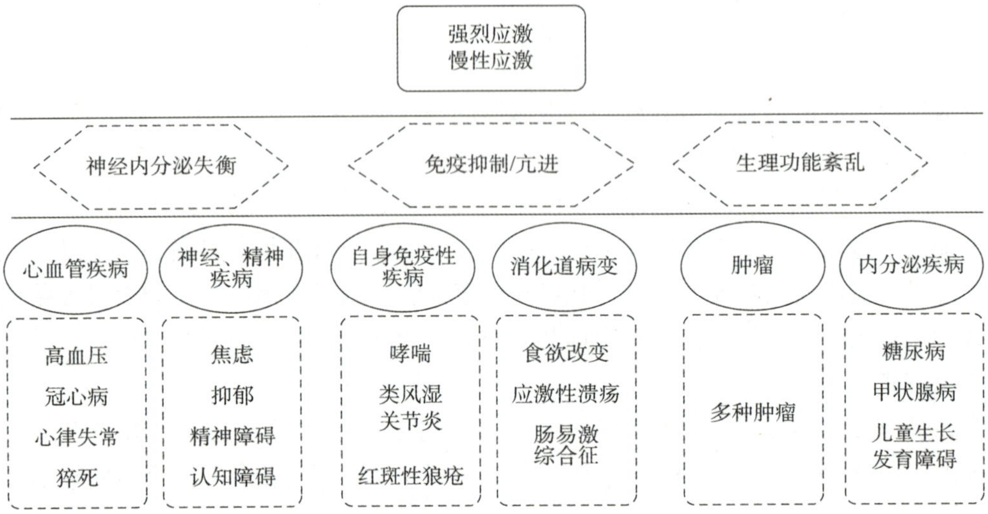

图5－4　应激与疾病的关系

应激性疾病目前尚无明确的概念和界限，习惯上将应激在发病中起主要致病作用的疾病称为应激性疾病（stress disease），如应激性溃疡。应激在疾病发生发展中仅作为条件或诱因，可加重或加速其发生发展的一些疾病，称为应激相关疾病（stress related disease），如原发性高血压、动脉粥样硬化、冠心病、支气管哮喘、抑郁症等。

一、应激性溃疡

（一）概念

应激性溃疡（stress ulcer，SU）是指在遭受各类重伤（包括大手术）、重病和其他应激情况下，机体出现胃、十二指肠黏膜的急性病变。主要表现为黏膜的糜烂、浅溃疡、渗血等，少数溃疡可较深或穿孔，当溃疡侵蚀大血管时，可引起大出血。据内镜检查，重伤重病时应激性溃疡发病率为75%～100%，溃疡发生大出血一般不超过5%，但其死亡率可达50%以上。应激性溃疡是一种典型的应激性疾病，它不同于一般的消化性溃疡，但应激可促进和加剧消化性溃疡的发展。

（二）发生机制

1. 黏膜缺血　胃、十二指肠黏膜缺血是应激性溃疡形成的最基本条件，其缺血程度常与病变程度成正相关。应激时，交感-肾上腺髓质系统的强烈兴奋，胃肠血管收缩，血流量减少，黏膜缺血使上皮细胞能量不足，不能产生足量的碳酸氢盐和黏液，使黏膜上皮细胞间的紧密连接及覆盖于黏膜表面的碳酸氢盐-黏液层所组成的黏膜屏障受到破坏。

2. H^+反向弥散　胃腔内H^+向黏膜内的反向弥散是应激性溃疡形成的必要条件。在胃黏膜血流灌注良好的情况下，反向弥散至黏膜内的H^+可被血流中的HCO_3^-中和或被携走，从而防止H^+对细胞的损害。在创伤、休克等应激状态下，胃肠血流量减少，黏膜屏障遭到破坏，胃腔内的H^+顺浓度差进入黏膜，黏膜内pH的下降程度主要取决于胃腔内H^+向黏膜反向弥散量与黏膜血流量之比。应激时胃酸的分泌可增多，也可不增多甚至减少。由于胃黏膜血流量减少，即使反向弥散至黏膜内的H^+量不多，也不能将侵入黏膜的H^+及时运走，使H^+在黏膜内积聚，使黏膜内pH明显下降，从而造成细胞损害。胃腔内H^+浓度越高，黏膜病变通常越重。若将胃腔内pH维持在3.5以上，可不形成应激性溃疡。

3. 其他 一些次要因素也参与应激性溃疡的发病，如酸中毒时血流对黏膜内 H^+ 的缓冲能力降低，可促进应激性溃疡的发生。GC 的分泌增多，使蛋白质的分解大于合成，胃、十二指肠上皮细胞更新缓慢，再生能力降低。胆汁逆流及β-内啡肽释放增多，在黏膜缺血的情况下加剧了胃、十二指肠黏膜的损伤。此外，胃肠黏膜富含黄嘌呤氧化酶，在缺血-再灌注时生成大量氧自由基，可引起胃、十二指肠黏膜损伤。

应激性溃疡若无出血或穿孔等并发症，在原发病得到控制后，通常于数天内完全愈合。

知识链接

SU 预防的策略和措施（应激性溃疡防治专家建议 2018 版）

1. 积极处理基础疾病和危险因素，消除应激源 抗感染、抗休克，纠正低蛋白血症、电解质和酸碱平衡紊乱，防治颅内高压，保护心、脑、肾等重要器官功能。对原有溃疡病史者，在重大手术前可进行胃镜检查，以明确是否合并活动性溃疡。

2. 加强胃肠道监护 可插入胃管，定期定时监测胃液 pH，必要时进行 24 小时胃内 pH 监测，并定期监测血红蛋白水平及粪便隐血试验。

3. 肠内营养 数项观察性临床研究发现，早期肠内营养对于危重症患者不仅具有营养支持作用，持续的食物摄入有助于维持胃肠黏膜的完整性，增强黏膜屏障功能；可能对 SU 的预防有重要作用，因此，当患者病情许可时，应尽快恢复肠内营养。

二、应激相关疾病

（一）应激与心血管功能障碍

心血管系统是应激反应的主要靶系统，情绪心理应激因素与心血管系统功能障碍关系非常密切。应激引起心血管系统功能障碍主要是指原发性高血压、动脉粥样硬化和心律失常等。

1. 高血压 大量流行病学调查证实，长期的高负荷应激（如情绪紧张、工作压力、焦虑、抑郁等）导致高血压的发生率升高。应激导致高血压的机制主要在于：①交感-肾上腺髓质系统的激活，使心输出量增加，大部分外周小血管持续收缩，外周阻力加大；②HPAC 系统兴奋活化肾上腺皮质及肾血管收缩致肾血流量减少，均使肾素-血管紧张素-醛固酮系统激活，导致机体内钠水潴留，血容量增加；③高水平 GC 的存在，使血管平滑肌对儿茶酚胺和血管加压素的作用更加敏感；④血管紧张素亦具有强烈的血管收缩作用；⑤情绪心理应激还可能引起高血压的遗传易感基因激活。

2. 动脉粥样硬化 应激对动脉粥样硬化的致病作用十分明确。主要机制如下。①血压升高：应激所致血压升高可导致动脉血管内膜的损伤，这不仅有利于脂质沉积，而且还可引起血小板及中性粒细胞黏附，并使如 TXA_2、5-HT、组胺等活性物质释放，加剧血管损伤；血压升高还刺激血管平滑肌细胞的增生，胶原纤维合成增加，导致血管壁增厚，管腔变窄。②血脂升高：应激时脂肪分解加强，使血脂升高，特别是使低密度脂蛋白（LDL）水平提高。LDL 是粥样硬化斑块中胆固醇的主要来源。③血糖升高：应激时糖原分解加速，血糖浓度升高，使动脉壁山梨醇途径代谢加快，导致血管壁水肿、缺氧，动脉中层和内膜损伤。高血压、高血脂和高血糖，这三者构成了动脉粥样硬化发生的病理基础。

3. 心律失常 在心血管急性事件的发生中，心理情绪应激被认定为是一个“扳机”，是触发急性心肌梗死、心源性猝死的重要诱因。心理情绪应激易在冠状动脉已有病变的基础上诱发心律失常，致死的主要原因为心室纤颤。发生机制可能与以下因素有关：①交感-肾上腺髓质系统激活，通过兴奋β

受体降低心室纤颤的阈值；②引起心肌电活动异常；③通过 α 受体引起冠状动脉收缩痉挛。应激引起的急性期反应还使血液黏滞度升高，凝固性升高，促进粥样斑块的血管壁血栓形成，引起急性心肌梗死。

（二）应激与免疫功能障碍

如前所述，免疫系统是应激反应中一个非常重要的组分。免疫细胞接受神经-内分泌的调控，且具有大多数神经-内分泌激素的受体；同时又作为应激反应的感受器官，感受非识别性应激原并作出反应，释放各种激素或激素样介质和细胞因子，反作用于神经-内分泌系统，或直接作用于效应器官激起反应。应激所导致的免疫功能障碍主要表现为两大方面：自身免疫病和免疫抑制。

1. 自身免疫病 许多自身免疫病如类风湿关节炎、系统性红斑狼疮等，都可以追溯出精神创伤史或明显的心理应激因素。且严重的心理应激常可诱发一些变态反应性疾病的急性发作，如哮喘患者可因愤怒、惊吓，甚至公众面前讲话等心理应激诱发哮喘发作。但应激在其发生发展中的具体作用机制尚不清楚。

2. 免疫抑制 慢性应激时免疫功能低下（机制已如前述）。患者对感染的抵抗力下降，特别易发生呼吸道的感染，如感冒、结核等。持续应激时，患者的胸腺、淋巴结等免疫器官皆有萎缩现象。

（三）应激与内分泌功能障碍

应激可引起神经-内分泌功能的广泛变化，而持续应激与多种内分泌功能的紊乱有关，下面仅择举几例。

1. 应激与生长轴和甲状腺轴 慢性应激可引起儿童生长发育延迟，特别是失去父母或生活在亲子关系紧张家庭中的儿童，可出现生长缓慢、青春期延迟，并常伴有行为异常，如抑郁、异食癖等，被称为心理社会呆小状态（psychosocial short status）或心因性侏儒（psychogenic dwarf）。

急性应激时，GH 升高。但慢性心理应激时，因 CRH 诱导的生长抑素的增多，引起 GH 分泌减少，且糖皮质激素可使靶组织对胰岛素样生长因子-1（insulin-like growth factors-1，IGF-1）出现抵抗。此外，慢性应激时甲状腺轴受 HPAC 系统的抑制，生长抑素和糖皮质激素都抑制促甲状腺素的分泌，且糖皮质激素还抑制甲状腺素（T_4）在外周转化为活性更高的 T_3，使甲状腺功能低下。上述因素皆可导致儿童的生长发育障碍。但在解除应激状态后，儿童血浆中 GH 浓度会很快回升，生长发育亦随之加速。

2. 应激与性腺轴 应激时 HPAC 系统可在各个环节抑制性腺轴，受累的机体 GC、ACTH 水平偏高，LH、睾丸激素或雌激素水平降低，且各性腺靶组织对性激素产生抵抗。应激对性腺轴的抑制主要表现在慢性应激时，如过度训练比赛的运动员、芭蕾舞演员，可出现性欲减退、月经紊乱或停经。急性应激有时也可引起性腺轴的明显紊乱，一些严重的突发生活事件，可使年轻妇女突然绝经或哺乳期妇女突然断乳。

应激，特别是心因性应激引起的躯体功能障碍，称为心身疾病（psychosomatic disease），或称心理生理障碍（mental physiological disorder）。应激参与躯体疾病发生发展的例子很多，对其机制的研究也越来越细微，从整体和神经-内分泌水平正迅速向分子、基因水平深入。在生物医学模式向社会、心理和生物医学模式的转换中，对社会、心理和生物医学三者之间的有机联系及其内在机制的研究，特别是社会、心理因素产生的应激反应对生物医学的影响正引起越来越大的关注。

三、应激相关心理、精神障碍

社会心理应激对认知功能、情绪及行为均有明显的影响，可直接导致功能性精神疾患的发生发展，这些心理、精神障碍与边缘系统及下丘脑等部位关系密切。根据其临床表现及病程长短，应激相关心理、精神障碍可分为以下几类。

1. 急性心因性反应（acute psychogenic reaction） 又称急性应激障碍（acute stress disorder，ASD），是指由于急剧而强烈的心理社会应激源作用后，在数分钟至数小时内所引发的功能性精神障碍。患者可表现：①伴有情感迟钝的精神运动性抑制，如不言不语、表情淡漠、呆若木鸡；②伴有恐惧的精神运动性兴奋，如兴奋、恐惧、紧张、叫喊、无目的地外跑，甚至痉挛发作。上述状态持续时间较短，一般在数天或一周内缓解。

2. 延迟性心因性反应（delayed psychogenic reaction） 又称创伤后应激障碍（post-traumatic stress disorder，PTSD），是指机体在受到严重而剧烈的精神打击（如经历恐怖场面、恶性交通事件、残酷战争等）而引发的延迟出现或长期持续存在的精神障碍，一般在遭受打击后数周至数月后发病。临床上PTSD的主要表现为“创伤三连征”。①病理性再体验（reexperience）：反复重演创伤性体验，是PTSD最常见也是最具特征性的症状。②病理性警觉性增高（hypervigilance）：是一种自发性持续高度警觉状态。表现为过度警觉，惊跳反应增强伴有注意力不集中、焦虑情绪等。③病理性回避（avoidance）与麻木：表现为长期或持续有意或无意回避与创伤经历有关的事件或情境。除此之外，PTSD还可合并以下表现，如兴趣范围缩窄，人际关系改变，人生观与价值观改变，乃至人格的改变、抑郁、焦虑、睡眠障碍、自杀倾向、攻击性言行等。

PTSD的发生发展与精神创伤性事件的强度、个体的易感素质有关。目前研究表明，PTSD的发生发展机制主要涉及以下两个方面：①前额叶-杏仁核-海马环路的调节障碍和结构异常。②神经-内分泌异常。HPAC系统和肾素-血管紧张素系统异常是导致PTSD患者高度警觉状态和创伤性记忆的主要原因之一。

3. 适应障碍（adjustment disorder，AD） 是指具有脆弱心理及人格缺陷的机体，由于长期存在心理应激或处于困难处境下，逐渐产生以抑郁、焦虑、烦躁等情感障碍为主，伴有社会适应不良、学习及工作能力下降、与周围接触减少等表现的一类精神障碍。该类障碍通常发生在应激事件或环境变化发生后1个月内，病情持续时间一般不超过6个月。

第五节 应激相关疾病防治和护理的病理生理学基础

适度的应激可增加机体的适应能力，但当应激成为疾病发生发展的重要参与因素时，对其的恰当处置可成为影响患者康复的重要举措，其基本原则如下。

1. 排除应激原 尽快消除或撤离主要致病应激源，同时避免给患者新的应激刺激。尤其是患者就诊、住院过程中，医护人员的工作态度、处置方法、有关病情的言谈举止等，都是患者极其关注的内容，常可能成为患者治疗过程中的新应激源。良好的医德医风，专业而又通俗易懂的解释，常能避免给对患者许多不必要的暗示和刺激，降低患者的应激程度。

2. 恰当的心理治疗、护理 中枢神经系统是大多数应激反应的感知和调控中枢，而大多数应激也都具有心理和情绪成分，因此，恰当的心理治疗及护理，可及时消除、缓解患者的心理应激，增强患者的康复信心，对疾病的治疗和痊愈都有极大的帮助。

3. 及时诊断、治疗应激性损伤 如及时诊断、治疗应激性溃疡以及应激引起的心律失常、免疫功能紊乱等。

4. 补充糖皮质激素 急性肾上腺皮质功能不全（如肾上腺出血、坏死）或慢性肾上腺皮质功能不全的患者，受到应激原刺激时不能产生应激；或者由于应激时糖皮质激素受体明显减少，病情危急时，可补充小剂量糖皮质激素。

答案解析

目标检测

一、单项选择题

1. 下列关于应激的说法中，错误的是（　）
   A. 应激是普遍存在的生命现象
   B. 应激是应激源引起的特异性反应
   C. 应激是机体适应性反应及保护机制的重要部分
   D. 应激增强对抗或逃避能力
   E. 应激是生命存在和发展所必需的
2. 下列反应中，不会在应激中发生的是（　）
   A. 心率加快　B. 肾动脉扩张　C. 心肌收缩力增强
   D. 心输出量增加　E. 皮肤血管收缩
3. 应激时，CRH 分泌增多的最主要作用是（　）
   A. 调控应激时的情绪行为反应
   B. 刺激 ACTH 的分泌进而增加 GC 的分泌
   C. 促进内啡肽释放
   D. 促进蓝斑-去甲肾上腺素能神经元的活性
   E. 升高血糖
4. 应激时，急性期蛋白不具有（　）的功能
   A. 抑制蛋白酶　B. 清除异物和坏死组织　C. 抗感染和抗损伤
   D. 抑制纤溶　E. 清除自由基
5. 应激时，机体各种机能和代谢变化的发生基础主要是（　）
   A. 神经内分泌反应　B. 免疫反应　C. 急性期反应
   D. 热休克反应　E. 适应性反应
6. 下列不属于应激相关疾病的是（　）
   A. 动脉粥样硬化　B. 原发性高血压　C. 溃疡性结肠炎
   D. 支气管哮喘　E. 白化病
7. 患者，男，45 岁，肝移植术后出现上腹部疼痛及柏油样便。应首先考虑患者可能发生了（　）
   A. 急性胃炎　B. 应激性溃疡　C. 结肠肿瘤
   D. 消化性溃疡　E. 急性肠炎
8. 应激时，交感-肾上腺髓质系统兴奋。下列反应中，既有防御意义又有不利意义的是（　）
   A. 血糖增加　B. 心肌收缩力增强　C. 支气管扩张
   D. 心脑血流增加　E. 儿茶酚胺增多
9. 急性期反应蛋白主要由（　）合成
   A. 肥大细胞　B. 肝细胞　C. 单核-吞噬细胞系统
   D. 成纤维细胞　E. 内皮细胞

10. 下列属于全身适应综合征抵抗期特点的是（　）
    A. 机体处于最佳动员状态
    B. 起主要作用的物质是儿茶酚胺
    C. 胸腺增生，淋巴结肿大
    D. 以蓝斑-交感-肾上腺髓质系统兴奋为主
    E. 起主要作用的激素是肾上腺皮质激素
11. 应激时，消化系统的改变主要表现为（　）
    A. 胃穿孔
    B. 胃酸分泌减少
    C. 胃黏液蛋白分泌增加
    D. 胃肠黏膜糜烂、溃疡、出血
    E. 胃肠血管舒张，血流量增加
12. CRH 神经元散布于从大脑皮质到脊髓的广泛脑区，但最主要位于（　）
    A. 杏仁体　　B. 室旁核　　C. 边缘皮层
    D. 蓝斑　　E. 海马结构
13. 下列急性期反应蛋白中，具有清除异物和坏死组织作用的是（　）
    A. 铜蓝蛋白　　B. 结合珠蛋白　　C. 补体
    D. C 反应蛋白　　E. 纤维连接蛋白
14. 热休克蛋白最初从（　）体内发现
    A. 果蝇　　B. 小鼠　　C. 兔
    D. 猿猴　　E. 细菌
15. 患者，女，准备考研，半年前开始复习备考，每天学习时间长达十四五个小时，最近频繁出现胃痛，去医院检查胃镜。其主要表现可能为（　）
    A. 胃肠黏膜糜烂、溃疡、出血
    B. 胃肠血管舒张，血流量增加
    C. 胃黏液蛋白分泌增加
    D. 胃酸分泌减少
    E. 胃穿孔

二、简答题

1. 什么是急性期反应蛋白？其生物学功能如何？
2. 简述应激性溃疡的发生机制。
3. 应激的主要神经内分泌反应有哪些？
4. 简述应激时糖皮质激素增加的生理意义。

三、案例分析题

患者，男，52 岁，锅炉工。因操作不当锅炉爆炸引发烧伤急诊入院。入院查体：意识不清，体温 36.6℃，脉搏 145 次/分，呼吸 38 次/分，血压 85/63mmHg。口唇紫绀，四肢冰冷。全身烧伤面积达 70%，多数为Ⅱ度烧伤。诊断：①特重度烧伤总面积 55%，其中浅Ⅱ度 18%，深Ⅱ度 20%，Ⅲ度 17%；②休克。经过清创、补液等急诊处理后，转入烧伤科。4 小时后患者意识清楚，生命体征平稳，2 天后患者出现水样腹泻，柏油样便 3 次，伴有腹胀。查血常规：RBC $2.81\times10^{12}/L$，Hb 71g/L，WBC $11.8\times10^{9}/L$，PMN 90%。大便潜血试验（OB）（++++）。电子内镜检查：在胃底前后壁、十二指肠球部有多发性溃疡出血灶，呈斑点状，大小不等，表面有活动性出血。立即给予止血、输血等治疗。4天后患者面色转红润，创面较干燥。查血常规：红细胞、血细胞比容、血红蛋白均接近正常。大便OB（+）。伤后7天腹胀消失。患者否认有任何胃部疾病的病史。

请问：

1. 患者是否存在应激？有何意义？
2. 患者为何出现胃、十二指肠溃疡？其机制是什么？
3. 出现柏油样便的原因是什么？
4. 应激时机体的代谢和功能还可能出现哪些变化？

（王美娇）

书网融合……

本章小结　　微课　　题库

第六章　缺血-再灌注损伤

PPT

学习目标

1. 掌握　缺血-再灌注损伤、自由基、钙超载的概念；缺血-再灌注损伤的发生机制。
2. 熟悉　缺血预适应的概念；各重要器官缺血-再灌注损伤的特点。
3. 了解　缺血-再灌注损伤的防治原则。

案例引导

案例：患者，男，56 岁。因胸痛约 1 小时入院，经心电图诊断为急性前间壁心肌梗死。体格检查：血压 100/75mmHg，心率 38 次/分，律齐，意识淡漠。既往有高血压病史 8 年。给予吸氧、心电监护，并迅速静脉滴注尿激酶 150 万单位，胸痛症状明显减轻。用药后约 10 分钟时，心电监护显示出现室性早搏、室上性心动过速及室颤，血压 90/65mmHg。立即给予除颤，同时给予利多卡因、小剂量异丙肾上腺素，用药后患者胸痛逐渐消失，心电监护转为窦性心律、血压达正常范围。复查心电图为广泛前壁心肌梗死。

讨论：

1. 为什么给予患者静脉滴注尿激酶？
2. 患者使用尿激酶后胸痛症状缓解，为什么又迅速出现严重心律失常、血压下降？

第一节　概　述

一、缺血-再灌注损伤的概念

充足的血流供应是保证组织器官正常功能和代谢的物质基础。一定程度的缺血性病因（如冠心病、血栓形成、血管痉挛或休克等），往往会导致相应组织器官发生缺血性损伤（ischemia injury）。

发生组织缺血后，尽早恢复血流灌注是防治缺血性损伤的基本措施。在大多数情况下，血液重新灌注后可使缺血组织器官的功能、结构得以修复，如临床上常用的溶栓疗法、动脉搭桥术、心脏介入治疗、断肢再植和器官移植等。但是，也有异常情况：组织器官缺血后恢复血液供应不但不能使其功能得到恢复，反而加重其功能障碍和结构损伤的病理过程，称为缺血-再灌注损伤（ischemia-reperfusion injury，IRI），简称再灌注损伤。

早在 1955 年 Sewell 就曾报道，在结扎狗冠状动脉一段时间后，如突然解除结扎恢复血流，有部分动物发生室颤甚至死亡。1960 年，Jennings 第一次提出“缺血-再灌注损伤”的概念，证实再灌注损伤除了导致心脏功能降低以外，还可能出现心肌超微结构不可逆性坏死、组织结构崩解、收缩带形成和线粒体内磷酸钙颗粒形成等形态学改变。截至目前，大量动物实验和临床研究都逐步证实，不同种属（人、狗、兔、大鼠等）机体的各种组织器官（如心、脑、肾、肺、胰、肝、胃肠、四肢和皮肤等），几乎都可能发生再灌注损伤。

二、缺血-再灌注损伤的原因

凡是能引起组织器官缺血后恢复血液供应的因素都可能成为再灌注损伤的原因，如休克时微循环的疏通、冠状动脉痉挛的缓解、心搏骤停后心、肺、脑复苏等。此外，由于新医疗技术和治疗方法的应用，如溶栓疗法、动脉搭桥术、经皮腔内冠状动脉成形术、体外循环下行开胸直视手术以及断肢再植、器官移植等，这些恢复血液供应的组织器官都可能发生再灌注损伤。

第二节　缺血-再灌注损伤的影响因素

通常情况下，组织器官的缺血时间和程度、需氧程度以及再灌注条件等因素，影响着缺血-再灌注损伤的发生及其严重程度。

一、缺血时间和程度

再灌注前的组织缺血时间长短与再灌注损伤的发生密切相关，缺血时间过短或过长均不易发生再灌注损伤。因为组织器官都能耐受一定程度的缺血，如果缺血时间较短，组织细胞的缺血性损伤并不严重，在恢复血流灌注后可迅速恢复；如果缺血时间过长，则导致细胞发生不可逆性损伤甚至坏死，即便恢复再灌注也不会出现再灌注损伤。实验证实，犬心肌在缺血 15～30 分钟后再灌注，其再灌注损伤的发生率显著增高，而缺血 10 分钟以内或 60 分钟以上进行再灌注，均较少发生再灌注损伤。

另外，再灌注前组织缺血程度也有明显影响，一般缺血程度越轻，再灌注损伤也愈轻，反之再灌注损伤愈重。

二、组织缺血前的状态

不同器官、不同动物对缺血时间的耐受性不同。一般来说，心、脑等需氧量较高的器官更易发生再灌注损伤，而且动物愈小，耐受缺血时间愈短，相对来说，侧支循环丰富的组织不易发生缺血-再灌注损伤。此外，也与组织缺血前的机能有关，如患者缺血前已存在心肌肥厚、冠脉粥样硬化等病变，其发生再灌注损伤的可能性就显著增高。

三、再灌注条件

一定程度上使用低温、低压、低 pH 的灌注液进行再灌注，可有效减轻再灌注损伤。灌注液中电解质的含量对再灌注损伤也有一定影响，如减少 Ca^{2+}、Na^{+} 或增加 K^{+}、Mg^{2+} 的含量有利于减轻再灌注损伤。

知识链接

氧、钙、pH 与再灌注损伤

在缺血-再灌注损伤的研究历史中，早期研究者发现了“氧反常（oxygen paradox）”“钙反常（calcium paradox）”和“pH 反常（pH paradox）”现象。预先用低氧溶液灌注组织器官或在低氧条件下培养细胞一段时间后，再恢复正常氧供应，组织或细胞的损伤不仅未能恢复，反而更加严重，称为“氧反常”。同理，以无钙溶液灌流离体大鼠心脏后再以含钙溶液灌注时，出现了心肌细胞内钙含量显著增加、心肌结构和功能异常、心肌电信号异常等现象称为“钙反常”。再灌注时迅速纠正缺血组织的酸中毒，反而加重组织细胞的损伤，称为“pH 反常”。

这些研究提示，氧、钙和 pH 可能参与再灌注损伤的发生发展，也为后续探究缺血-再灌注损伤的发生机制提供了重要的理论线索。

第三节 缺血-再灌注损伤的发生机制

再灌注虽是减轻缺血性损伤的必要操作，但在某些状况下也可能促使缺血性损伤转化为再灌注损伤。再灌注损伤虽然是在缺血性损伤基础上的进一步发展，但并不等同于缺血性损伤的延长和叠加。因此，探讨缺血-再灌注损伤的发生机制，有助于临床上治疗缺血性疾病时，做到既能尽早恢复缺血组织的血液供应，又能减轻或防止再灌注损伤的发生。目前认为，缺血-再灌注损伤的发生与自由基生成增多、细胞内钙超载和白细胞聚集活化等机制密切相关。

一、自由基的作用

（一）自由基的概念和分类

自由基（free radical）是指在外层轨道上含有单个不配对电子的各种原子、分子或基团的总称，其中以氧为中心的自由基称为氧自由基（oxygen free radical，OFR）。由于自由基外层轨道上的不配对电子，处于极不稳定的活泼状态，容易引发氧化应激（oxidative stress），导致组织细胞损伤甚至坏死。自由基种类较多，除最主要的氧自由基外，还有脂性自由基、氯自由基（Cl·）、一氧化氮自由基（NO·）、甲基自由基（CH_3·）等。

体内常见的氧自由基主要包括超氧阴离子（$O_2^{\bar{\cdot}}$）和羟自由基（OH·）。$O_2^{\bar{\cdot}}$ 主要来源于线粒体，是体内氧自由基存在的主要形式。OH·则是体内最活跃、毒性最强、危害性最大的氧自由基。H_2O_2 虽然不是自由基，但其化学性质也十分活泼。$O_2^{\bar{\cdot}}$ 与 H_2O_2 反应可缓慢生成 OH·，但在 Cu^{2+} 或 Fe^{2+} 的作用下，该反应速度可加快，被称为 Fenton 型 Haber-Weiss 反应。体内还有其他的化学性质活泼的含氧化合物，如 H_2O_2、单线态氧（$^1O_2$）、臭氧等，这些化合物与氧自由基统称为活性氧（reactive oxygen species，ROS）。

脂性自由基包括烷自由基（L·）、烷氧自由基（LO·）和烷过氧自由基（LOO·），为氧自由基与多价不饱和脂肪酸作用后生成的中间代谢产物（表 6-1）。

表 6-1 体内主要自由基及活性氧的生物效应及其清除剂

自由基及活性氧	生物效应	清除剂
$O_2^{\bar{\cdot}}$	引发脂质过氧化	超氧化物歧化酶（SOD）、维生素 C、维生素 E、别嘌呤醇（allopurinol）
OH·	氧化/还原其他生物活性物质	维生素 C、维生素 E、谷胱甘肽（GSH）、二甲基亚砜（DMSO）、甘露醇
H_2O_2	产生 OH·，使巯基氧化酶失活	过氧化氢酶（CAT）、谷胱甘肽过氧化物酶（GSH-Px）、髓过氧化物酶（MPO）、维生素 C
$^1O_2$	强氧化剂，使脂肪酸自氧化	谷胱甘肽（GSH）、维生素 C、维生素 E
LOO·	抑制酶活性	谷胱甘肽磷脂氢过氧化物酶（PHG-Px）
LO·	使生物活性物质交联	谷胱甘肽磷脂氢过氧化物酶（PHG-Px）

NO 是体内的气体信号分子，是具有调节血管功能的保护因子。如果它获得一个不配对电子，则变

成一氧化氮自由基（NO·），通常是由诱导型一氧化氮合酶（induced nitric oxide synthase，iNOS）作用于底物L-精氨酸而生成。此外，它还能与其他自由基反应，生成新的毒性更强的自由基，如过氧亚硝酸根（$ONOO^-$）、过氧亚硝酸（HOONO）和OH·。

（二）自由基的生成和清除

在生物氧化过程中，O_2 接受1个电子生成$O_2^{\overline{\cdot}}$，接受2个电子生成 H_2O_2，接受3个电子生成OH·，接受4个电子生成 H_2O。生理情况下，细胞线粒体内98%的 O_2 在细胞色素氧化酶系统的作用下接受4个电子还原成水，同时经过氧化磷酸化生成能量ATP，仅1%～2%的 O_2 经单电子还原为$O_2^{\overline{\cdot}}$ 等自由基，且很快被体内自由基清除剂所清除。

生物体内存在抗氧化酶和非酶性抗氧化物质，可以及时清除自由基而维护正常生理功能（表6－1）。抗氧化酶包括超氧化物歧化酶（superoxide dismutase，SOD）、过氧化氢酶（catalase，CAT）、谷胱甘肽过氧化物酶（glutathione peroxidase，GSH-Px）、谷胱甘肽磷脂氢过氧化物酶（phospholipid hydroperoxide glutathione peroxidase，PHG-Px）等。SOD可歧化 $O_2^{\overline{\cdot}}$ 生成 H_2O_2，CAT可清除 H_2O_2，GSH-Px可清除OH·，PHG-Px可清除脂性自由基。非酶性抗氧化物质包括B族维生素、维生素C、维生素E、谷胱甘肽、辅酶Q、胡萝卜素等，这些物质能提供电子使自由基还原而清除自由基。

（三）缺血-再灌注损伤时自由基增多的机制 微课

研究发现，再灌注数分钟后，组织和血液中的自由基就可迅速增加。由于缺血期组织含氧量减少，作为电子受体的氧不足，活性氧增加不显著；而再灌注期在提供血液和氧气的同时，也提供了大量电子受体，使得氧自由基在短时间内暴发性增多。再灌注时产生的自由基主要来源于线粒体、内皮细胞和中性粒细胞，而体内清除自由基的能力不足也是一个不可忽视的原因。

1. 线粒体内单电子还原增多 线粒体是生物氧化的主要场所，当组织器官缺血时导致细胞内缺氧，使线粒体呼吸链传递电子的效能下降，不能产生足够的电子使氧还原生成水，而是生成各种氧自由基。再灌注期间恢复了血流灌注并提供大量的氧，而线粒体呼吸链上的酶活性却不能迅速增强，致使氧经单电子还原产生更多的氧自由基，因此，线粒体是再灌注时产生自由基的一个主要来源（图6－1）。此外，Ca^{2+} 超载使线粒体功能受损，细胞色素氧化酶系统被抑制，氧经单电子还原成氧自由基增多。

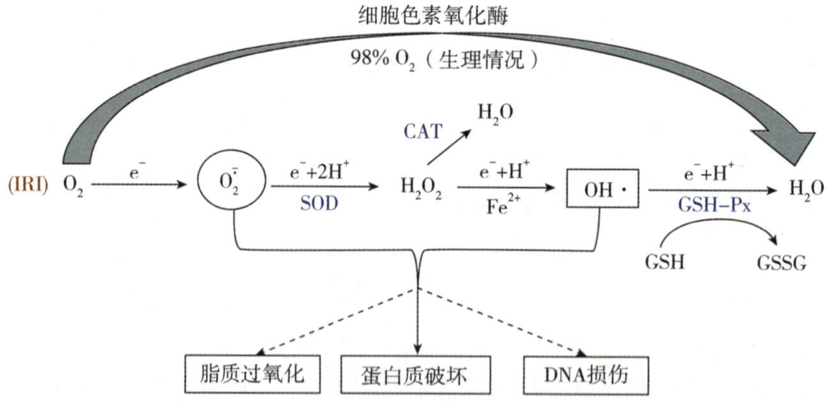

图6－1 缺血-再灌注时线粒体产生自由基示意图

2. 黄嘌呤氧化酶形成增多 血管内皮细胞中含有两种黄嘌呤酶：黄嘌呤脱氢酶（xanthine dehydrogenase，XD）和黄嘌呤氧化酶（xanthine oxidase，XO），其中，黄嘌呤氧化酶的作用是催化次黄嘌呤转化为黄嘌呤。正常情况下，黄嘌呤脱氢酶约占90%，而黄嘌呤氧化酶仅占10%左右。组织缺血时，由于细胞内 Ca^{2+} 超载，激活 Ca^{2+} 依赖性蛋白水解酶使XD转化为XO，导致黄嘌呤氧化酶含量增加；另一方面，缺血期间 ATP 降解消耗，导致次黄嘌呤大量堆积。在此前提下，再灌注时提供了大量的氧，促使缺血时积聚的次黄嘌呤在黄嘌呤氧化酶的作用下迅速生成黄嘌呤，后者进一步在黄嘌呤氧化酶作用下生成尿酸，而这两个过程中都会产生大量的氧自由基（图 6-2）。

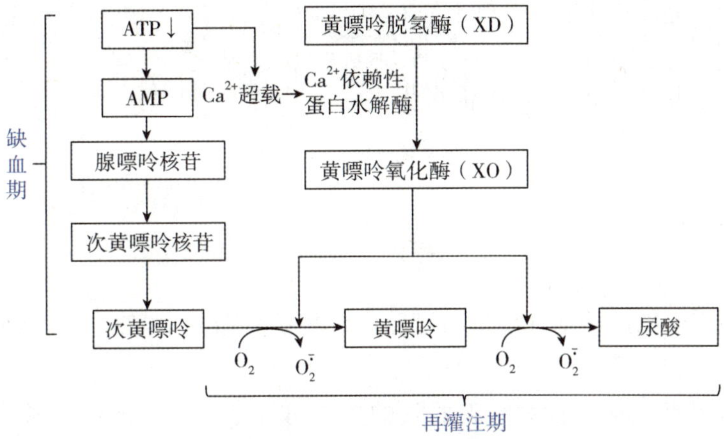

图 6-2 黄嘌呤氧化酶催化自由基生成示意图

3. 中性粒细胞呼吸暴发 正常情况下中性粒细胞在吞噬活动时都伴有耗氧量的显著增加，这种现象被称为呼吸暴发（respiratory burst）或者氧暴发（oxygen burst）。通常其摄取 O_2 的 70% ~90% 经细胞内的 NADPH 氧化酶和 NADH 氧化酶的催化作用形成氧自由基，用以杀灭吞噬的异物（图 6-3）。组织缺血过程中大量中性粒细胞被激活，向缺血组织趋化、浸润，再灌注时缺血组织重新获得大量氧，激活的中性粒细胞通过呼吸暴发，产生大量氧自由基，造成细胞损伤。

$$NADPH + 2O_2 \xrightarrow{\text{NADPH氧化酶}} NADP^+ + H^+ + 2O_2^-$$

$$NADH + 2O_2 \xrightarrow{\text{NADH氧化酶}} NAD^+ + H^+ + 2O_2^-$$

图 6-3 NADPH 氧化酶和 NADH 氧化酶催化氧自由基生成

4. 儿茶酚胺自氧化增强 缺血再灌注其实也是一种应激状态，在缺血缺氧的应激刺激下，交感-肾上腺髓质系统会产生和释放大量儿茶酚胺，后者在单胺氧化酶的作用下，自氧化生成 O_2^-。

5. 诱导型 NO 合酶表达增强 诱导型一氧化氮合酶（iNOS）存在于巨噬细胞、中性粒细胞等细胞中，当缺血-再灌注促使白细胞活化后，iNOS 表达上调，导致 NO · 大量生成，进而使 $OONO^-$ 和HOONO 产生增多。$OONO^-$ 能抑制线粒体呼吸链，HOONO 能氧化氨基酸上的巯基，加剧组织损伤。

6. 体内清除自由基的能力下降 再灌注损伤时，迅速产生大量自由基，而前期缺血缺氧导致体内各种抗氧化物质活性降低，致使其清除自由基的能力减弱，故体内自由基显著增多。

（四）自由基的损伤作用

再灌注过程中产生的大量自由基（尤其是 OH · ），化学性质很活泼，极易与膜磷脂、蛋白质、核酸等多种细胞成分发生反应，破坏细胞的结构和功能，造成细胞损伤（图 6-4）。

1. 膜脂质过氧化 生物膜主要是由富含不饱和脂肪酸的磷脂双分子层构成，并有蛋白质镶嵌其中。膜脂结构完整和膜蛋白功能正常是保证细胞生命活动的基本条件，自由基极易攻击膜磷脂中的不饱和脂肪酸，引起脂质过氧化反应（lipid peroxidation），产生多种过氧化物和脂质自由基，导致膜结构破坏及功能障碍。通过检测脂质过氧化产物丙二醛（MDA）的含量可以间接反映脂质过氧化的程度。

（1）细胞膜结构破坏 膜脂质过氧化可使细胞膜液态性改变、流动性降低、通透性增加，导致细

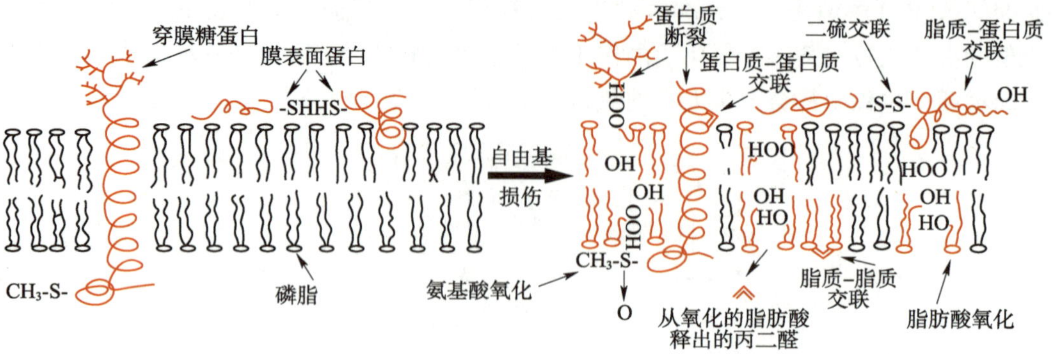

图 6-4　自由基对生物膜的损伤作用示意图

胞膜受体失活、离子通道变构、酶活性降低、细胞内外离子分布异常等改变，从而引起细胞功能和结构变化。

（2）细胞器膜结构破坏　自由基对细胞器膜的攻击可导致：①溶酶体膜破裂释放溶酶，引起细胞结构损坏；②线粒体膜损伤，引起线粒体肿胀、功能障碍、产能减少，还可促使线粒体膜转换孔开放，诱导细胞凋亡发生；③肌浆网膜上 Ca^{2+}-ATP 酶活性降低，使摄取的 Ca^{2+} 减少，导致细胞内钙超载。

（3）脂质信号分子生成异常　膜脂质过氧化还可激活磷脂酶 C（phospholipase C，PLC），引起三磷酸肌醇（IP_3）、二酰甘油（DG）等信号分子生成障碍，致使细胞信号转导异常，并进一步催化前列腺素（PGs）、白三烯（leukotriene，LT）、血栓素等炎症介质的产生，加重再灌注损伤。

2. 破坏蛋白质　自由基可以攻击蛋白质肽链中的蛋氨酸、酪氨酸、色氨酸、脯氨酸、半胱氨酸、苯丙氨酸等残基，使蛋白质分子氧化而发生变性、聚合、降解或肽链断裂，从而导致酶、受体、离子通道等产生障碍，严重影响蛋白质功能。此外，自由基也能破坏酶的活性中心——巯基，并在酶和蛋白质之间形成交联，还能激活相关酶类（如磷脂酶 A_2），导致前列腺素、LT 等炎症介质生成增多。

3. 损伤 DNA　细胞核 DNA 是生物体遗传信息的携带者，具有编码蛋白质的功能，造成 DNA 损伤的自由基主要为 OH· 和 NO·，自由基对核酸的损伤作用主要是碱基修饰、DNA 断裂和交联，从而改变 DNA 的结构，破坏核酸分子的完整性，导致 DNA 复制、转录障碍，影响遗传信息的正确表达。线粒体内也存在线粒体 DNA（mtDNA），由于代谢转换率高，且缺乏修复机制，因而更易受到自由基攻击，导致线粒体的生长、分化和功能障碍。

二、钙超载

钙超载（calcium overload）是指各种原因引起细胞内钙离子浓度异常增高并导致细胞结构损伤和功能代谢障碍的现象，也被称为钙反常（calcium paradox）。1966 年 Zimmerman 等研究发现，用无钙的生理盐溶液灌注大鼠离体心脏，短时间内即发生肌膜损伤，随后灌注含钙的生理溶液，心脏的结构和功能损伤更为严重。

（一）细胞内 Ca^{2+} 的稳态调节

正常情况下细胞外钙离子浓度（$[Ca^{2+}]_e$）约为 10^{-3}mol/L，而细胞内钙离子浓度（$[Ca^{2+}]_i$）约为 10^{-7}mol/L，两者相差约万倍。要维持如此悬殊的细胞内外钙离子浓度梯度，主要依赖于细胞膜对钙的选择通透性和钙转运系统的调节（图 6-5）。而且细胞内的钙离子分布也不均匀，其中大部分储存于胞内钙库（如线粒体、内质网、肌浆网），少量为细胞浆内结合钙，而作为第二信使的游离 Ca^{2+} 仅占细胞内钙的 0.01%。

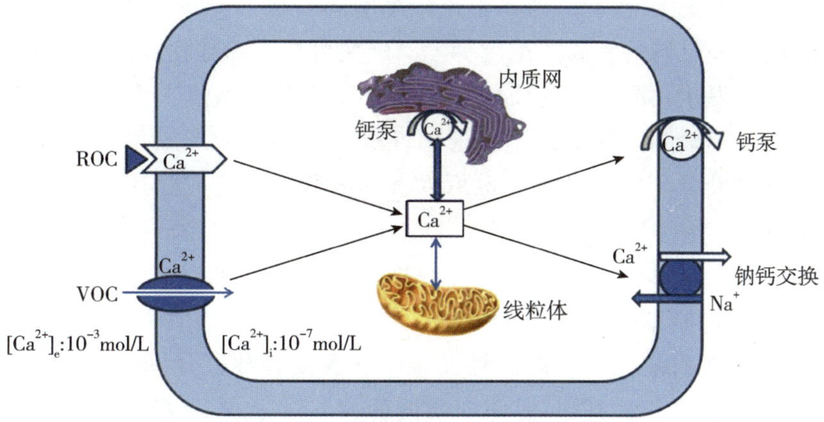

图 6-5 细胞内钙稳态调控示意图

ROC：受体操纵性钙通道，VOC：电压依赖性钙通道

1. Ca^{2+}进入胞液的途径 Ca^{2+}进入胞内是顺浓度梯度的被动过程，其主要途径如下。

（1）细胞膜钙通道　主要有两类，一类是电压依赖性钙通道（voltage operated calcium channels，VOC），当膜电位达一定程度时开放，使细胞外的 Ca^{2+} 进入细胞内；另一类是受体操纵性钙通道（receptor operated calcium channels，ROC），又称配体门控钙通道，当受体与激动剂结合后开放，使细胞外的 Ca^{2+} 进入细胞内。

（2）细胞内钙库释放通道　细胞内游离 Ca^{2+} 主要储存于内质网/肌浆网中，其释放通道主要有两种，分别是由 IP_3 介导的钙通道和二氢吡啶受体（ryanodine receptor，RyR）调控的钙通道。其中 IP_3 介导的 Ca^{2+} 释放依赖于一定浓度的胞浆钙离子浓度，而 RyR 调控钙释放则是当电压依赖性钙通道开放后，使小量钙内流，Ca^{2+} 与 RyR 结合后触发内质网/肌浆网释放 Ca^{2+}，即 Ca^{2+} 诱发 Ca^{2+} 释放。

2. Ca^{2+}离开胞浆的途径 Ca^{2+} 离开胞浆是逆浓度梯度转运，是一个主动耗能的过程。主要途径如下。

（1）Ca^{2+}泵的作用　Ca^{2+}泵即 Ca^{2+},Mg^{2+}-ATP 酶，其活性依赖 Ca^{2+} 和 Mg^{2+}，存在于细胞膜、内质网膜和线粒体膜上。当$[Ca^{2+}]_i$升高到一定浓度时，Ca^{2+}泵被激活，水解 ATP 供能，将 Ca^{2+} 逆浓度梯度泵出细胞或泵入细胞内钙库，降低细胞内 Ca^{2+} 浓度。

（2）Na^{+}-Ca^{2+}交换　细胞膜上存在 Na^{+}-Ca^{2+} 交换蛋白，这是一种非耗能的双向转运方式，主要受到跨膜 Na^{+} 浓度梯度的调节。生理条件下，通常以 3 个 Na^{+} 顺电化学梯度进入细胞，而将 1 个 Ca^{2+} 逆电化学梯度移出细胞外的方式进行，以维持细胞内的钙稳态。病理状态下，Na^{+}-Ca^{2+} 交换可发生反向转运。

（3）Ca^{2+}-H^{+}交换　主要见于线粒体，转运方向为双向性。当$[Ca^{2+}]_i$升高时，线粒体摄取 Ca^{2+}，并排出 H^{+} 至胞液，从而发挥线粒体的缓冲作用。

（二）再灌注时细胞内钙超载的发生机制

实验研究发现，钙超载主要发生在再灌注期，主要原因是钙的内流增加，而不是钙的外流减少。

1. Na^{+}-Ca^{2+}交换增加 缺血缺氧时，ATP 生成减少，Na^{+},K^{+}-ATP 酶活性降低，细胞内 Na^{+} 含量明显增高，同时细胞内也发生酸中毒（pH 降低），恢复灌注使细胞内外形成 pH 梯度差，Na^{+}-H^{+} 交换增强，进一步增加细胞内 Na^{+} 浓度，从而促使 Na^{+}-Ca^{2+} 交换反转，Na^{+} 顺浓度梯度运出细胞，而细胞外 Ca^{2+} 大量内流，造成细胞内钙超载，这是再灌注损伤时细胞内钙超载的主要途径。因此，再灌注时纠正酸中毒的速度不能过快，应给予低 pH 再灌注液，防止 Na^{+}-Ca^{2+} 交换反转的过度激活。

2. 生物膜损伤 正常生理状态下，钙离子连接细胞膜外板（external lamina）与糖被层，形成完整的细胞膜，并维持细胞内外悬殊的钙离子浓度梯度。缺血可造成细胞膜外板与糖被层分离，使细胞膜对 Ca^{2+} 的通透性明显增加，发生再灌注时，Ca^{2+} 就顺着细胞内外的浓度差大量进入细胞内。细胞内 Ca^{2+} 增加又可激活磷脂酶，使膜磷脂降解，细胞膜通透性进一步增高，形成恶性循环，加速细胞外 Ca^{2+} 进入细胞内。缺血再灌注时大量产生的自由基也可以破坏细胞膜，造成膜通透性增加，从而使 Ca^{2+} 内流增加。

自由基的作用和膜磷脂降解还可造成线粒体膜损伤和内质网膜损伤，导致 ATP 生成减少，Ca^{2+} 泵失灵，影响 Ca^{2+} 的转运，加剧细胞内钙超载的发生。

3. 儿茶酚胺增多 缺血再灌注时，内源性儿茶酚胺大量释放，分别作用于 α 和 β 肾上腺素受体。一方面通过 α 受体激活 PLC，产生 IP_3，促使内质网释放 Ca^{2+}；另一方面通过 β 受体激活腺苷酸环化酶，进而使 L 型钙通道开放，促进细胞外 Ca^{2+} 内流，进一步加重钙超载。

（三）钙超载引起细胞损伤的机制

1. 线粒体功能障碍 再灌注后细胞内部分超载的 Ca^{2+} 被线粒体摄取，不仅消耗了大量 ATP，而且进入线粒体的 Ca^{2+} 与含磷酸根的化合物结合，形成磷酸钙沉淀，干扰线粒体的正常氧化磷酸化过程，导致 ATP 合成减少。

同时，钙超载使线粒体通透性转运孔道（mitochondrial permeability transition pore，MPTP）开放，既可使线粒体呼吸功能抑制，ATP 生成减少，又可使细胞色素 C 释放和凋亡相关蛋白酶激活，启动细胞凋亡途径。MPTP 呈高通透性持续开放是细胞由可逆性损伤转变为不可逆性损伤的关键因素。

2. 激活钙依赖性降解酶 细胞内钙超载导致 Ca^{2+} 与钙调蛋白（calmodulin，CaM）结合增多，进而激活多种钙依赖性降解酶，如磷脂酶（phospholipase）、蛋白酶（protease）、核酸内切酶（endonuclease）、NO 合酶、黄嘌呤氧化酶等。其中，磷脂酶促进膜磷脂降解，造成细胞膜及细胞结构受损，蛋白酶和核酸内切酶可引起细胞骨架破坏和核酸分解。

3. 促进自由基生成 钙超载可使钙依赖性蛋白酶活性增高，促使黄嘌呤脱氢酶转变为黄嘌呤氧化酶，致使自由基生成增加，损伤组织细胞。此外，钙超载还可激活膜磷脂酶 A_2，通过环加氧酶和脂加氧酶途径，在花生四烯酸形成过程中产生 H_2O_2 和 OH·。

4. 破坏细胞骨架 细胞内游离钙增加，可导致细胞骨架蛋白破坏，肌原纤维挛缩、断裂，并出现收缩带。

三、白细胞的损伤作用

研究证实，组织缺血早期即可见大量白细胞浸润，再灌注时白细胞（主要是中性粒细胞）聚集进一步增加，且时间经过与损伤程度相一致。若用去除白细胞的血液进行再灌注，可以减少白细胞聚集，减轻组织水肿和再灌注损伤。因此，白细胞的聚集激活及其介导的微血管损伤等作用，在脏器缺血-再灌注损伤的发生中起重要作用。

（一）白细胞聚集的机制

1. 趋化因子生成增多 缺血可导致 PLC 活化，降解细胞膜磷脂，释放大量趋化因子，如 LT、血小板活化因子（platelet activating factor，PAF）、补体和激肽等，都具有很强的趋化作用，能吸引大量白细胞浸润缺血组织或黏附于血管内皮细胞。同时，被激活的白细胞和血管内皮细胞本身也释放一些具有趋化作用的炎症介质（如 LTB_4 等），这些炎症介质还可以增加血管壁通透性、诱导黏附分子表达，从而吸引更多白细胞进入缺血组织。

2. 细胞黏附分子生成增多 黏附分子（adhesion molecule）是指由细胞合成并可促进细胞与细胞之

间、细胞与细胞外基质之间黏附的一类分子的总称，如整合素（integrin）、选择素（selectin）、细胞间黏附分子（ICAM）等，在维持细胞结构完整和细胞信号转导中起着重要作用。

正常情况下，微血管内皮细胞仅表达少量黏附分子，故血管内皮细胞和血液中流动的白细胞不会发生黏附，这是保证微循环灌流的重要条件。缺血-再灌注时，组织损伤可激活 PAF、凝血酶等，且血管内皮细胞和白细胞表达过量黏附分子，导致局部白细胞增多，并发生聚集、黏附以及游走到细胞间隙等现象。

（二）白细胞聚集在缺血-再灌注损伤中的作用

大量的白细胞黏附、聚集、游走于再灌注区而引起组织损伤，其机制可能如下。

1. 阻塞微循环 正常情况下，白细胞和血管内皮细胞互相排斥，是保证血流通畅的重要条件。研究表明，在灌注后数分钟内，白细胞沿内皮细胞表面缓慢滚动（rolling），形成不稳定黏附。随着再灌注时间延长，白细胞和内皮细胞出现牢固黏附。由于白细胞体积较大且变形能力弱，黏附于血管内皮后容易嵌顿和阻塞毛细血管，使组织得不到血液供应。再加上血小板黏附、微血栓形成、内皮细胞肿胀、组织水肿等因素加重微血管堵塞，即使在解除缺血原因并重新灌注后也无法有效恢复缺血区组织的血流灌注，这种现象被称为无复流现象（no-reflow phenomenon）。

无复流现象将加重组织缺血缺氧，导致再灌注治疗失败。影响无复流现象的原因很多，包括缺血时间的长短、缺血程度、梗死灶大小等。其中，白细胞黏附、聚集所致的毛细血管阻塞是其主要原因。如用去除中性粒细胞的血液灌流组织，能明显减轻无复流现象。

2. 产生自由基 白细胞黏附、聚集后，发生呼吸暴发产生大量的 $O_2^{\cdot}$ 和 H_2O_2。H_2O_2 在髓过氧化物酶（myeloperoxidase，MPO）作用下，与 Cl^- 作用生成次氯酸。$O_2^{\cdot}$、H_2O_2 和次氯酸均可损伤内皮细胞，增加血管壁通透性，导致组织水肿。组织水肿反过来进一步压迫微血管，使微循环灌注更为减少，形成恶性循环。

3. 产生炎症介质 白细胞活化后将产生大量以促炎作用为主的炎症介质，造成一系列严重后果。

（1）细胞因子大量释放 白细胞被激活后产生大量细胞因子，其中两种主要的细胞因子为 TNF-α 和 IL-1β。TNF-α 作用于巨噬细胞、肥大细胞、淋巴细胞、成纤维细胞、平滑肌细胞和内皮细胞等，产生更多细胞因子，如 ICAM-1、IL-1、IL-2、IL-6 和 PAF 等。TNF-α 和 IL-1β 还可上调黏附分子如 P 选择素和 β 整合素的表达。在再灌注早期，有些细胞因子可发挥炎症介质的作用，如 IL-1、IL-2、IL-6 等，导致炎症反应失控；有些可使血小板聚集、释放，如 PAF；有些可导致细胞间黏附分子如 ICAM-1、VCAM-1、P 选择素和 β 整合素过度表达；有些则直接损伤组织，如 TNF-α、PAF 等。

（2）花生四烯酸系统活化 白细胞聚集可通过脂氧化酶途径产生 LT，后者具有致炎、致敏作用，导致血管收缩、通透性增加、组织水肿；LT 还可通过环氧化酶途径使 TXA_2 产生增加，导致血小板聚集、释放，影响组织血液灌流；LT 还具有负性肌力作用。

（3）释放酶性颗粒成分 聚集的白细胞能释放多种酶，其中对组织损伤作用较大的有两种，一种是含丝氨酸蛋白酶的弹性蛋白酶，它几乎能降解细胞外基质的所有成分，裂解免疫球蛋白、凝血因子，并能攻击邻近未受损的细胞；另一种是基质金属蛋白酶（matrix metalloproteinase，MMPs），能降解各种类型的胶原和弹性蛋白，导致血管通透性增加，引起组织细胞损伤。

目前认为，缺血-再灌注损伤的基本发生机制主要是由自由基、钙超载和白细胞三者共同作用的结果。这三者相互促进，互为因果，共同介导了缺血-再灌注损伤的发生发展。其中，自由基的产生和生物膜损伤作用是最重要的环节，细胞内钙超载则是细胞不可逆损伤的共同通路，白细胞聚集造成的炎症介质释放是导致组织器官功能障碍的关键因素。此外，不可忽视的一个因素是，缺血-再灌注过程中也存在不同程度的能量生成和代谢障碍。

第四节　主要器官的缺血-再灌注损伤

缺血-再灌注损伤的临床表现个体差异较大，主要表现为再灌注组织器官的功能障碍、代谢紊乱和结构损伤。

一、心脏缺血-再灌注损伤

心脏是最早发现、也是最容易出现缺血-再灌注损伤的器官，研究较为深入。

（一）心肌结构变化和能量代谢障碍

再灌注损伤表现为心肌细胞水肿、心内膜下出血或出血性梗死。还可见线粒体破裂，线粒体内 Ca^{2+} 大量蓄积，形成致密颗粒；肌原纤维断裂，节段性溶解和收缩带形成；以及心肌细胞凋亡和坏死等变化。

心脏是一个耗能高、耐受性低的器官。长时间严重缺血时，心肌细胞 ATP、磷酸肌酸含量迅速降低；再灌注时自由基、钙超载又使心肌细胞线粒体严重受损，导致 ATP 合成进一步降低，加重心肌能量代谢障碍。

（二）心功能变化

1. 再灌注性心律失常　心肌缺血-再灌注过程中出现的心律失常，称为再灌注性心律失常（reperfusion arrhythmia），是临床上发生率最高的心肌缺血-再灌注损伤，尤以室性心动过速和心室颤动最为常见。再灌注性心律失常的发生，基本条件是再灌注区内存在功能可以恢复的心肌细胞，而且这种细胞数量越多，心律失常的发生率越高；其次与缺血时间长短有关，动物实验证明，犬冠状动脉阻断使心肌缺血 15～45 分钟后再灌注，最容易出现再灌注性心律失常。因为介于这个时间段的缺血，心肌细胞出现不同程度损伤，相对更容易出现各种类型的心律失常。缺血时间极短时，心肌损伤较轻，而缺血时间过长时，心肌细胞损伤过重可导致肌电活动丧失，这两种情况下一般不易出现心律失常。

再灌注性心律失常的发生机制尚未完全阐明，目前认为主要与自由基产生增加和钙超载有关：①自由基导致心肌细胞膜损伤，造成细胞膜内外离子浓度梯度改变，致使心肌细胞电位不稳定，易出现房颤和室颤；②再灌注时胞内钙离子持续超载，导致在心肌动作电位后形成短暂除极，造成传导减慢，诱发多种心律失常；③缺血心肌和正常心肌电生理特性的差异导致心肌细胞传导性和不应期的暂时不均一，为折返激动提供了电生理基础；④再灌注时产生的儿茶酚胺刺激 α 受体，提高了心肌自律性。

尽管再灌注有出现心律失常的风险，但急性心梗患者溶栓治疗的临床研究显示，尽早恢复血流灌注仍是抢救心肌梗死患者最有效的治疗方式，采取不同防治措施、进行渐进式复流有助于降低再灌注性心律失常的发生率（详见本章第五节）。

2. 心肌顿抑（myocardial stunning）　是指在心肌短暂缺血后恢复供血，在较长一段时间内处于“低功能状态”，常需数小时或数天才可恢复正常功能的现象。主要表现为心输出量减少、心室内压最大变化速率（dp/dt max）降低、左室舒张末期压力（LVEDP）增大等心肌舒缩功能障碍表现。心肌顿抑不同于心肌梗死引起的舒缩功能异常，它是可逆性的心肌功能障碍。心肌顿抑持续时间与再灌注前心肌缺血的时间长短有关，心肌缺血时间愈长，心肌顿抑持续的时间愈久。一般认为，心肌顿抑是再灌注损伤的表现，但也有学者认为这是机体对心肌的保护措施，通过心肌耗氧量减少，从而限制心肌坏死的发生。心肌顿抑的产生与自由基生成增加、钙超载、白细胞活化、能量合成减少以及微血管灌注障碍有关。最近研究认为，心肌顿抑时心肌细胞的兴奋过程和钙的可利用性没有发生异常，而是由于肌钙蛋白对钙的反应性降低所致。

3. 微血管顿抑（microvascular stunning） 是指心脏冠状血管经短暂缺血并恢复供血后，在较长一段时间内对扩血管物质反应迟钝的现象。此时微血管并未坏死，属可逆性损伤。其机制与毛细血管被白细胞堵塞、血管平滑肌反应性降低、心肌间质水肿和内皮细胞功能障碍有关。

综上所述，心肌缺血性损伤和缺血-再灌注损伤的发病机制和损伤表现都有不同之处，再灌注损伤不仅仅只是缺血性损伤的延长和叠加，而是在缺血性损伤基础上出现的一种新的损伤反应（表6－2）。

表6－2 心脏缺血性损伤和再灌注性损伤的主要表现

类型	缺血性损伤	再灌注损伤
发病环节	心肌缺血缺氧	缺血后发生再灌注
微小血管	早期无堵塞现象	微小血管堵塞、出现无复流现象
损伤程度	较重，以不可逆性损伤为主	较轻，以可逆性损伤为主
心肌功能	进行性下降	心肌顿抑、微血管顿抑
心律失常	多缓慢发生，较少转为室颤	多突然发生，很快转化为室颤

二、脑缺血-再灌注损伤

脑是较易发生缺血-再灌注损伤的器官之一。脑组织能量储备极少，对缺血、缺氧损害极为敏感，且耐受力最差，一般来说，阻断脑血流30秒钟，脑代谢即会发生改变，1分钟后神经元功能活动停止，完全缺血5分钟即可导致神经元死亡。故脑缺血-再灌注损伤的程度与再灌注前脑缺血时间的关系更为密切。

脑缺血-再灌注损伤常见于溶栓疗法、颅脑创伤和手术等，最明显的特征为脑水肿和脑细胞坏死，脑电图出现病理性慢波，表现为感觉、运动或意识严重障碍，甚至死亡。

脑缺血-再灌注损伤的发生是由于缺血时脑组织ATP迅速减少，细胞膜上依赖ATP的离子泵功能障碍，导致细胞内高 Na^+、高 Ca^{2+}，促使脑水肿发生。与其他组织相比，脑组织富含磷脂和不饱和脂肪酸，更易遭受自由基攻击，再灌注时生成的大量自由基，可使脑组织发生强烈的脂质过氧化反应，导致膜结构损伤、线粒体功能障碍、细胞骨架破坏、细胞凋亡和坏死。

此外，缺血-再灌注时脑内神经递质代谢也发生明显变化，即兴奋性氨基酸（主要包括谷氨酸、天冬氨酸）过度激活，对中枢神经系统造成兴奋毒性作用，主要机制如下。①代谢障碍：缺血再灌注时，突触前谷氨酸释放增多和（或）再摄取减少，超过了突触后受体的结合能力，从而引起谷氨酸聚集；②AMPA受体激活：谷氨酸与α-氨基-3-羟基-甲基丙酸（AMPA）受体结合，可引起 Na^+ 通道开放，导致钠水内流、神经元肿胀；③NMDA受体激活：当谷氨酸与N-甲基-D-门冬氨酸（NMDA）受体结合时，可促使细胞外 Ca^{2+} 大量内流，导致细胞内钙超载。

三、肺缺血-再灌注损伤

肺缺血-再灌注损伤可发生在心肺转流、肺梗死和肺移植术后。近年来，肺移植已作为肺气肿、原发性肺动脉高压、特发性肺纤维化等疾病的标准治疗方法，缺血-再灌注损伤常常是肺移植患者在移植术后发生呼吸功能不全的主要原因。

肺缺血-再灌注损伤的主要表现为肺动脉压升高、肺水肿和急性呼吸功能衰竭。肺部的主要病理变化为肺泡-毛细血管通透性增高、中性粒细胞渗出、间质和肺泡水肿、炎症细胞浸润，以及细胞凋亡、坏死。

四、肾缺血-再灌注损伤

肾缺血-再灌注损伤常见于肾移植、休克治疗后及体外震波碎石等。其特征为急性肾小管坏死，肾小球滤过率降低，血清肌酐浓度明显增高，严重者可造成急性肾功能衰竭或导致肾移植失败。电镜下，可观察到肾小管上皮细胞高度肿胀、空泡变性、坏死，其顶端膜刷状缘微绒毛缺失。

五、肝缺血-再灌注损伤

肝移植和阻断血管的肝脏切除术等，可导致肝缺血-再灌注损伤。其特征为高胆红素血症、凝血功能障碍、转氨酶升高和肝功能不全等。此时，肝血管内皮细胞、Kupffer 细胞和中性粒细胞等均可产生大量氧自由基、趋化因子、细胞因子、细胞间黏附分子。病理表现为血管痉挛，内皮细胞和 Kupffer 细胞肿胀、胞浆空泡形成和广泛坏死，白细胞、血小板在肝窦状隙聚集等。

六、肠缺血-再灌注损伤

肠缺血-再灌注损伤可发生在肠套叠、肠扭转外科手术后和各种休克复苏后等，其特征为黏膜损伤和屏障功能障碍，病理变化出现广泛上皮与绒毛分离，上皮坏死，大量中性粒细胞浸润，固有层破损，出血及溃疡形成。可导致细菌移位和全身性炎症反应综合征的发生。

七、多器官功能障碍综合征

缺血-再灌注损伤最严重的后果是发生多器官功能障碍综合征（multiple organs dysfunction syndrome, MODS），如休克复苏后可并发单个或多个器官缺血-再灌注损伤，为危重症患者死亡的重要原因。往往肺脏最先受损，随即出现肾、心、肝、胃肠道和中枢神经系统等功能紊乱。

第五节　缺血-再灌注损伤防治和护理的病理生理学基础

一、消除缺血病因，尽早恢复血流

缺血是再灌注损伤的前提，缺血时间和缺血程度是影响再灌注损伤发生的关键因素。因此，在临床防治中，应尽快找到并去除缺血原因，尽可能在最短时间内恢复缺血组织器官的血液供应，以减轻缺血性损伤，避免再灌注损伤的发生。

二、控制再灌注条件

动物实验和临床实践证实，根据具体情况采用低温、低压、低流、低 pH 以及低 Ca^{2+}、低 Na^{+}、高 K^{+}的液体再灌注，可有效减轻再灌注损伤。其中，低温灌注有助于降低缺血组织代谢率，减少耗氧量和代谢产物蓄积；低压、低流灌注可避免缺血组织中氧含量迅速增高而急剧产生大量氧自由基，有效减轻组织水肿和损伤；低 pH 灌注可减少 Na^{+}-Ca^{2+}泵的过度激活，也可抑制磷脂酶和蛋白酶的分解破坏作用；低 Ca^{2+}灌注液可减轻因钙超载而造成的细胞损伤；低 Na^{+}灌注液则有利于减少 Na^{+}内流，减轻细胞肿胀；适当高 K^{+}灌流液可减轻因再灌注引起的原缺血组织 K^{+}的大量丢失。

三、清除自由基

自由基生成增多是缺血-再灌注损伤的重要发病环节。临床上及时补充自由基清除剂，如 SOD、

CAT、GSH-Px、维生素 C、维生素 E、褪黑素（melatonin）等，对缺血-再灌注损伤能起到较好的防治作用。此外，一些中药制剂如丹参、川芎嗪、黄芪、虎杖甙、葛根素等，也具有清除自由基的作用。

四、其他疗法

钙拮抗剂（calcium antagonist）能减轻再灌注时细胞内的钙超载，维持细胞的钙稳态。临床观察也证明，应用维拉帕米（verapamil）等钙拮抗剂能有效减少再灌注性心律失常的发生，缩小心肌梗死面积，保护心功能。临床上也使用 Na^+-Ca^{2+} 交换抑制剂、β-受体阻断剂来预防和治疗再灌注损伤。

采用糖皮质激素、中性粒细胞抗血清、黏附分子和细胞因子拮抗剂等抑制白细胞激活和炎症介质释放，可明显改善微循环障碍，减轻再灌注损伤。

此外，能量代谢障碍是缺血-再灌注损伤发生的基础之一，补充外源性 ATP、细胞色素 C、辅酶 Q_{10}、辅酶 A 及糖酵解底物（如葡萄糖、磷酸己糖、磷酸肌酸、L-谷氨酸盐）等，都有利于促进细胞能量生成，对缺血组织起到保护作用。

五、调动内源性保护机制

（一）缺血预适应

缺血预适应（ischemic pre-conditioning，IPC）是指组织器官经多次短暂缺血应激后，会明显增强对随后较长时间缺血-再灌注损伤的耐受能力。实验研究表明，心脏预先经过数次短暂的 3～5 分钟缺血-再灌，再经历长时间缺血 30 分钟后，心肌梗死面积较对照组显著缩小，同时再灌注性心律失常的发生率大幅降低，心脏功能得到有效改善。缺血预适应的保护作用具有器官普遍性，可存在于不同种属、不同器官。由于缺血事件的不可预知性，使缺血预适应的应用受到限制，但在择期手术中具有应用的可能性。

除短暂缺血外，一些模拟缺血的其他处理及药物也能诱发缺血预适应，这为采用一些非损伤因素模拟短暂缺血而诱导缺血预适应的效应提供了可能。缺血预适应的保护机制尚未完全阐明，其机制与诱导机体产生和释放内源性保护物质（腺苷、缓激肽、一氧化氮、热休克蛋白等）以及激活相应的保护性信号通路密切相关。

（二）缺血后适应

缺血后适应（ischemic post-conditioning）指在长时间缺血后、在全面恢复再灌注前，进行短暂多次灌注、停灌处理，可减轻缺血-再灌注损伤。其保护效应和分子机制均与缺血预适应相似，可调动机体的内源性保护机制。缺血后适应可在缺血发生后实施，临床可控性强。

如何避免或减轻重要器官的缺血-再灌注损伤，一直是临床及基础研究关注的重要问题。近年来研究发现，通过对心、脑以外的非重要器官（如上肢、下肢）进行短暂的、重复的可逆性缺血缺氧刺激后，可诱导远隔的重要器官对随后发生的严重的或致命性缺血缺氧产生保护作用，称为远程缺血预适应（remote ischemic pre-conditioning，RIPC）。实验研究发现，RIPC 对心、脑、肺、肝、肾的缺血-再灌注损伤均有保护作用，比如，在经皮冠状动脉介入治疗或冠状动脉旁路手术之前，对患者下肢进行 3 个周期的 5 分钟缺血 +5 分钟再灌注，可明显减轻手术后的心肌再灌注损伤。

RIPC 由于其操作简单、便捷、安全、无损伤性等优点，在临床上具有潜在的应用价值，如心脏手术、体外循环后心肺复苏、神经外科手术、器官移植手术后的多器官保护。

答案解析

目标检测

一、单项选择题

1. 下列关于对缺血-再灌注损伤的说法中，正确的是（　）
   A. 缺血引起的损伤　B. 缺血后再灌注必然引起的损伤
   C. 缺血后再灌注导致损伤减轻　D. 缺血后再灌注导致损伤加重
   E. 再灌注时间与损伤程度成正比

2. 下列器官中，最易发生缺血-再灌注损伤的是（　）
   A. 心　B. 肝　C. 脑
   D. 肺　E. 肾

3. 缺血-再灌注损伤通常不会发生于（　）
   A. 冠脉扩张术　B. 断肢再植　C. 器官移植
   D. 高血压　E. 休克时微循环的疏通

4. 下列关于缺血-再灌注损伤影响因素的说法中，正确的是（　）
   A. 缺血时间越长则损伤越严重　B. 再灌注时间越长则损伤越严重
   C. 侧支循环丰富的脏器越容易发生　D. 低温、低压灌注可减轻损伤程度
   E. 低钙、低 pH 灌流可加重损伤程度

5. 机体内毒性最强的自由基是（　）
   A. 超氧阴离子　B. 羟自由基　C. 过氧化氢
   D. 脂性自由基　E. 氯自由基

6. 下列物质中，能催化超氧阴离子生成 H_2O_2 的是（　）
   A. 维生素 A　B. 维生素 C　C. 维生素 E
   D. SOD　E. GSH

7. 下列物质中，能清除 H_2O_2 的抗氧化物质是（　）
   A. CAT　B. GSH　C. VitA
   D. SOD　E. VitE

8. 黄嘌呤氧化酶主要产生于（　）
   A. 内皮细胞　B. 白细胞　C. 线粒体
   D. 心肌细胞　E. 肌浆网

9. 促使内皮细胞黄嘌呤氧化酶生成增多的主要因素是（　）
   A. 细胞内 Ca^{2+} 增多　B. Ca^{2+} 依赖性蛋白水解酶激活
   C. 次黄嘌呤堆积　D. ATP 含量降低
   E. 再灌注时提供大量氧

10. 下列与细胞内钙超载发生无关的是（　）
   A. 细胞膜外板与糖被膜分离　B. Na^+-Ca^{2+} 交换加强
   C. 儿茶酚胺减少　D. 钙泵功能障碍
   E. 线粒体功能障碍

11. 影响 Na^+-Ca^{2+} 交换的主要因素是（　）
A. Ca^{2+} 的跨膜浓度梯度　B. Na^+ 的跨膜浓度梯度　C. H^+ 的跨膜浓度梯度
D. PKC　E. PLC

12. 下列不参与白细胞介导缺血-再灌注损伤的是（　）
A. 阻塞毛细血管　B. 增加血管通透性　C. 生成氧自由基
D. 产生黏附分子　E. 细胞内钾过荷

13. 临床上常见的再灌注性心律失常是（　）
A. 窦性心动过速　B. 室性心动过速　C. 心房颤动
D. 心搏骤停　E. 窦性心律不齐

14. 心肌顿抑主要是指（　）
A. 心肌梗死
B. 心律失常
C. 缺血再灌注后的心功能可逆性降低
D. 缺血心肌再灌注后导致的不可逆性损伤
E. 缺血再灌注后的心搏骤停

15. 缺血再灌注时，可引起内源性保护机制的是（　）
A. 呼吸暴发　B. 无复流现象　C. 微血管顿抑
D. 钙超载　E. 缺血预适应

二、简答题

1. 为什么说自由基增多和钙超载互为因果关系？
2. 简述钙超载引起缺血-再灌注损伤的发生机制。
3. 简述无复流现象的发生机制。

（张德玲　刘永明）

书网融合……

本章小结　微课　题库

第七章　发　热

PPT

学习目标

1. **掌握**　发热、过热、发热激活物和内生致热原的概念；发热的基本机制。
2. **熟悉**　发热的病因；发热的时相；发热时代谢和功能的改变。
3. **了解**　发热防治和护理的病理生理学基础。

人具有完善的体温调节系统，正常成人体温通常在37℃左右，这对于机体内环境的稳定至关重要。发热可出现于多种疾病过程中，是一种常见的临床症状和体征。

案例引导

案例：患儿，男，3岁，发热、咳嗽2天，抽搐1次。2天前患儿出现不明原因发热、咳嗽，无痰、无呼吸困难。1小时前患儿突然抽搐，两眼向上凝视，四肢抽动，持续约1分钟后自行缓解，遂急诊入院。查体：神志清楚，T 39.5℃，P 129次/分，R 32次/分，BP 90/60mmHg。咽部充血、双侧扁桃体1度肿大。两肺呼吸音粗，未闻及干湿啰音。外周血化验：WBC 13.7 × 10^9/L，淋巴细胞15%，中性粒细胞84%。

讨论：

1. 该患儿体温为何升高，其机制是什么？
2. 该患儿为什么出现惊厥？
3. 对该患儿应如何治疗和护理？

第一节　概　述

微课7-1

一、体温与体温调节

生理状态下，机体体温维持在相对恒定水平，一般腋下温度为36.5℃左右，口腔温度为37.0℃左右，直肠温度为37.3℃左右。通常2~6点体温最低，16~18点体温最高，每昼夜体温上下波动不超过1℃。

机体体温的相对恒定依赖于体温调节系统。体温调节的高级中枢位于视前区下丘脑前部（preoptic anterior hypothalamus，POAH），延髓、脊髓等部位对体温信息有一定程度的整合功能，被认为是体温调节的次级中枢。另外，大脑皮层也参与了体温的行为性调节。目前，体温的调节方式仍以“调定点（set point，SP）”学说来解释。该学说认为，体温调节系统类似恒温器，在体温调节中枢内存在一个调定点，如果体温偏离调定点，反馈系统（温度感受器）会将此偏差信息传递至体温调节中枢，后者通过改变机体的产热或散热活动，使机体中心温度与调定点一致。

二、发热与体温升高

发热（fever）是指由于致热原的作用使体温调定点上移而引起的调节性体温升高，超过正常体温0.5℃。发热时体温调节功能正常，只是由于调定点上移，体温随之升高。如果机体存在体温调节障碍，导致体温不能与调定点一致，而是超过调定点水平，这种非调节性体温升高称之为过热（hyperthermia）。过热可见于以下3种情况：①下丘脑损伤、出血、炎症等引起的体温调节中枢功能障碍。②散热障碍，可见于皮肤鱼鳞病、环境高温所致的中暑等；③产热异常增多，可见于甲状腺功能亢进、癫痫大发作等。发热与过热均属于病理性体温升高。

除病理性体温升高外，在某些生理情况下也可出现体温升高。例如，剧烈运动时，由于肌肉产热增多导致体温短暂升高；月经前期，由于孕激素水平升高刺激体温调节中枢，导致体温上升0.3～0.5℃。它们属于生理性体温升高，随着生理过程结束，体温自动恢复正常（图7－1）。

- 体温升高（>37.5℃）
  - 生理性体温升高（体温调定点不变）
  - 病理性体温升高
    - 发热（体温调定点上移）
    - 过热（体温调定点不变）

图7－1　体温升高的类型

发热不是独立的疾病，而是多种疾病过程中重要的病理过程和临床表现，常常出现于疾病早期，是疾病发生的信号之一。密切观察体温变化对判断病情、评价疗效和估计预后具有重要意义。

第二节　发热的病因

微课7－2

正常情况下，机体体温恒定。当发热激活物作用于机体时，可引起产内生致热原的细胞激活并释放内生致热原（endogenous pyrogen，EP），EP入脑后作用于体温调节中枢，通过中枢介质的释放继而引起调定点的上移，最终导致发热。通常，发热激活物和内生致热原均称为致热原（pyrogen）。

一、发热激活物的概念

发热激活物（pyrogenic activator）是指诱导产内生致热原细胞激活并释放内生致热原进而引起机体发热的物质，包括外致热原（exogenous pyrogen）和某些体内产物。

二、发热激活物的种类与特性

（一）外致热原

来自体外的发热激活物称为外致热原，主要指病原微生物及其产物，包括细菌、病毒、真菌、螺旋体、疟原虫、支原体、立克次体等，是引起发热的主要致热物质。

1. 细菌

（1）革兰阳性细菌　此类细菌感染是常见的发热原因，主要有葡萄球菌、溶血性链球菌、肺炎球菌、白喉杆菌、枯草杆菌等。这类细菌除了全菌体致热外，其代谢产物及细胞壁中的肽聚糖也是重要的致热物质。代谢产物中，外毒素最为重要，包括白喉杆菌产生的白喉毒素、葡萄球菌释放的肠毒素、A型溶血性链球菌分泌的红疹毒素等，均有显著的致热性。肽聚糖是革兰阳性细菌和革兰阴性细菌细胞壁的骨架。与革兰阴性细菌细胞壁的组分脂多糖相似，肽聚糖在体内外均能激活白细胞产生和释放内生致热原，具有致热性。

（2）革兰阴性细菌　典型菌群有大肠埃希菌、伤寒杆菌、淋球菌、脑膜炎球菌、志贺氏菌等。除了全菌体及细胞壁中所含的肽聚糖外，胞壁中的脂多糖（lipopolysaccharide，LPS）也是重要的致热物质。脂多糖又称内毒素（endotoxin，ET），是最常见的外致热原。ET 为水溶性物质，致热效应强，常常掩盖全菌体被吞噬后对机体的致热作用。ET 存在种属差异，在自然界的分布很广，耐热性强（干热160℃、2 小时方能灭活），一般方法难以清除，是血液制品及输液过程中的主要致热污染物。体外实验显示，微量 ET 与白细胞共培养，便可诱导白细胞释放内生致热原；给予家兔和犬静脉内注射 ET 后，血清中内生致热原的水平显著升高。因此，目前认为内毒素性发热是通过刺激内生致热原的产生和释放所致。ET 包含 3 个基本亚单位：O-多糖、核心多糖及脂质 A，其中脂质 A 是主要致热成分。反复注射 ET 可导致动物产生耐受性，发热反应可逐渐减弱。

ET 分子量很大（1000 ~ 2000kD），不易通过血-脑屏障。通常认为，LPS 首先与脂多糖结合蛋白（lipopolysaccharide binding protein，LBP）结合，其复合物进一步与巨噬细胞上的 CD14 受体结合，从而刺激巨噬细胞合成并释放多种内生致热原（如 IL-1、IL-6 和 TNF-α），这些内生致热原分子量小，能透过血-脑屏障进入大脑，通过兴奋花生四烯酸通路，上调前列腺素 E_2 的合成与释放。目前不能完全排除 ET 本身或其降解产物直接进入大脑发挥致热效应的可能性。有学者认为，注射大剂量 ET，有可能引起血-脑屏障通透性升高而致少量 ET 通过，亦可由于某些病理过程（如炎症、毒血症或高热等）增加血-脑屏障通透性，从而导致 ET 或其降解产物得以通过。

（3）分枝杆菌　典型菌群为结核杆菌，其全菌体及细胞壁中所含的肽聚糖、多糖和蛋白质均具有致热作用。结核病活动期患者多数会有明显发热和盗汗，且往往出现于临床其他症状之前。

2. 病毒　是人类常见的致热原，比较常见的有流感病毒、麻疹病毒、冠状病毒、腮腺炎病毒、风疹病毒、科萨奇病毒等。家兔静脉注射流感病毒或麻疹病毒后，在引起发热的同时可在血清中检测到内生致热原。病毒以其包膜的脂蛋白及所含有的血细胞血凝素致热。通过脂溶剂处理病毒去除病毒包膜后，其感染及致热效应消失。

3. 真菌　许多真菌感染引起的疾病也出现发热，如白色念珠菌感染引起的鹅口疮、组织胞浆菌感染所致的肺炎、新型隐球菌感染引起的慢性脑膜炎等，均伴有发热。动物实验中还发现无致病力的酵母菌也可引起发热。真菌的致热原是全菌体和菌体内所含的荚膜多糖及蛋白质。

4. 螺旋体　螺旋体感染也是引起发热的原因之一，常见的有钩端螺旋体、回归热螺旋体和梅毒螺旋体。其致热物质不一，如回归热螺旋体因代谢裂解产物入血引起发热，表现为周期性高热、全身疼痛和肝脾肿大；钩端螺旋体通过溶血素和细胞毒因子引起发热，主要表现是发热、乏力、头痛；梅毒螺旋体感染后出现低热，可能由于螺旋体内所含的外毒素引起。

5. 疟原虫　疟原虫感染人体后，其潜隐子进入红细胞并发育成裂殖子，随着细胞破裂，大量裂殖子及其代谢产物（疟色素）释放入血，引发高热。

6. 其他病原微生物　如衣原体、支原体、立克次体感染机体后，其胞壁中的脂多糖也可以致热，如衣原体肺炎、支原体肺炎、附红细胞体病等。

（二）体内产物

1. 抗原-抗体复合物　许多自身免疫性疾病（如系统性红斑狼疮、类风湿关节炎、皮肌炎）均可出现顽固性发热。实验显示，用牛血清白蛋白致敏家兔并将其血清转移给正常家兔，然后再用特异性抗原（牛血清白蛋白）攻击受血动物时，可引起后者明显的发热反应，但牛血清白蛋白对正常家兔无致热作用，这表明抗原-抗体复合物可能是其主要的发热激活物。

2. 致热性类固醇　体内某些类固醇产物对人体有致热效应，睾丸酮的中间代谢产物——本胆烷醇酮是其典型代表。将本胆烷醇酮给人体肌内注射后，可引起明显的发热反应，本胆烷醇酮与人的外周血白细胞共培养也能刺激单核-吞噬细胞释放内生致热原。某些原因不明的周期性发热，患者血浆中本胆烷醇酮浓度有所升高。石胆酸也有类似作用。然而，其他的类固醇如糖皮质激素和雌激素，则抑制 EP 的产生和释放。因此，有人认为某些周期性发热可能是由于体内类固醇代谢失衡导致。

3. 致炎刺激物及无菌性坏死组织 体内的炎性渗出物，如硅酸盐结晶和尿酸盐结晶，不仅可引起炎症反应，还能刺激产内生致热原细胞分泌 EP，引起发热，这种情况可见于痛风等疾病。此外，心肌梗死、大面积烧伤、严重创伤、肺梗死、大手术后（非伤口感染）、物理及化学因素等所造成的组织坏死亦可引起无菌性发热，组织蛋白的分解产物可能是发热激活物，或者组织坏死所致的无菌性炎症释放某些发热激活物。

第三节 发热的发病机制 微课 7－3

根据“调定点”学说，发热的中心环节是内生致热原引起体温调节中枢调定点上移，从而导致调节性体温升高。

一、内生致热原

很久以前人们就在思考，既然多种疾病都伴有发热，那么是否存在一种相同的物质在起作用。1948 年，Beeson 从家兔无菌性腹腔渗出液白细胞中分离出一种物质，给正常家兔静脉注射后 10～15 分钟体温开始上升，1 小时左右达高峰。后来在发热动物血清中发现了类似物质，因为此物质来自于体内，故又称为内生致热原（EP）。EP 是指在发热激活物的作用下，产 EP 细胞产生和释放的能引起体温升高的物质。因 EP 主要由白细胞产生，故又称为白细胞致热原（leukocytic pyrogen，LP）。EP 作为“信使”，将致热信息经血流或其他方式传递给体温调节中枢。

（一）内生致热原的种类

EP 属于自身免疫系统的一部分，其分子量小、耐热性低；EP 含有特殊的肽键，胃蛋白酶和胰蛋白酶均可使其致热性破坏；EP 具有高度的抗原特异性，其致热效应在某些种系动物中可出现交叉反应；除了引起发热外，EP 还能导致疾病急性期的多种反应。目前，被确认为与人类发热相关的 EP 主要有以下 5 种。

1. 白细胞介素-1（interleukin-1，IL-1） 是最早发现的 EP，主要来源于单核-巨噬细胞，其次为内皮细胞、星形胶质细胞、成纤维细胞、肿瘤细胞等。IL-1 不耐热（70℃、30 分钟即可失活），可分为 IL-1α 和 IL-1β 两种亚型。IL-1α 为酸性蛋白质，IL-1β 为中性蛋白质，两种亚型前体分子的分子量均为 31kD，而成熟型分子量分别为 17kD 和 17. 5kD。IL-1α 和 IL-1β 虽然仅有 26% 的氨基酸序列相同，但通过作用于相同的受体而引起致热效应。IL-1 受体广泛分布于脑内，但下丘脑外侧区域密度最大，与体温调节中枢邻近。实验发现，IL-1 对体温中枢的活动有明显影响。给家兔、大鼠静脉注射微量 IL-1 便可引起典型的发热反应，并且不产生耐受性；将 IL-1 注入大鼠下丘脑前部，可导致热敏神经元放电频率降低，冷敏神经元放电频率增加，这些反应可被前列腺素合成抑制剂水杨酸钠（解热药）阻断。IL-1 致热性很强，一般为单相热，大剂量可引起双相热。除引起发热外，其生物学效应还包括诱导急性期反应、活化并增殖淋巴细胞，增强吞噬细胞杀菌功能等。

2. 肿瘤坏死因子（tumor necrosis factor，TNF） 1975 年，Carswell 等发现接种卡介苗的小鼠注射 LPS 后，血清中出现一种能使多种肿瘤发生出血性坏死的物质，将其命名为肿瘤坏死因子。TNF 是重要的 EP 之一，具有许多与 IL-1 相类似的生物学活性。TNF 可分为 TNF-α 和 TNF-β 两种亚型，前者分子量为 17kD，后者分子量为 25kD，两种亚型致热活性相似，且均能人工重组。体内 TNF 以 TNF-α 为主，给家兔静脉注射中小剂量 TNF-α（50～200ng/kg）引起单相热，大剂量（10μg/kg）则为双相热。TNF-α主要由单核-巨噬细胞分泌，内皮细胞、中性粒细胞、肥大细胞等亦能分泌；TNF-β 是一种淋巴因子，主要由活化的 T 淋巴细胞分泌。TNF 不耐热，70℃、30 分钟即可失活，但具有很强的致热效应，将 TNF 注入家兔、大鼠等实验动物的脑室或静脉内可引起明显发热，此作用可被环加氧酶抑制剂布洛芬阻断。除引起体温调定点上移外，TNF 还可作用于其他靶点，产生许多其他生物学效应（如杀伤或抑制肿瘤细胞、诱导肝细胞合成急性期蛋白、提高中性粒细胞的吞噬能力、抗感染等）。

3. 白细胞介素-6（interleukin-6，IL-6） 是一种分子量为 21kD 的糖蛋白，由单核-巨噬细胞、淋巴细胞、内皮细胞及成纤维细胞分泌，内毒素、病毒、IL-1、TNF 等都可诱导其产生和分泌。IL-6 致热作用较 IL-1 和 TNF 弱。给鼠、家兔静脉或脑内注入 IL-6，可引起明显发热，该反应可被布洛芬或吲哚美辛阻断。IL-6 同时还具有促进 B 淋巴细胞增殖、分化和 IgG 合成等生物学效应。

4. 干扰素（interferon，IFN） 是病毒感染引起发热的主要 EP，是一种具有抗病毒、抗肿瘤作用的蛋白质，主要由白细胞产生，有多种亚型，与发热有关的是 IFN-α 和 IFN-γ。提纯的和人工重组的 IFN 对人和动物都有致热作用。1984 年 Dinarello 等发现，给家兔静脉注射人干扰素可引起单相热，同时脑内前列腺素 E_2 水平升高，该发热反应可被前列腺素合成抑制剂阻断。IFN 不耐热，60℃、40 分钟可灭活。与 IL-1 和 TNF 不同，IFN 反复注射可引起耐受性。此外，IFN 还具有促进 TNF 及 NK 细胞活性的作用。

5. 巨噬细胞炎症蛋白（macrophage inflammatory protein-1，MIP-1） 1988 年 Wolpe 等首次发现，巨噬细胞经内毒素刺激后可产生一种单核细胞趋化因子，该因子经皮下注射能够引起炎症反应，故命名为巨噬细胞炎症蛋白-1（MIP-1）。给家兔静脉注射纯化 MIP-1 可引起剂量依赖性单相热，发热潜伏期较短。单独脑室内注射 MIP-1，也可引起发热，此效应与 IL-1 无关。MIP-1 可由多种细胞产生，除单核-巨噬细胞外，成纤维细胞、内皮细胞、B 细胞、中性粒细胞等也能够产生 MIP-1。

6. 其他 白细胞介素-2（interleukin-2，IL-2）也可诱导发热，但发热反应出现晚，推测其可能通过其他 EP 间接引起发热；睫状神经营养因子（ciliary neurotrophic factor，CNF）、白细胞介素-8（interleukin-8，IL-8）以及内皮素（endothelin）等也被认为与发热有一定关系，但目前缺乏较系统研究。

同一刺激可引起多种内生致热原产生，共同作用导致机体发热，并且内生致热原之间也可相互影响、相互诱导。一般情况下，病毒性发热多与 IFN 有关，而内毒素引起的发热多与 IL-1 及 TNF 增多有关。大多数发热过程往往是多种内生致热原同时或先后作用的结果。

（二）内生致热原的产生和释放

在发热激活物的作用下，机体内多种细胞可被激活并释放 EP。所有能够产生和释放 EP 的细胞均被称为产 EP 细胞，主要包括以下 4 类。①单核-巨噬细胞：包括血液单核细胞和各种组织巨噬细胞。②淋巴细胞：包括 T 细胞、NK 细胞等。③肿瘤细胞：包括骨髓单核细胞性肿瘤细胞、白血病细胞、肾癌细胞等。④其他细胞：包括内皮细胞、肾小球系膜细胞、星形胶质细胞等。

EP 的产生和释放是一个复杂的细胞信号传递和基因表达改变的调控过程，经典的产 EP 细胞活化方式主要包括以下两种。

1. Toll 样受体（Toll-like receptors，TLR）介导的细胞活化 此方式是革兰阴性细菌致热物质 LPS 激活产 EP 细胞的途径。在上皮细胞和内皮细胞，LPS 首先与血清中 LBP 结合形成复合物，然后 LBP 将 LPS 转移给可溶性 CD14（soluble CD14，sCD14），形成 LPS-sCD14 复合物，再作用于细胞受体 TLR，经过信号转导激活核转录因子（NF-κB），启动内生致热原（如 TNF、IL-1、IL-6 等）的基因转录与表达，EP 在细胞内合成后即可释放入血。单核-巨噬细胞等表面具有膜受体 CD14（membrane CD14，mCD14），LPS 与 LBP 形成的复合物 LPS-LBP 可作为配体与细胞膜表面 mCD14 结合，形成 LPS-LBP-CD14 三重复合物，再作用于相应细胞上的TLR，最终导致细胞活化。

2. T细胞受体（T cell receptor，TCR）介导的细胞活化 此方式主要为革兰阳性细菌中的外毒素以超抗原形式活化T淋巴细胞的途径。外毒素等抗原一端与抗原提呈细胞上的主要组织相容性复合体Ⅱ类分子相结合，另一端识别TCR的Vβ片段，导致多种蛋白酪氨酸激酶（protein tyrosine kinases，PTKs）活化，后者通过磷脂酶C（phospholipase C，PLC）途径、Ras途径等引起T细胞激活。PLC途径：活化的PTKs可使细胞内PLC磷酸化，分解细胞膜上的磷脂酰肌醇二磷酸（phosphatidylinositol bisphosphate，PIP_2）生成三磷酸肌醇（inositol triphosphate，IP_3）和甘油二酯（diacylglycerol，DAG）。IP_3可促使胞外Ca^{2+}内流及肌浆网Ca^{2+}释放进而活化核因子NF-AT，DAG则可通过激活蛋白激酶C（protein kinase C，PKC）促使多种核转录因子如NF-κB等活化。Ras途径：活化的PTKs进一步激活Ras-Raf-MAPK信号通路，使Fos和Jun家族转录因子活化。以上这些转录因子活化入核后即可启动T细胞活化与增殖，并大量合成与分泌EP。

（三）致热信号传入中枢的途径

血液循环中的EP大多是大分子多肽，难以透过血-脑屏障。目前认为EP可能通过以下途径将信号传入体温中枢。

1. 经血-脑屏障 有学者认为，EP可通过血-脑屏障直接传递发热信息，其可能的途径推测有两种：①在血-脑屏障的毛细血管床部位存在IL-1、IL-6、TNF等蛋白质分子的可饱和转运机制，推测其可将相应的EP特异性地转运入脑；②EP作为细胞因子，也可能从脉络丛部位渗入或易化扩散入脑，经脑脊液循环分布到POAH。但上述推测尚需进一步证实。有研究发现，大剂量IL-1和TNF注射引起的双峰热，第一峰的出现可能与其直接作用于体温中枢有关。此外，INF和MIP-1的致热效应也被认为是直接传递的结果。

2. 经下丘脑终板血管器 在下丘脑第三脑室周边和延髓后缘有一些特化的神经区，称为室周器官（circumventricular organs，CVOs），该部位的毛细血管属于有孔毛细血管，是血-脑屏障的薄弱部位，对大分子物质有较高的通透性，许多循环激素可通过此部位进入脑内，将血源性信号送达中枢，如血管紧张素Ⅱ、某些肽类物质等。下丘脑终板血管器（organum vasculosum of lamina terminalis，OVLT）即是位于第三脑室壁视上隐窝处的CVO，紧邻POAH，OVLT的神经元与POAH的神经元有纤维联系，因此EP可能经此处弥散至体温调节中枢。但也有人认为，OVLT处分布有巨噬细胞、神经胶质细胞等相关细胞，EP可能不直接进入脑内，而是与相关细胞的膜受体结合，产生新的信息介质，从而将致热原的信息传入POAH。

二、发热时体温调定点上移

（一）体温调节中枢

体温调节的基本中枢位于POAH，该部位含有温度敏感神经元，可感受和整合来自外周及深部的温度信息，损伤该部位可导致体温调节障碍。将微量致热原注射于POAH可引起明显的发热反应，同时该部位可测到发热介质显著升高。而另外一些部位，如中杏仁核（medial amydaloid nucleus，MAN）、腹中隔区（ventral septal area，VSA）和弓状核可释放中枢解热介质，主要参与负向体温调节。因此，目前普遍认为，发热体温调节中枢可能由两部分组成，一个是正调节中枢，主要包括POAH等，另一个是负调节中枢，包括MAN、VSA等多个部位。当外周致热信息传入中枢后，启动体温正负调节机制，一方面引起体温上升，另一方面通过负性调节限制体温过度升高。正负调节相互作用，最终决定调定点上移的水平及发热的幅度和病程。

（二）发热的中枢调节介质

研究证实，从静脉注射 EP 到体温升高，需要经过一段潜伏期。多数学者认为，EP 无论通过何种方式入脑，它们只是传递信息的“信使”，而不是导致调定点上移的最终物质。EP 可能是首先作用于体温调节中枢，引起中枢发热介质的释放，继而导致调定点上移。根据调节效能的不同，可将中枢发热介质分为两类：正调节介质和负调节介质。

1. 正调节介质

（1）前列腺素 E（prostaglandin E，PGE） 是目前最被公认的中枢发热介质，其致热敏感点在 POAH。已有许多资料加以证实：动物静脉注射 EP 引起发热的同时，脑脊液及第四脑室中 PGE 的水平升高，在下丘脑前部微量注射 PGE，也可引起动物发热；将下丘脑组织与 EP 在体外共培养，细胞合成 PGE 增多；使用 PGE 合成抑制剂如阿司匹林、布洛芬等对 EP 引起的发热有解热作用，同时，PGE 在脑脊液及脑室中的含量也降低。这些结果均显示发热与 PGE 浓度升高密切相关。

但是近来有人提出，PGE 的前体花生四烯酸也是发热介质。将花生四烯酸注入多种动物脑室内均可导致明显发热，其致热作用不受 PGE 拮抗剂及水杨酸类药物的影响，但尚需进一步深入研究。

（2）环磷酸腺苷（cyclic adenosine monophosphate，cAMP） 作为细胞内第二信使，可能是 EP 升高“调定点”过程中的重要介质。相关证据显示，把外源性 cAMP（二丁酰 cAMP、Db-cAMP）注入多种实验动物（兔、猫、鼠）脑室内可迅速引起发热，潜伏期明显短于 EP 性发热；应用磷酸二酯酶抑制剂茶碱，抑制 cAMP 分解，可增强外源性 cAMP 的致热效应，而应用磷酸二酯酶激活剂尼克酸，加快 cAMP 分解，则减弱此致热效应；在 ET、病毒、葡萄球菌、EP 及 PGE 诱导的发热期间，动物脑脊液中 cAMP 明显增多，并与体温呈正相关。而高温引起的过热期间（调定点未改变），脑脊液中 cAMP 无明显变化。

（3）Na^+/Ca^{2+} 比值 研究发现，给多种动物脑室内灌注 Na^+ 可使体温很快升高，而灌注 Ca^{2+} 则使体温很快降低；脑室内灌注降钙剂（EGTA）也能引起体温升高。Na^+/Ca^{2+} 比值的改变可能在发热过程中担负着重要中介作用。

然而，有研究显示，Na^+/Ca^{2+} 比值升高不直接引起调定点上移，而是通过 cAMP 发挥作用。应用降钙剂（EGTA）灌注家兔侧脑室引起发热时，脑脊液中 cAMP 水平明显升高；预先灌注 $CaCl_2$ 可阻断 EGTA 的致热效应，同时也抑制了脑脊液中 cAMP 的上调，而且脑脊液中 cAMP 含量升高被抑制的程度与体温升高被抑制的程度成明显正相关。因此，有人提出 Na^+/Ca^{2+} 比值改变影响体温调定点的作用途径为：EP→下丘脑 Na^+/Ca^{2+} 比值↑→ cAMP↑→调定点上移。目前许多学者认为 cAMP 可能是更接近终末环节的发热介质。

（4）促肾上腺皮质激素释放素（corticotrophin releasing hormone，CRH） 主要由室旁核、杏仁核神经元分泌，是一种 41 肽的神经激素，能够调控垂体合成并释放 ACTH、β-内啡肽及黑素细胞刺激素等。CRH 不仅可以调节垂体，而且还是一种中枢致热介质。实验证实，在离体和在体的下丘脑组织，IL-1、IL-6 等 EP 均能刺激下丘脑释放 CRH；通过 CRH 单克隆抗体中和 CRH 或 CRH 受体拮抗剂阻断 CRH 的作用，可完全抑制 IL-1β 及 IL-6 的致热效应；中枢注入 CRH 可明显升高动物的脑温和结肠温度，同时下丘脑 cAMP 含量亦增加，药物降低 cAMP 水平可阻断 CRH 的致热效应，这说明 CRH 可能通过调节 cAMP 引起发热。但也有实验发现给发热动物脑室内注射 CRH 反而使已升高的体温降下来。因此，目前倾向认为 CRH 可能是一种双向调节介质。

（5）一氧化氮（NO） 是一种新型神经递质，广泛分布于中枢神经系统。在大脑皮层、海马、小脑、下丘脑视上核及室旁核、OVLT、POAH 等部位均含有 NO 合酶。有研究显示，NO 与发热有关，相关机制可能涉及 3 个方面：①NO 作用于 POAH、OVLT 等部位，介导体温升高；②刺激棕色脂肪组织的代谢活动导致产热增加；③抑制发热时负调节介质的合成与释放。

2. 负调节介质 动物实验及临床实践均显示，发热时机体的体温升高极少超过41℃，即使增加致热原的剂量也难以超越此界限，这意味着体内必然存在发热的自我限制机制。这种发热时体温上升的幅度被限制在某一特定范围以下的现象称为热限。这是一种自我保护和自稳调节功能，可避免脑细胞被高温损伤，具有极其重要的生物学意义。热限的形成可能与发热的负反馈调节有关。在负反馈调节中，脑内生成的降温介质，称为“负调节介质”，主要包括以下几种。

（1）精氨酸加压素（arginine vasopressin，AVP） 又称为血管加压素、抗利尿激素（antidiuretic hormone，ADH），由下丘脑视上核、室旁核及腹中膈神经元合成的神经垂体肽类激素，具有抗利尿、升血压、解热、增强记忆等中枢功能。AVP 是一种重要的中枢体温负调节介质，其依据在于：给大鼠、兔、猫、羊等多种动物脑内或静脉注入微量 AVP 均具有解热作用；应用 AVP 拮抗剂或受体阻断剂可明显阻断其解热效应或加强致热原的发热效应。AVP 解热途径可随环境温度的不同而异：25℃时，AVP 通过增强散热而解热，而在4℃时，则通过减少产热来发挥解热效应，这说明 AVP 通过中枢机制来影响体温。

（2）α-黑素细胞刺激素（α-melanocyte-stimulating hormone，α-MSH） 是腺垂体分泌的一种十三肽激素，由 ACTH 分解而来，其解热作用极强，比醋氨酚（扑热息痛）强 25000 倍。其主要实验依据有：将 α-MSH 注入实验动物的脑室、VSA、POAH、静脉等部位，均能削弱 EP 诱导的发热，其中以注入 VSA 效应最强；在 EP 诱导发热时，脑室中隔区 α-MSH 含量最高，而且将 α-MSH 注入此区可使发热明显减弱，说明其解热效应的作用位点可能在 VSA；预先将 α-MSH 抗体给家兔注射（阻断内源性 α-MSH 的作用），再用 IL-1 致热时，其致热效应明显增强，发热时间显著延长，这说明内源性 α-MSH 能够限制发热的高度和持续时间；应用 α-MSH 解热时，家兔的主要散热器官——耳朵的皮肤温度增高，说明 α-MSH 的解热作用与增强散热有关。

（3）膜联蛋白 A1（annexin A1） 是20世纪80年代发现的一种钙依赖性磷脂结合蛋白，主要存在于脑、肺等器官之中，又称为脂皮质蛋白-1（lipocortin-1）。研究发现，向大鼠脑内注射膜联蛋白 A1，IL-1β、IL-6、CRH 诱导的致热作用可被明显抑制，同时还观察到糖皮质激素发挥解热作用依赖于脑内膜联蛋白 A1 的释放。

（4）白细胞介素-10（interleukin-10，IL-10） 主要由 T 淋巴细胞产生，也可来源于单核细胞、巨噬细胞、角质细胞和活化的淋巴 B 细胞，分子量为 35～40kD。由于 IL-10 能够抑制活化的 T 细胞产生细胞因子，被认为是细胞因子合成抑制因子。给动物脑室内或静脉注射 IL-10，可明显抑制 LPS 诱导的发热反应和 IL-1β、TNF 及 IL-6 的增高，因此 IL-10 被称为发热的外周负调节介质。

三、发热时体温调节的方式及发热的时相

发热机制的中心环节是体温调节中枢“调定点”的上移。正常生理状态下，调定点的设定值在37℃左右。发热时，体内外发热激活物诱导产 EP 细胞激活并释放 EP，EP 入脑后作用于 POAH 或 OVLT 邻近处，启动体温正调节中枢，致使正调节介质释放增多，引起调定点上移。此时，为了与上移的新调定点相适应，机体发生调温反应，产热增加，散热减少，从而使体温逐步升高。与此同时，体温负调节中枢也被启动，负调节介质释放，通过与正调节介质配合，有效地将体温调节中枢调定点的上移和体温的升高限制在一特定范围内（即很少超过41℃），从而产生热限现象（图7－2）。发热持续一定时间后，随着发热激活物被控制或消失，EP 及增多的介质被清除或降解，调定点迅速或逐步恢复至正常水平，体温也相应地恢复至正常水平。多数发热特别是急性传染病和急性炎症引起的发热，发热过程大致经历3个时相，每个时相有各自的临床和热代谢特点（图7－3）。

（一）体温上升期（寒战期）

处于发热的初始阶段，正调节占优势，短者数分钟，长者数天。由于“调定点”上移，原来的正

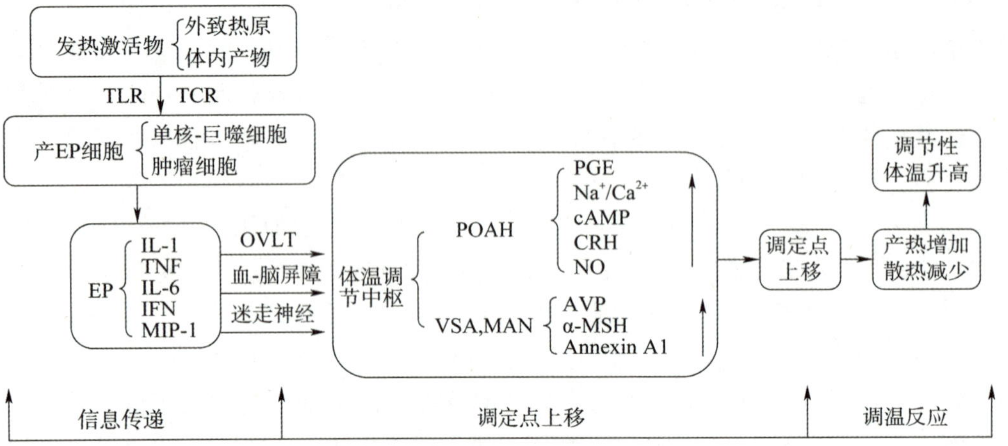

图 7－2　发热的发病机制

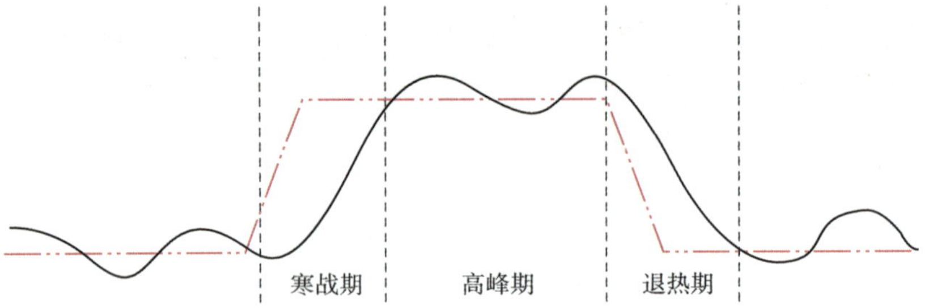

图 7－3　典型发热过程的三个时相

—·—调定点曲线；———体温曲线

常体温低于调定点水平，变成了“冷刺激”，体温调节中枢发出调控指令，出现升温反应。

临床上，患者主要表现为畏寒、皮肤苍白，严重者可出现“鸡皮疙瘩”和寒战。此期类似于健康人暴露在冷环境时产生的生理反应。一方面，“冷刺激”引起的交感神经兴奋引起皮肤血管收缩和皮肤苍白，从而减少皮肤散热。皮温降低刺激体表的冷感受器，信息传入中枢引起患者发冷或畏寒。交感神经传出冲动还可使皮肤立毛肌收缩，产热增加，此时汗腺关闭，出现“鸡皮疙瘩”。同时，交感神经兴奋还可提高机体代谢率，也可使产热增多。另一方面，皮温降低可通过刺激冷感受器反射性引起下丘脑寒战中枢兴奋，冲动经脊髓侧索的网状脊髓束和红核脊髓束下传，通过运动神经传递至运动终板，引起骨骼肌紧张度升高和不随意地周期性收缩（即寒战）。由于屈肌和伸肌同时收缩，所以不表现外功，肢体不发生伸屈运动，但产热率较高，此种方式可使产热量迅速增加 4～5 倍。由于此期患者会出现寒战，故又称之为寒战期。此期热代谢特点为散热减少，产热增多，产热大于散热，体温因而上升。

（二）高温持续期（高峰期）

当体温升高到新调定点水平时，便不再继续升高，而是在与新调定点相适应的高水平上波动，所以此期称为高温持续期，也可称为高峰期或稽留期。此期持续时间也不一致，短者数小时（如疟疾），长者数周（如伤寒）。

此期患者自觉酷热，皮肤发红、口干舌燥。随着患者皮温升高，皮肤血管逐渐扩张，血流量增多，机体散热增多。同时患者体表热感受器兴奋并将信息传入中枢而产生酷热感。另一方面，体温升高使机体代谢加速，从而产热亦增加。高热时水分经皮肤大量蒸发，引起口唇及皮肤干燥。此期热代谢特点为中心体温与上升的调定点水平相适应，产热和散热在较高水平上保持相对平衡。

（三）体温下降期（退热期）

经历了高温持续期后，随着发热激活物、EP及发热介质的不断消除，体温调节中枢的调定点逐渐恢复至正常水平。此时因为血温高于调定点，POAH的温敏神经元发放频率增加，导致降温反应，使体温逐步下降至与正常调定点相适应的水平。此期持续数小时至数天，以负调节占优势。

此期患者大量出汗，皮肤潮湿。由于调定点水平低于中心体温，因此下丘脑发放降温指令。一方面，交感神经紧张性活动降低，皮肤血管进一步扩张，散热增加；另一方面，高血温及皮肤温度感受器传来的热信息刺激发汗中枢，汗腺分泌增加，患者大量出汗，严重者可致脱水。因此，在退热期应注意防止患者因大汗所致的细胞外液容量不足，甚至低血容量性休克，尤其是体温骤降或伴有心功能障碍者。本期热代谢特点是散热多于产热，直至与回降的调定点相适应。

知识链接

不明原因发热

发热可由多种疾病（如感染、肿瘤、自身免疫病和无菌性坏死等）引起，无法明确病因者称为不明原因发热（fever of unknown origin，FUO）。不明原因发热的临床诊断标准：①发热病程≥3周；②体温多次≥38.3℃；③经一周的详细检查仍不能确诊。需同时满足以上3个方面方能诊断。此诊断标准可以排除以下情况：①排除自限性病毒感染性疾病。尽管病毒感染不易诊断，但发热一般不超过3周；②排除病因较明确，诊断较容易的短期发热；③排除短期内可自愈的原因不明性发热；④排除表现为低热的功能性发热。FUO的病因学诊断是一个世界性难题，近10%的FUO病例始终不能明确病因。

第四节 发热时代谢和功能的改变

微课7-4

除了原发病引起的机体改变外，发热时体温升高、EP作用以及体温调节反应也可直接引起机体出现一系列代谢及功能的变化。

一、物质代谢的变化

发热时，物质代谢变化的主要特点是由于寒战和代谢率的提高使三大营养物质分解增加，这是机体体温升高的物质基础。一般认为，体温每升高1℃，基础代谢率升高约13%。持久发热时，物质消耗明显增加，如果没有得到及时补充，患者就可能消耗自身物质，出现体重下降、消瘦等。

（一）糖代谢

发热时，由于产热的需要，能量消耗大大增加，因而对糖的需求增加，糖的分解代谢明显增强，血糖增高，肝糖原和肌糖原贮备减少。在正常情况下，肌肉主要依靠糖和脂肪的有氧氧化提供能量。寒战时，肌肉活动增强，氧耗大幅度增加，以致氧供相对不足，无氧酵解加强，组织内乳酸大量生成，发热时肌肉酸痛可能与此相关。据粗略计算，肌肉剧烈活动时，有氧氧化提供的能量只及糖酵解供能的1/5。

（二）脂肪代谢

发热时，因能量消耗的需求，脂肪分解也明显增强。正常体温时，脂肪分解供能只占总能量的20%～50%，发热时由于糖原贮存减少、食欲较差以及能量消耗显著增多，引起脂肪分解加速，可占总能量的60%～80%。此外，交感-肾上腺髓质系统兴奋性增强，脂解激素分泌增加，也可促进脂肪动员。大量脂肪分解后氧化不全，患者可出现酮血症和酮尿。长期发热的患者，脂肪消耗过多，可日渐消瘦。

棕色脂肪组织（brown adipose tissue，BAT）是哺乳动物体内非寒战性产热的主要能量来源，对于维持机体的体温和能量平衡具有重要作用。多数哺乳动物含有 BAT，新生儿和冬眠动物含量较多，而成年人却很少。BAT 中富含解偶联蛋白-1，血管丰富，受交感神经支配和去甲肾上腺素调控，交感兴奋时引起 BAT 产热。新生儿发热时一般没有明显的寒战反应，产热增加主要依靠 BAT 氧化。有资料显示，死于严重烧伤或恶性疾病伴有高代谢和发热的儿童，其肾周围的 BAT 代谢率比对照组高。

（三）蛋白质代谢

发热时组织蛋白代谢亦明显加快，因而患者血浆中游离氨基酸水平增高，尿素氮比正常人增加 2～3 倍，此时如果没有及时补充足够的蛋白质，将产生负氮平衡。长期发热时，由于蛋白质长期大量消耗，可引起机体抵抗力降低及低蛋白性营养不良。蛋白质代谢加速除与高体温有关外，还与 EP 的作用有关。实验证实，IL-1 可通过诱导 PGE 合成增多导致骨骼肌蛋白大量分解，后者属于疾病急性期反应，除增加能量供应之外，还可为肝脏提供大量的游离氨基酸，用于急性期反应蛋白的合成和组织修复。

（四）水、电解质代谢

在体温上升期，由于交感-肾上腺髓质系统兴奋，肾血流量减少，机体出现尿量明显减少和水钠潴留。高温持续期经皮肤、呼吸道水分蒸发增加，再加上体温下降期的出汗增多和尿量恢复，可导致水分和 Na^+、K^+ 的大量丢失，严重者引起脱水，此时应及时补充水分及适量电解质。此外，发热时的组织分解增强，细胞内 K^+ 释放入血增多，容易继发高钾血症。

（五）酸碱平衡变化

发热时由于氧化不全产物如乳酸、脂肪酸和酮体等增多，机体可出现代谢性酸中毒。如持续高热，呼吸加深加快，CO_2 排出过多，可同时合并呼吸性碱中毒。

（六）维生素代谢变化

发热特别是长期发热患者，由于糖、脂肪和蛋白质分解加强，参与酶系统组成的维生素也消耗增多，特别是 B 族维生素和维生素 C，应注意及时补充。

二、生理功能改变

（一）中枢神经系统

发热使神经系统兴奋性增高，特别是高热（40～41℃），患者可能出现烦躁、谵妄、幻觉，持续高热还可引起昏迷。有些高热患者神经系统可处于抑制状态，出现淡漠、嗜睡，可能与 IL-1 的作用有关。已有研究证实，注射 IL-1 可诱导睡眠。有些患者出现头痛（机制不明）。

在小儿（6 个月至 4 岁），由于中枢神经系统发育尚未成熟，高热比较容易引起热惊厥，通常在发热 24 小时内出现，具有家族遗传倾向，热惊厥反复发作的患儿发生癫痫的几率增加。高热是小儿最常见的惊厥原因。

（二）循环系统

发热时心率随体温升高而加快，体温每升高 1℃，心率约增加 18（12～27）次/分，儿童增加得更多。发热时心率增快可能主要是交感-肾上腺髓质系统兴奋和血温升高直接刺激窦房结所致。另外，代谢功能增强，耗氧量和二氧化碳生成增加也会导致心率加快。在一定限度（160 次/分）内，心率加快可使心输出量增加，但如果超过此限度，心输出量反而降低。对于心肌劳损或有潜在心脏病的患者，其基础心率已比正常人高，发热容易诱发心率过快和心力衰竭。在寒战期间，由于心率加快和外周血管收缩，血压可轻度升高；而在高温持续期和退热期，因外周血管舒张，血压轻度降低。少数患者可因大汗引起低血容量性休克和循环衰竭，需要及时预防和积极抢救。

（三）呼吸系统

发热时呼吸加深加快，从而有更多的热量从呼吸道散发，严重时，可引起呼吸性碱中毒。其发生机制为：①发热时，血温升高，刺激呼吸中枢并提高呼吸中枢对 CO_2 的敏感性；②发热时，代谢加强，CO_2 等酸性代谢产物产生增多刺激呼吸中枢。然而，长期高热却引起呼吸中枢兴奋性降低，因此机体还可能出现呼吸浅表甚至周期性呼吸。

（四）消化系统

发热时交感神经兴奋，消化液分泌减少，各种消化酶活性降低，胃肠道蠕动减弱，容易引起食物在肠道中滞留、消化不良，因而出现食欲减退、厌食、恶心、呕吐、腹胀、便秘等临床征象。有实验证明，IL-1、TNF 也能够引起食欲减退。由于唾液分泌减少及水分蒸发较多，患者可出现口干、口腔异味（因唾液对口腔有清洁、杀菌作用）。由于患者对脂肪、蛋白质的消化吸收差，发热时应给予高糖、富含维生素的清淡饮食。

（五）泌尿系统

在体温上升期，患者尿量减少，尿比重增加，颜色变深，这是因为发热时，交感-肾上腺髓质系统兴奋，不但引起肾血流减少，肾小球滤过率降低，而且肾小管对水、钠的重吸收功能增强。在高温持续期，肾小管上皮细胞可出现混浊肿胀，患者尿中可有蛋白和管型。体温下降期，尿量则明显增多，比重下降，尿颜色变浅。

（六）免疫系统

EP 不仅是致热因子，也是免疫调控因子：IL-1、IL-6 可刺激 T、B 淋巴细胞增殖与活化，诱导肝细胞分泌急性期蛋白；IFN 是一种抗病毒性体液因子，能增强巨噬细胞和天然杀伤细胞（NK 细胞）的活性；TNF 具有抗肿瘤功能，并能增强吞噬细胞的杀菌活性，促进 B 淋巴细胞分化，诱导其他细胞因子的生成。有研究表明，有些致病微生物对热比较敏感，一定高温可将其灭活，如淋球菌、肺炎球菌和梅毒螺旋体。有学者已将发热疗法用于治疗淋球菌尿道炎和神经梅毒等疾病，并已获得成功。此外，发热时 EP 会降低血清铁浓度，而铁是许多微生物生长繁殖所必需的物质，所以发热不利于细菌生长。因此，发热能够提高机体的免疫功能和抗感染能力。

然而，也有资料表明，发热可能会降低免疫细胞功能（如抑制 NK 细胞的活性）和机体的抗感染能力（如人工发热可降低感染了沙门菌属的大鼠生存率）。另外，持续高热也可导致免疫系统功能紊乱。

总之，发热对机体防御功能的影响，既有利也有弊，具有两面性。

第五节 发热防治和护理的病理生理学基础 微课 7－5

发热是动物进化过程中获得的保护性反应。发热是否有利于疾病的康复，应依具体情况具体分析。一般认为，中、低度的发热能够增强免疫系统功能，提高单核-巨噬细胞的吞噬能力，促进淋巴细胞转化，有利于抗体形成，并能增强肝脏的解毒功能，这些防御反应均有利于提高机体的抗感染能力。但高热（>40℃）、长期发热却产生不良影响，可使机体出现烦躁谵妄、负氮平衡、心肺负荷加重、细胞外液容量不足，甚至低血容量性休克等多种危害，必须正确认识和及时处理。

一、发热的处理

（一）一般处理

体温 <38.5℃，且不伴有其他严重疾病者，不必急于采取解热措施。发热是一个重要的疾病信号，典型的体温变化曲线常常具有重要的诊断价值，并且适度的发热有利于增强机体防御功能。某些致病微生物，如淋球菌、梅毒螺旋体等不耐热，一定程度体温升高可将其杀灭。因此，对于一般发热的病例，主要针对物质代谢增强和大量出汗等情况，予以补充足量的营养物质、维生素和水，并注意监测患者的心血管功能及水盐代谢情况。

（二）必须及时解热的情况

下述情况时，发热能够加重病情或促进疾病的发生、发展，甚至威胁患者生命，应及时退热。

1. 高热 体温过高（>40℃）时，中枢神经系统和心脏功能可受到损伤。患者发热时可出现头痛、意识障碍和惊厥等中枢神经系统症状。已有研究发现，正常动物在极度高热的情况下可引起心力衰竭。因此，对于高热患者，无论有无明显的原发病，均应当机立断，及时解热。小儿体温超过38.5℃时，脑细胞就可能受损，甚至出现抽搐，所以小儿高热时，更应尽早解热，以防诱发惊厥。

2. 心脏病患者 发热时，心率明显增加（交感神经和肾上腺素的作用），循环加快，可使心脏负担加重，容易诱发心脏病患者出现心力衰竭。因此，对有心肌损害或其他潜在心脏病的发热患者也须及早解热。

3. 妊娠期妇女 妊娠早期，发热或人工过热（如洗桑拿浴）可引起胎儿发育异常，是一个重要的致畸因素；妊娠中、晚期，孕妇血容量已明显增多，此时发热可进一步加重心脏负担，有诱发心衰的可能性。因此，应对发热的孕妇及时解热。

4. 肿瘤患者 此类患者经常会出现发热，可能与以下因素有关：①肿瘤生长迅速，相对缺血缺氧导致组织坏死，化疗、放疗也可引起肿瘤组织坏死导致无菌性炎症，同时肿瘤细胞被大量破坏后会释放TNF，均可引起发热；②肿瘤细胞本身可产生 EP，引起发热；③肿瘤组织中白细胞浸润，可发生炎症反应，由炎性白细胞产生 EP 引起发热；④肿瘤细胞可表达某些抗原物质产生机体免疫反应，通过抗原—抗体复合物和 IL-1 引起发热；⑤肿瘤直接侵犯或压迫体温调节中枢，可引起体温升高；⑥肿瘤患者由于恶病质或放化疗抵抗力差，可继发感染。一般情况下，临床多表现为反复、不规律性低热，无需特殊处理。有些患者会出现40℃以上的高热，可能与合并感染或发生严重免疫反应有关，这时需及时解热。

（三）解热措施

1. 药物解热 从发热机制上而言，解热药物应具备以下机制之一。①干扰或阻断 EP 的合成和释放：如类固醇激素可抑制 TNF、IL-6 的产生；②抑制 PGE 的合成：如环氧合酶抑制剂吲哚美辛、乙酰水杨酸等解热镇痛药；③促进中枢负调节介质的合成与释放。此外，具有清热解毒功能的中草药也有一定的解热作用。

2. 物理降温 从发热机制看，在“调定点”未降至正常之前，用物理法（冷敷、酒精擦浴等）强行降低体温会引起机体更明显的产热反应，有害无益。但当高热将损害中枢神经系统时，头部物理降温可能有助于保护脑细胞，如用冰帽或冰带冷敷头部等。

二、高热或持久发热患者的护理

1. 注意纠正水、电解质、酸碱平衡紊乱，及时补足水分，预防脱水。
2. 给予患者充足、易消化的清淡食物，基本原则是高糖、低脂、适量蛋白及丰富维生素。

3. 注意监测患者的心血管功能，尤其是心肌劳损者，在退热期或用解热药引起大量排汗时，要预防休克的发生。

目标检测

答案解析

一、单项选择题

1. 体温调节的高级中枢位于（　）
   A. 海马　B. 大脑皮层　C. 视前区-下丘脑前部
   D. 小脑　E. 脊髓
2. 下列关于发热的说法中，错误的是（　）
   A. 属于病理性体温升高　B. 是调节性体温升高
   C. 是致热原作用的结果　D. 机体产热多于散热引起
   E. 是临床上一种常见的疾病
3. 下列体温升高中，属于过热的是（　）
   A. 流行性脑膜炎　B. 妇女妊娠期　C. 剧烈运动后
   D. 中暑　E. 妇女月经前期
4. 注射青霉素引起发热的过程中，发热激活物是（　）
   A. 抗原-抗体复合物　B. 坏死的局部组织　C. 病原微生物
   D. 青霉素本身　E. 淋巴细胞因子
5. 下列细胞中，不产内生致热原的是（　）
   A. 血管内皮细胞　B. 星形胶质细胞　C. 单核细胞
   D. 平滑肌细胞　E. 淋巴细胞
6. 下列物质中，属内生致热原（EP）的是（　）
   A. 精氨酸加压素
   B. 革兰阴性细菌产生的内毒素
   C. 前列腺素 E
   D. 体内肾上腺皮质激素代谢产物本胆烷醇酮
   E. 单核细胞等被激活后释放的致热原
7. 下列属于中枢发热介质的是（　）
   A. 内毒素　B. 前列腺素 E（PGE）
   C. 白细胞介素-1（IL-1）　D. 干扰素（IFN）
   E. 类固醇
8. 茶碱使发热反应增强的机制是（　）
   A. 收缩血管　B. 促进 PGE 合成
   C. 促进 cAMP 合成　D. 抑制 cAMP 分解
   E. 引起交感神经兴奋
9. 高热患者容易发生（　）
   A. 低渗性脱水　B. 高渗性脱水

C. 等渗性脱水　　D. 水肿
E. 水中毒

10. 发热时体温每升高1℃，成人心率平均增加（　）
A. 6次/分　　B. 12次/分
C. 18次/分　　D. 24次/分
E. 32次/分

11. 患者，男，34岁，因“淋雨受凉后出现发热、咳嗽，咳黄色脓痰，伴有呼吸困难3天”入院。查体：T 39.3℃，P 109次/分，R 26次/分，BP 130/80mmHg，急性病容，口唇紫绀，双肺呼吸音粗，可闻及湿啰音。该患者发热的最可能病因是（　）
A. 真菌感染　　B. 恶性肿瘤
C. 变态反应　　D. 细菌感染
E. 病毒感染

12. 患者，男，57岁，因急性前壁大面积心肌梗死入院。入院第2天测体温38.1℃。对于患者体温升高的机制，首先考虑为（　）
A. 体温调定点不变，产热增加　　B. 体温调定点不变，散热减少
C. 体温调节功能障碍　　D. 支配外周血管的神经障碍
E. 体温调定点上移

13. 患者，女，28岁，咽喉疼痛、流清涕，伴头痛、寒战1天来诊。查体：T 38.4℃，P 94次/分，R 24次/分，BP 130/90mmHg，急性病容，面色苍白，四肢凉，双肺呼吸音稍粗，未闻及湿啰音。下列关于该患者出现病理生理过程的描述中，正确的是（　）
A. 处于体温上升期
B. 处于高温持续期
C. 处于体温下降期
D. 由体温调节中枢调节功能障碍引起的体温升高
E. 热代谢特点为产热 $<$ 散热

14. 扩张型心肌病患者出现发热，体温38.6℃。此时最需要的处理方式是（　）
A. 多喝水　　B. 加强营养
C. 进食易消化的食物　　D. 及时解热
E. 口服中成药

15. 肿瘤患者，出现发热，体温37.9℃。下列处理措施中，错误的是（　）
A. 适当多喝水　　B. 进食易消化的食物
C. 注意保暖，避免受凉　　D. 及时解热
E. 多吃些水果，加强营养

二、简答题

1. 体温升高就是发热吗？为什么？
2. 简述发热的机制。
3. 简述发热过程中三个时相的热代谢特点及主要临床表现。

三、案例分析题

患者，男，42岁，因“输尿管结石”入院行“输尿管切开取石术”。手术后患者体温升高至37.7℃，持续两天，两天后体温恢复至36.5℃。然而，患者三天后又出现体温升高至38.8℃。查体发

现腹部手术切口处红、肿，有脓性渗出物，WBC 15.9×10^9/L，中性粒细胞 82.5%。

请问：

1. 患者手术后体温升高，而后又降至正常，为什么？
2. 三天后患者体温又升高的原因可能是什么？
3. 试述该患者两次发热的机制及治疗原则。

（司艳红）

书网融合……

本章小结 微课 1 微课 2 微课 3

微课 4 微课 5 题库

第八章　休　克

PPT

学习目标

1. 掌握　休克、休克肾、休克肺及 MODS/MOSF 的概念；休克发生的始动环节及分类；休克发生的微循环机制及变化特点。

2. 熟悉　休克的常见病因；休克时机体代谢与功能变化；临床上常见的休克类型（失血性休克、感染性休克、过敏性休克和心源性休克）的特点。

3. 了解　休克防治及护理的病理生理学基础、器官支持疗法的防治和护理原则。

案例引导

案例：患者，男，34 岁。因“左季肋部被汽车撞伤后疼痛，头晕、恶心、浑身无力 1 小时”入院。体格检查：患者痛苦面容，面色及皮肤颜色苍白，四肢湿冷，表情淡漠。T 36.1℃，P 120 次/分，R 22 次/分，BP 70/40mmHg，SPO_2 90%。腹肌紧张，全腹轻度压痛，反跳痛明显，以左上腹部最为严重，移动性浊音阳性，肠鸣音减弱。辅助检查：腹腔穿刺抽出不凝固的血液。

讨论：

1. 根据患者的临床表现，初步评估该患者入院时存在何种病理过程？有何依据？
2. 阐述该病理过程的发生机制。

第一节　概　述

人们对于休克（shock）认识的历史起源于创伤，法国医生 Henri Francois LeDran 于 1743 年观察到由于弹伤打击造成的休克现象，并使用了“shock”一词来表示这种现象，原意为打击或震荡。但此后的一段时间内，休克一词并未得到广泛应用。至西班牙独立战争期间，任职的英国医生 G. J. Guthrie 在其 1827 年发行的专著《枪伤》中选择了“shock”一词来描述创伤的现象，扩大了休克的概念，既包括了创伤的刺激，也包括了机体的神经生理反应。随后，法国外科医生 Velpeau 于 1848 年在《柳叶刀》上发表了相关文章，描述了枪伤后连续的生理功能衰退，其中第一阶段的特征便是“休克”，尤其表现在神经系统方面。在其后的漫长岁月里，医学界对休克的认识经历了症状描述阶段、急性循环衰竭的认识阶段、微循环学说的创立阶段、细胞分子水平研究阶段四个主要发展时期。

目前认为，休克是指机体在严重失血、失液、感染、创伤等强烈致病因子的作用下，有效循环血量急剧减少，组织血液灌流量严重不足，引起细胞缺血、缺氧，以致各重要生命器官的功能衰竭、代谢障碍或结构损害的全身性危重病理过程。

第二节 休克的病因与分类

一、休克的病因

各种强烈的致病因子作用于机体都可以引起休克，常见的致病因素包括以下几类。

（一）失血和失液

1. 失血 大量失血可引起休克，称为失血性休克（hemorrhagic shock）。常见于创伤失血、消化性溃疡出血、食管曲张静脉破裂出血、妇产科疾病如宫外孕或产后引起的大出血、DIC 等。

失血性休克发生与否及严重程度与失血量和失血速度密切相关。失血量在总血量的 20%（800ml）以下为轻度休克，失血量在总血量的 20% ~40%（800 ~1600ml）为中度休克，失血量超过总血量的 40%（1600ml）为重度休克。

2. 失液 常见于剧烈呕吐或腹泻、肠梗阻、大汗及肾病综合征时的多尿等导致的大量体液丢失，可导致有效循环血量锐减而引起休克，过去称为虚脱（collapse）。

（二）烧伤

严重的大面积烧伤常伴有血浆的大量渗出而丢失、体液丢失以及疼痛而引起休克，称为烧伤性休克（burn shock），晚期可因继发感染而发展为败血症休克。

（三）创伤

严重的创伤可因剧烈的疼痛、大量失血和失液、组织坏死而引起休克，称为创伤性休克（traumatic shock）。尤其是在战争时期、自然灾害和突发事故中多见。

（四）感染

细菌、病毒、真菌、立克次体等病原微生物的严重感染可引起休克，称为感染性休克（infective shock），也称脓毒性休克（septic shock）。感染灶中的微生物及其毒素、胞壁产物等侵入血循环，激活宿主的细胞和体液反应，产生炎症介质，作用于机体各个器官、系统，影响其灌注，导致组织细胞缺血缺氧、代谢紊乱及功能障碍，甚至多器官功能衰竭。因此，感染性休克是微生物因子与机体防御机制相互作用的结果，微生物的毒力数量以及机体的内环境与应答是决定感染性休克发生发展的重要因素。在革兰阴性菌感染引起的休克中，细菌内毒素起着重要作用，称为内毒素休克。

（五）过敏

某些过敏体质的人经注射某些药物（如青霉素）、血清制剂或疫苗后，甚至进食某些食物或接触某些物品（如花粉、豚草等），发生 I 型超敏反应可引起休克，称为过敏性休克（anaphylactic shock）。

（六）心脏功能障碍

大面积急性心肌梗死、急性心肌炎、心室壁瘤破裂、心包填塞及严重的心律失常（房颤、室颤）、心脏压塞、肺栓塞、张力性气胸等，均可引起心排出量急剧降低，有效循环血量和组织灌流量明显减少，引起心源性休克（cardiogenic shock）。

（七）神经源性因素

剧烈疼痛、脊髓损伤或高位脊髓麻醉、中枢镇静药过量，可引起血管运动中枢抑制，外周阻力血管扩张，有效循环血量相对不足而导致神经源性休克（neurogenic shock）。这种休克的微循环灌流正常，预后较好，也有人称这种状况为低血压状态（hypotensive state），并非休克。

二、休克的分类

引起休克的病因较多且复杂，分类方法也有多种，常用的分类方法有以下几种。

（一）按病因分类

这是临床最常用的分类方法，此种分类方法有利于及时认识并清除病因。主要分为失血性休克、失液性休克、烧伤性休克、创伤性休克、感染性休克、过敏性休克、心源性休克、神经源性休克等。

知识链接

感染性休克分型

根据心排出量与外周阻力变化的血流动力学特点，感染性休克可分为低排高阻型休克和高排低阻型休克。低排高阻型休克又称冷休克，是最常见的类型。高排低阻型休克，又称暖休克，临床少见，见于部分革兰阳性菌感染引起的休克早期（表8-1）。

表8-1　感染性休克分型

	心输出量	总外周阻力	血压	脉压差	皮肤血管
低排高阻型休克	↓	↑	↓	↓	收缩
高排低阻型休克	↑	↓	↓	↑	舒张

（二）按始动环节分类

尽管引起休克的病因各异，但大多数类型休克的发生都存在着共同的发病学基础——机体有效循环血量减少。有效循环血量是指单位时间内通过心血管系统进行循环的血量，但不包括贮存于肝、脾、淋巴血窦或停滞于毛细血管中的血量。生理状态下，机体有效循环血量的维持需要满足三个条件：①充足的血容量；②正常的血管舒缩功能；③正常的心泵功能。各种病因均可通过这三个环节中的一个或多个来影响有效循环血量，使微循环功能障碍，进而导致组织灌流量减少而引起休克。因此，将血容量减少、血管床容量增加、心排出量减少这三个因素称为休克的三个始动环节（图8-1）。根据休克的始动环节，可将休克分为三类。

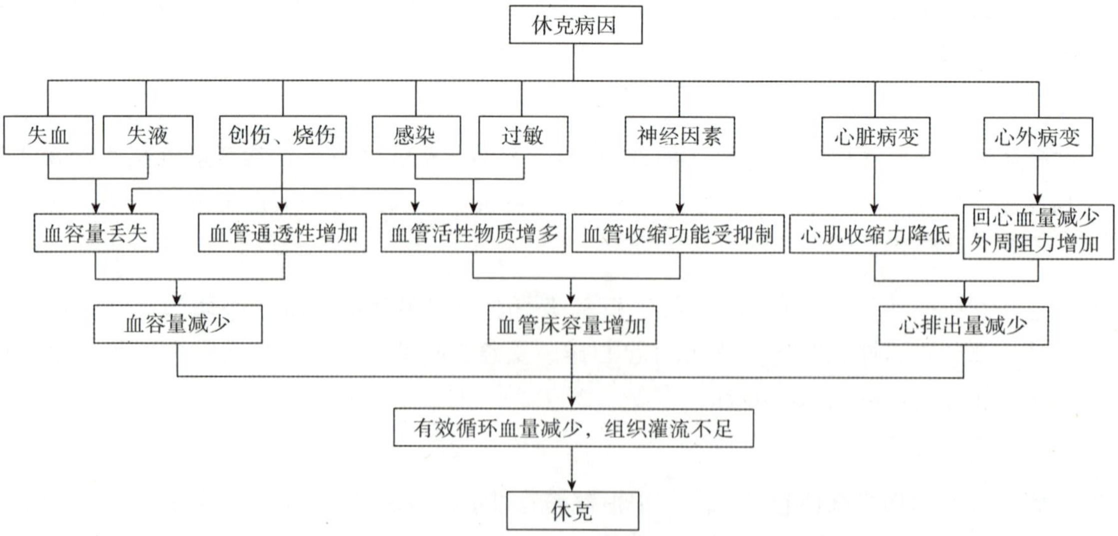

图8-1　休克发生的始动环节

1. 低血容量性休克（hypovolemic shock） 指由于机体血容量减少所致的休克，常见于失血、失液、烧伤、创伤等情况。大量体液丢失或血管通透性增加导致血容量急剧减少，静脉回流不足，进而引起心输出量减少和血压下降。这类休克主要包括失血/失液性休克、烧伤性休克、创伤性休克。低血容量性休克的典型临床表现为“三低一高”，即中心静脉压（central venous pressure，CVP）、心输出量（cardiac output，CO）以及动脉血压（arterial blood pressure，ABP）降低；外周阻力（peripheral resistance，PR）升高。

2. 血管源性休克（vasogenic shock） 是指患者血容量并未减少，但由于外周血管扩张，血管床容量增加，大量血液淤滞在扩张的小血管内，血液分布异常，进而导致有效循环血量减少，组织灌流量减少而引起的休克，又称分布异常性休克（maldistributive shock）或低阻力性休克（low-resistance shock）。

机体的血管床总容积很大，如仅肝脏毛细血管全部开放，就能容纳全身血量。正常状态下，全身仅有20%的毛细血管开放，并交替开放与闭合，不会因血管床容量大于血液量而导致有效循环血量不足，出现组织细胞缺血、缺氧现象。当发生过敏性休克或感染性休克时，内源性或外源性的血管活性物质使小血管扩张，尤以腹腔及内脏的小血管明显，血管床容量增加。此时，大量血液淤积在小血管内，有效循环血量减少，进而导致微循环障碍。当发生神经源性休克时，交感神经收缩血管功能被抑制，导致一过性血管扩张，静脉血管容量增加，有效循环血量减少，血压下降。

3. 心源性休克（cardiogenic shock） 是指因心泵功能障碍，心输出量急剧减少，有效循环血量和微循环灌流量明显下降而引起的休克。按照病因可分为以下两类：①由心脏本身病变引发的休克，如大面积心肌梗死、心肌病、严重的心律失常、瓣膜性心脏病及其他严重的心脏病晚期；②由心脏外部原因引发的休克，如急性心包填塞、张力性气胸以及心脏射血受阻，如肺血管栓塞、肺动脉高压等。

第三节 休克的发展过程和发病机制

休克的发病机制至今尚未完全阐明。其中，微循环机制和神经-体液、细胞及分子机制是被广大研究者所接受的。

一、微循环机制

有效循环血量减少所致的微循环障碍是多数休克发生的共同基础。

微动脉和微静脉之间的血液循环称为微循环（microcirculation）。作为血液和组织进行物质代谢交换的基本结构和功能单位、机体与外界环境进行物质和气体交换的场所，微循环对维持组织细胞的新陈代谢和内环境稳态起着重要作用。典型的微循环结构包括微动脉、后微动脉、毛细血管前括约肌、真毛细血管、通血毛细血管、动-静脉吻合支和微静脉等。这些血管主要受神经-体液的调节，交感神经兴奋时，微动脉、后微动脉和微静脉血管收缩，血流减少。体液因子如儿茶酚胺、血管紧张素Ⅱ、血管加压素、TXA_2 和内皮素等作用于微循环可引起血管收缩；相反，组胺、激肽、腺苷、乳酸、PGI、TNF 和 NO 等作用于微循环则引起血管舒张。正常生理情况下，全身血管收缩性物质浓度很少会变化，微循环的舒缩活动及血液灌流主要由局部产生的舒血管物质进行反馈调节，以保证毛细血管前括约肌节律性的舒缩活动和毛细血管的交替开放，调节微循环的灌流量（图 8－2）。

根据微循环改变特点，一般将休克病程分为三阶段。

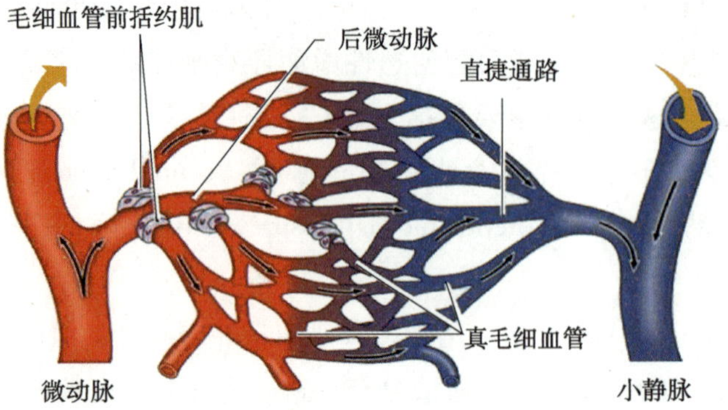

A.括约肌舒张，真毛细血管充血

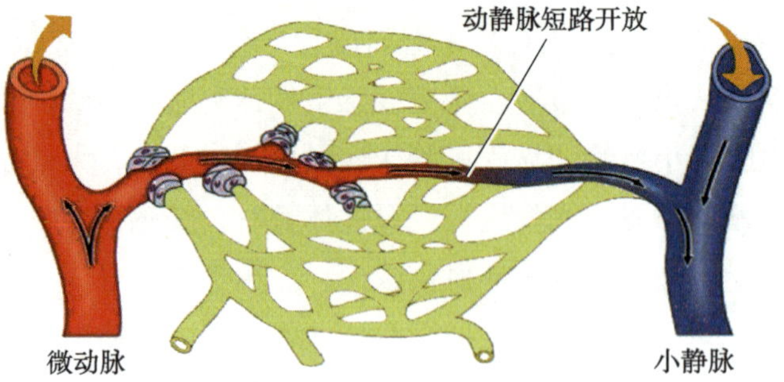

B.括约肌收缩，真毛细血管网缺血

图 8－2　微循环调节机制

（一）休克Ⅰ期（微循环缺血性缺氧期、休克代偿期）　微课 8－1

1. 微循环主要变化特点　微循环缺血期又称缺血性缺氧期（ischemic anoxia phase），是休克的早期阶段，亦称为休克早期。此期全身小血管，包括小动脉、微动脉、后微动脉、毛细血管前括约肌和微静脉、小静脉都发生收缩痉挛，口径明显减少，尤其毛细血管前阻力增加更明显，主要由于前阻力血管（微动脉、后微动脉和毛细血管前括约肌）收缩显著，且大量真毛细血管网关闭，组织灌流明显减少。此时微循环内血液流速减慢，轴流消失，血细胞出现齿轮状运动，因开放的毛细血管数量减少，血流主要通过直捷通路或动-静脉短路回流，流经微循环的营养通路血流灌注量大大减少，导致组织严重缺血、缺氧。所以，此期微循环灌流特点是“少灌少流、灌少于流”，组织呈缺血缺氧状态。

2. 微循环变化机制

（1）交感-肾上腺髓质系统兴奋　各种致休克因素可通过不同途径引起交感-肾上腺髓质神经系统兴奋，儿茶酚胺大量释放入血，引起外周血管反应。① α 受体效应：皮肤、骨骼肌、腹腔脏器和肾脏的小血管壁上具有丰富的 α 肾上腺素受体，α 受体兴奋可致血管收缩（以微动脉和毛细血管前括约肌最为强烈），外周阻力增大，导致组织器官血液灌流不足，微循环缺血，但其对心脑血管影响不明显。② β 受体效应：动-静脉短路分布了 β 受体，儿茶酚胺与 β 受体结合，可使微循环动-静脉短路开放，血液绕过真毛细血管网经动静脉吻合支和直捷通路回流到心脏，使组织灌流量减少，组织缺血缺氧；肺微循环的动-静脉短路大量开放，则会影响静脉血的动脉化，使 PaO_2 降低，加重组织缺氧。

知识链接

肾上腺素能受体

肾上腺素能受体是介导儿茶酚胺作用的一类组织受体，为G-蛋白耦联型。根据其对肾上腺素/去甲肾上腺素的不同反应情况，分为肾上腺素能α受体和β受体，α受体又分为α_1、α_2亚型，β受体分为β_1、β_2、β_3亚型。相对来说，去甲肾上腺素对于α受体的作用较肾上腺素更为敏感，而肾上腺素对β受体的作用会更敏感一些。儿茶酚胺类物质兴奋时对血管的影响较为复杂，皮肤、肾、胃肠的血管平滑肌以α_1受体为主，兴奋效应表现为血管收缩；骨骼肌、肝脏的血管平滑肌以及心脏以β_2受体为主，兴奋效应则表现为血管舒张（图8－3）。

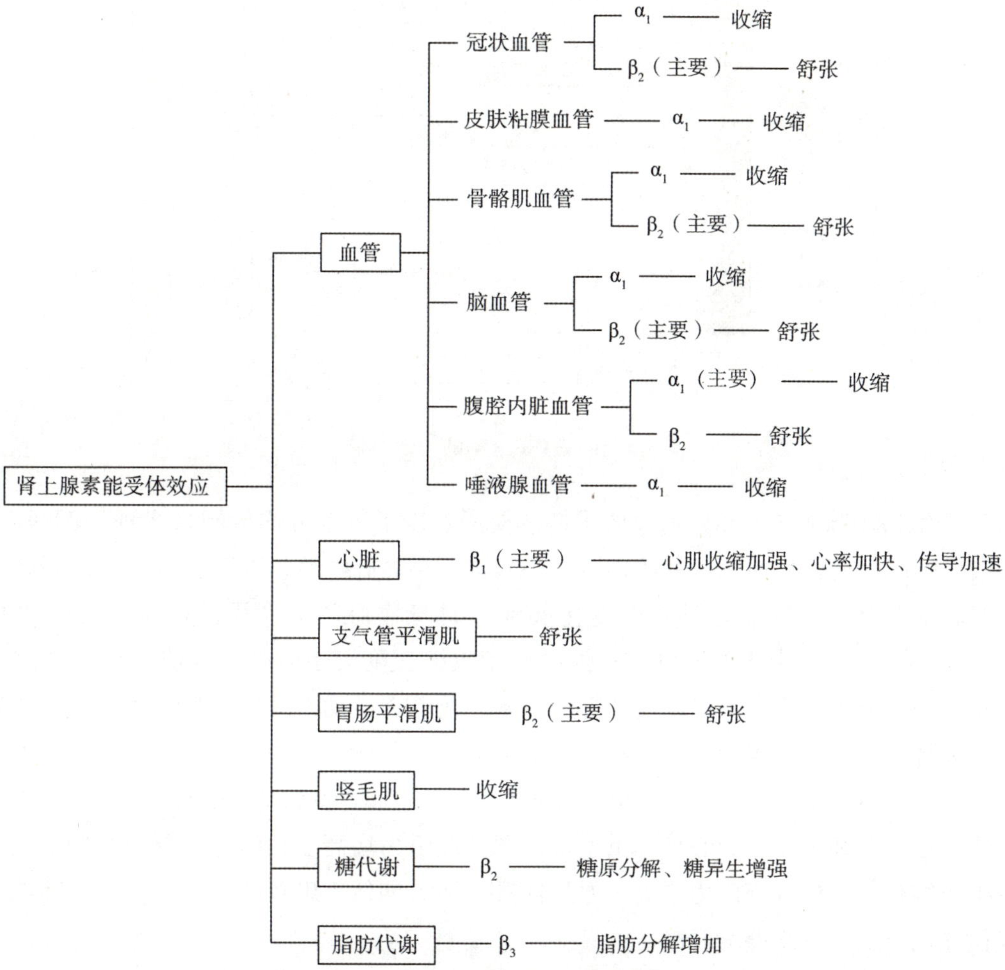

图8－3 肾上腺素能受体效应

（2）其他缩血管体液因子释放 休克早期，体内也会产生其他体液因子，如血管紧张素Ⅱ、血管加压素、血栓素A_2、内皮素、白三烯类等，促进微血管收缩。①血管紧张素Ⅱ（AngⅡ）：交感-肾上腺髓质系统兴奋，使肾小动脉强烈收缩，肾血流明显减少，进而激活肾素-血管紧张素系统，产生大量血管紧张素，其中AngⅡ的缩血管作用最强。②血管加压素（vasopressin，VP）：又称抗利尿激素（antidiuretic hormone，ADH），血容量减少、疼痛刺激以及AngⅡ分泌增加时，ADH分泌增加，对内脏小血管有收缩作用。③血栓素A_2（thromboxane A_2，TXA_2）：是细胞膜磷脂的分解代谢产物，具有强烈的缩血管作用，儿茶酚胺可刺激血小板产生更多的 TXA_2。④内皮素（endothelin，ET）：由血管内皮细胞产生，正常情况下水平极低；缺血、缺氧、血小板黏附聚集时，ET 受刺激释放与产生，具有强烈而持久的收缩小血管和微血管的作用。⑤白三烯类（leukotrienes，LTs）物质：LTs 为白细胞膜磷脂分解时花生四烯酸在脂加氧酶作用下生成的产物，有收缩腹腔内脏小血管，促进白细胞黏附、附壁，并增加毛细血管壁通透性的作用。

3. 代偿意义 休克早期交感神经强烈兴奋及缩血管物质的大量释放，一方面引起皮肤、腹腔内脏及肾脏等多器官缺血缺氧，另一方面也具有重要的代偿意义，故该期又称为休克代偿期（compensatory stage）。休克早期的代偿机制见图 8-4。

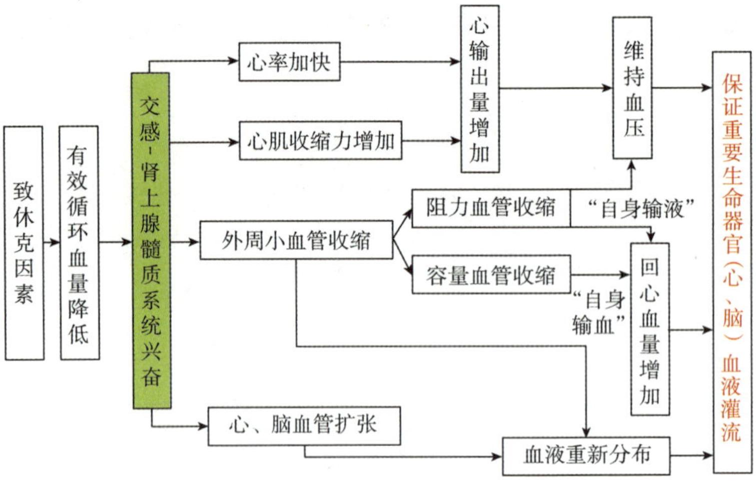

图 8-4 休克早期的代偿机制

（1）有助于维持动脉血压 动脉血压的维持主要通过以下三个方面机制来实现。①回心血量增加：一方面，儿茶酚胺等缩血管物质大量释放，肌性微静脉、小静脉收缩，静脉容量减少，肝脾储血器官发生收缩，使回心血量迅速增加，这种代偿变化起到“自身输血”的作用，是休克时增加回心血量的“第一道防线”；另一方面，由于毛细血管前阻力血管收缩程度大于微静脉，使毛细血管前阻力比后阻力更大，导致毛细血管中血流量下降，流体静压下降，血管渗出动力减小，组织回流力量相对增高，组织液由组织间隙进入微血管，起到“自身输液”的作用，是休克时增加回心血量的“第二道防线”。②心排出量增加：休克早期，心脏尚有足够的血液供应，回心血量后，交感神经兴奋和儿茶酚胺的增多可使心率加快，心肌收缩力增强，心排出量增加。③外周阻力增高：在回心血量和心排出量增加后，全身小动脉发生收缩痉挛，使外周阻力增高，血压回升。故本期休克患者的血压可轻度下降或不下降，有时甚至因代偿作用反而比正常略为升高。

（2）有助于心脑血液供应 不同器官血管对交感神经兴奋和儿茶酚胺增多的反应不同。①皮肤、内脏、骨骼肌以及肾脏血管具有丰富的交感缩血管神经纤维，同时 α 受体分布密度高，所以它们对儿茶酚胺的敏感性较高，收缩明显。②脑动脉的交感缩血管纤维少，主要受局部扩血管物质影响，只要平均动脉压不低于 60mmHg，脑血管主要通过自身调节维持脑血流量的相对正常。③冠状动脉在交感神经兴奋时，以 β 受体兴奋的扩血管作用为主，而且休克早期交感神经兴奋和儿茶酚胺增多，使心率加快、心收缩力加强，局部扩血管的代谢产物生成增多并在局部堆积，最终使冠状动脉扩张。因此，休克早期，全身不同器官微循环反应具有不均一性，这导致了血液的重新分布（或重分配），保证了心、脑重要生命器官的血液供应（图 8-3）。

4. 临床表现 脸色苍白，四肢湿冷，出冷汗，脉搏细速，脉压减小，尿量减少，烦躁不安为此期患者主要临床表现。该期患者血压变化不明显，可骤降（如大失血），也可略降，甚至正常或轻度升高（代偿），但脉压明显降低（外周阻力的增大主要影响舒张压）。由于血液的重新分配，心、脑的血液灌流仍可维持正常，因此患者在休克代偿期一般表现为神志清楚，但由于中枢儿茶酚胺增多患者常烦躁不安。

休克代偿期是可逆的，应尽早去除休克病因，及时补充血容量，恢复有效循环血量，可防止休克向失代偿期发展。

（二）休克Ⅱ期（微循环淤血性缺氧期、休克进展期） 微课8-2

如果休克的原始病因不能及时清除，组织缺血缺氧持续存在，休克将继续发展进入微循环淤血期。

1. 微循环主要变化特点 微循环淤血期为可逆性休克失代偿期（decompensatory stage），又称休克进展期（progressive stage of shock）。进入本期后，内脏微循环中的血管自律运动消失，微动脉痉挛较前期减弱，后微动脉和毛细血管前括约肌扩张，大量血液涌入真毛细血管网，毛细血管开放明显增多，微循环容积增大。由于微循环血液流速显著减慢，红细胞和血小板聚集，白细胞滚动、贴壁、嵌塞，血黏度增加，血液“泥化”（sludge）淤滞，加重了微循环淤血，使微循环流出道阻力增加，毛细血管后阻力大于前阻力。所以，此期微循环灌流特点是“多灌少流，灌大于流”，组织呈淤血性缺氧状态，故此期又称淤血性缺氧期（stagnant hypoxic stage）。

2. 微循环变化机制 本期的发生与微血管长时间缺血、缺氧，导致酸中毒及多种扩血管因子生成增多有关。

（1）微血管扩张机制 该期交感-肾上腺髓质系统持续兴奋，血浆儿茶酚胺浓度进一步增高，但微血管表现为扩张状态。微血管扩张的机制如下。①酸中毒：微循环长期缺血缺氧，葡萄糖无氧酵解增强，产生大量乳酸，血液中 H^+ 增多，导致代谢性酸中毒。酸中毒使血管平滑肌对儿茶酚胺的反应性降低，即使交感一直处于兴奋状态，儿茶酚胺浓度进一步增高，但缩血管效应与舒张血管效应无法抗衡，微血管由收缩转向扩张。②局部扩血管代谢产物增多：长期缺血缺氧、酸中毒可刺激肥大细胞释放组胺增多，ATP 分解增强，产生大量代谢产物腺苷；同时 5-羟色胺增加，激肽系统激活使缓激肽生成增多，引起后微动脉和毛细血管前括约肌舒张。③当细胞内 ATP 不足时，ATP 敏感性 K^+ 通道开放，K^+ 外流增多，引起细胞膜超极化效应，使电压依赖性 Ca^{2+} 通道抑制，Ca^{2+} 内流减少，血管的反应性及收缩性下降，微血管扩张。④内毒素的作用：革兰阴性（G^-）菌感染或其他休克时出现的肠源性内毒素及细菌转位入血，可引起内毒素血症。内毒素可通过激活巨噬细胞，产生大量细胞因子，如肿瘤坏死因子 TNF 及一氧化氮等，导致血管舒张和持续性低血压。

（2）血液流变学机制 淤血性缺氧期血流速度变慢，对休克失代偿期微循环淤血的发生发展具有非常重要的作用。在缺氧、酸中毒、感染等因素刺激下，TNF、IL-1、白三烯 B_1（leukotrienes B_1，LTB_1）、血小板活化因子（platelet activating factor，PAF）等炎症介质合成释放增加，导致白细胞活化，白细胞与血管内皮细胞（vessel endothelial cell，VEC）表面的黏附分子不断结合和分离，白细胞在 VEC 表面滚动，发生黏附、脱落、再黏附，不断交替进行。其后，白细胞表面的 β_2 整合素（CD11/CD18）与 VEC 上的 ICAM-1（intercellular adhesion molecule-1）受体可发生识别，白细胞牢固黏附于 VEC 表面并向血管外游出。由于白细胞黏附于微静脉，微循环流出通路的血流阻力增加，导致毛细血管中血流发生淤滞。同时，VEC 表明黏附的白细胞激活，释放氧自由基和溶酶体酶，导致 VEC 和其他组织细胞的损伤。此外，缺血缺氧会使组胺、激肽等物质生成增加，造成毛细血管通透性增高，血浆外渗。血浆外渗大量发生会致使血液浓缩，血细胞比容上升，红细胞和血小板聚集，血液黏度增加。这些因素可进一步减慢微循环血流速度，加重血液泥化淤滞。

3. 失代偿后果 休克失代偿期因血液大量淤滞于微循环，不再有保护自身的生理意义，而是导致整个心血管系统功能恶化。

（1）有效循环血量急剧减少　①休克失代偿期小动脉、微动脉扩张，外周阻力下降，真毛细血管网大量开放，血液被分隔淤积在各个内脏器官，此外发生的细胞嵌塞、静脉回流受阻等均可使回心血量急剧减少，有效循环血量进一步下降。②由于毛细血管后阻力大于前阻力，血管内流体静压升高，不仅“自身输血”和“自身输液”停止，并且由于组胺、缓激肽等物质造成血管通透性降低，使血浆渗出到组织间隙。血浆外渗致使血液浓缩，血黏度增加，红细胞聚集，微循环淤滞加重，使有效循环血量进一步减少，形成恶性循环。

（2）心、脑血液灌流量减少　由于回心血量及有效循环血量进一步减少，动脉血压进行性下降。当平均动脉血压小于 50mmHg 时，心脑血管对血流量的自身调节作用丧失，表现为冠状动脉和脑血管血液灌流量严重减少。

4. 临床表现　休克失代偿期患者的临床表现与其微循环变化密切相关，主要表现为：①血压和脉压差进行性下降，血压明显下降，脉搏细速，静脉萎陷；②大脑血液灌流减少导致中枢神经系统功能障碍，患者表情淡漠、神志不清，甚至昏迷；③肾血流量严重不足，出现少尿甚至无尿；④微循环淤血，使脱氧血红蛋白增多，皮肤黏膜发绀或出现花斑。

此期如果治疗方案正确有力，休克仍存在可逆性。

（三）休克Ⅲ期（微循环衰竭期、休克难治期）

休克失代偿期持续较长时间后，进入微循环衰竭期（microcirculation failure stage），又称休克难治期（refractory stage of shock），有学者认为该期是不可逆的，故又称不可逆期（irreversible stage of shock）。

1. 微循环主要变化特点　此期广泛微血栓形成，微血管呈麻痹性扩张，毛细血管大量开放，甚至大量纤维蛋白血栓形成，出现“不灌不流，血流停止”状态，组织几乎完全不能进行物质交换，得不到氧气和营养物质供应，甚至出现毛细血管无复流现象，即指在输血补液治疗后，虽血压可一度回升，但微循环灌流量无明显改善，毛细血管中淤滞停止的血流仍不能恢复流动的现象。

2. 晚期难治的机制　休克晚期的难治或不可逆性与血管反应性进行性下降，DIC 形成以及重要器官功能衰竭有关。

（1）血管反应性进行性下降　机制尚未完全清楚，可能与细胞内酸中毒或一氧化氮和氧自由基等炎症介质生成增多有关。近年来研究证明，休克难治期血管平滑肌细胞（VSMC）内 ATP 减少，H^+ 及一氧化氮生成增多，可引起 VSMC 膜上 ATP 敏感性钾通道（K_{ATP}）开放，K^+ 外流增多，细胞膜超极化，电压依赖性钙通道（voltage dependent calcium channel，VDCC）抑制，Ca^{2+} 内流减少，使血管平滑肌对 CA 反应性下降，血管呈现麻痹扩张状态，血压进行性下降。

（2）DIC 形成　休克难治期易发生 DIC，其机制包括以下三个方面。①血液流变学的改变：微循环障碍所致的组织缺氧，引起局部组胺、激肽、乳酸等代谢产物增多。导致毛细血管扩张，血流缓慢，血浆渗出，血液浓缩、血细胞聚集、血黏度增高，促进凝血过程。②内、外凝血系统激活：严重缺氧、酸中毒或脂多糖等损伤血管内皮细胞，导致组织因子大量释放；内皮细胞损伤，造成胶原纤维暴露，因子Ⅻ被激活，使内、外凝血系统启动。此外，严重创伤、烧伤等引起的休克，可因组织大量破坏、白细胞与内皮细胞的黏附等造成组织因子的大量表达释放。各种休克时红细胞破坏释放的 ADP 等可使血小板的释放反应启动，进一步增强凝血过程。③TXA_2-PGI_2 平衡失调：PGI_2 有抑制血小板聚集和扩张血管的作用，TXA_2 有促进血小板聚集和缩血管的作用。休克时内皮细胞的损伤，一方面使 PGI_2 生成释放减少，另一方面由于胶原纤维暴露，可使血小板激活、黏附、聚集，促使 TXA_2 生成和释放增加。因此 TXA_2-PGI_2 的平衡失调，促进 DIC 的发生。

3. 临床表现　病情危重，淤血症状进一步加重，患者濒临死亡，其临床症状主要表现如下。

（1）循环衰竭 患者出现进行性顽固性低血压，甚至测不到，升压药亦难以恢复；心音低弱，脉搏细弱而频速；中心静脉压（CVP）降低，浅表静脉系统大量塌陷，静脉输液困难。

（2）并发 DIC 休克难治期常并发 DIC，出现出血、贫血、皮下瘀斑等临床症状，由于休克的原始病因和机体自身反应性的差异，并非所有休克患者都会发生 DIC。

（3）重要器官功能衰竭 休克患者在持续性重度低血压后，细胞损伤不断加重。DIC 的发生使器官栓塞梗死，心、脑、肺、肝、肾等重要器官功能代谢障碍加重。严重缺氧酸中毒时产生的体液因子，如溶酶体酶、活性氧和细胞因子等，亦引起组织器官损伤。上述因素综合作用，导致多器官功能不全或多器官功能衰竭。

综上所述，微循环障碍学说的创立对于阐明休克的发生机制，改善休克的防治发挥了重要作用。然而，休克微循环的三期变化，虽然存在区别，但互相联系，临床上三个阶段间常无明显界限，并且，由于引起休克的病因及始动环节不同，有时休克各期的出现并不完全遵循循序渐进的发展规律。例如，大量失血、失液引起的休克，常从缺血性缺氧期开始，逐步发展；严重过敏性休克的微循环障碍可能从淤血性缺氧期开始；而严重感染或烧伤引起的休克，可能从微循环衰竭期开始，很快发生 DIC 或多器官功能障碍。

二、神经-体液、细胞及分子机制

20 世纪 60 年代提出了微循环学说，但随后的研究发现，微循环学说并不能解释所有问题。如休克时细胞膜电位变化发生在血压降低和微循环紊乱之前；器官微循环灌流恢复后，器官功能未能同时恢复；细胞功能恢复促进了微循环的改善；促进细胞功能恢复的药物，具有明显的抗休克疗效。因此，有学者认为细胞损伤是器官功能障碍的基础，并提出休克细胞（shock cell）的概念，对休克的认识随即深入到细胞水平。

（一）神经-体液机制

休克是一种典型的强烈的躯体性应激反应，其神经-体液的变化与应激反应下神经-体液的变化模式有相似之处，但比之更加强烈。交感-肾上腺髓质系统的兴奋作为最重要的调节机制，创伤性休克和烧伤性休克的疼痛刺激可直接引起交感-肾上腺髓质系统的兴奋；低血容量性休克和心源性休克时，心排出量减少，动脉血压降低，可通过颈动脉窦和主动脉弓反射，抑制减压反射而使交感-肾上腺髓质系统兴奋；大多数内毒素休克时，内毒素可直接刺激交感-肾上腺髓质系统。

除此之外，休克时还可激活下丘脑-垂体-肾上腺皮质系统和肾素-血管紧张素-醛固酮等系统，使体内多种体液因子水平发生明显变化，包括各种血管活性物质与细胞因子。前者参与血管收缩与舒张调节，后者参与细胞生长分化和免疫功能的调节、参与炎症发生和创伤愈合等，在休克的发生发展中均具有重要作用。

（二）细胞损伤是各器官功能损伤的共同基础

1. 细胞膜的变化 休克时，最早发生损伤的部位是细胞膜。缺氧、ATP 减少、酸中毒、高钾血症、溶酶体酶、氧自由基以及其他炎症介质和细胞因子等都可造成细胞膜损伤，引起膜离子泵功能障碍，Na^+、Ca^{2+} 内流，细胞水肿。组织细胞肿胀会压迫微血管，内皮细胞肿胀则使微血管管腔狭窄，加重微循环障碍。

2. 线粒体的变化 休克时，线粒体肿胀，基质颗粒减少，致密结构和嵴消失，钙盐沉着，甚至发生膜破裂，最终造成线粒体崩解。线粒体是细胞氧化磷酸化的部位，其损伤会造成 ATP 合成减少，细胞能量生成严重不足，进一步影响细胞功能。

3. 溶酶体的变化 休克时，缺血缺氧和酸中毒等可致溶酶体肿胀、空泡形成并释放溶酶体酶。

①溶酶体酶可水解蛋白质造成细胞自溶；②溶酶体酶进入血液循环后，可损伤血管平滑肌、消化基膜，使血管壁通透性增加；③可激活激肽系统和纤溶系统，并促进组胺等炎症介质的释放；④产生心肌抑制因子（myocardial depressant factor，MDF）。因此，溶酶体酶的大量释放造成休克时微循环障碍加重，导致组织细胞损伤和多器官功能衰竭，在休克发生发展和病情恶化中起着重要作用。

4. 细胞死亡 休克时的细胞死亡是细胞损伤的最终结果，包括坏死和凋亡（apoptosis）两种形式。休克的原发致病因素的直接损伤、严重缺血缺氧、酸中毒、代谢障碍、能量生成减少、溶酶体酶释放、炎症介质产生等，均可导致细胞坏死或凋亡。细胞坏死和凋亡均是休克时器官功能障碍或衰竭的病理基础（图8－5）。

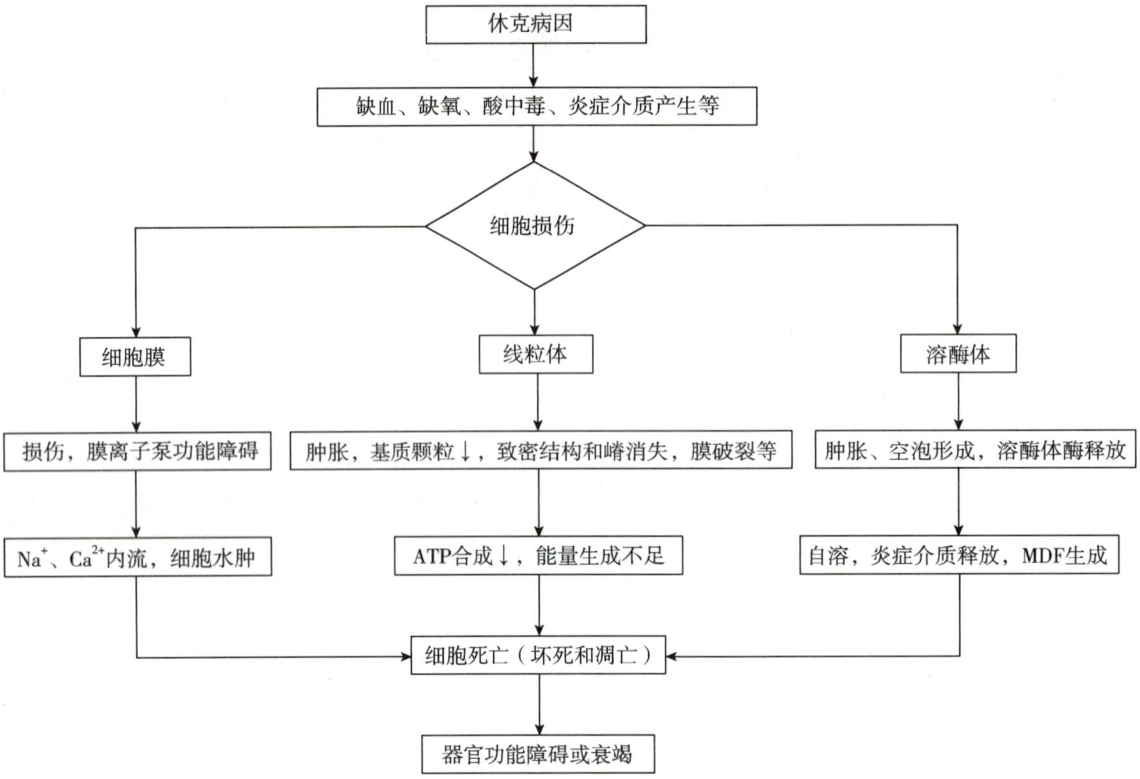

图8－5 休克时细胞损伤示意图

（三）血管内皮细胞改变，微血管通透性增加

血管内皮细胞损伤所致的微血管通透性增高是休克的重要病理变化之一，是导致血容量减少、组织水肿、DIC以及多器官功能障碍的重要因素，特别对感染性休克、烧伤性休克和过敏性休克的发展和转归具有重要影响。

1. 内皮细胞收缩 内皮细胞的形态改变与收缩性改变主要受细胞骨架蛋白，如肌动蛋白和肌球蛋白的影响。细胞受到外界刺激时，如受到组胺、血小板激活因子（platelet-activating factor，PAF）、TNF-α等作用时，细胞通过多条信号转导通路的介导，激活肌球蛋白激酶，使肌球蛋白磷酸化，ATP酶活化。同时，肌球蛋白头部横桥与肌动蛋白结合，使肌动蛋白微丝移动，细胞向心收缩，细胞形态改变。

2. 内皮细胞间连接结构改变 内皮细胞之间及内皮细胞与基底膜之间存在一些特殊结构，如紧密连接、黏附连接等，由不同蛋白构成，如跨膜蛋白、咬合蛋白、闭合蛋白、胞质蛋白ZO-1和ZO-2、钙黏着蛋白等。这些连接蛋白与细胞骨架蛋白相连，可通过上述内皮细胞的肌动蛋白与肌球蛋白的运动，影响相应的连接蛋白，从而改变细胞-细胞之间和细胞-基底膜之间的黏附状态，造成细胞间隙增大、增多，血管壁通透性增加。

3. 内皮细胞损伤　休克时产生的炎症介质、氧自由基、溶酶体酶及缺氧、酸中毒等可直接损伤血管内皮细胞，使其发生肿胀、凋亡、坏死及脱落，然后进一步增加微血管通透性。

（四）炎细胞活化及炎症介质释放增多

机体在严重感染、烧伤、创伤时，大量炎症细胞发生活化，可激活核因子 κB（nuclear factor-kappa，NF-κB）、丝裂原活化蛋白激酶（mitogen-activated protein kinase，MAPK）、Janus 激酶/信号转导子和转录激活因子（Janus kinase/signal transducer and activator of transcription，JAK/STAT）等，通过多条细胞内信号转导途径，产生大量炎症介质，后者又进一步激活炎症细胞，二者互为因果关系，引起炎症介质不断释放增加。最终导致难以控制的全身性瀑布式炎症效应，即全身性炎症反应综合征（systemic inflammatory response syndrome，SIRS），甚至多器官功能障碍综合征（multiple organ dysfunction syndrome，MODS）的发生。

第四节　休克时机体代谢与功能的变化

休克时，机体会出现微循环灌流障碍，导致营养物质不足，能量生成减少，还会出现神经-内分泌功能紊乱及炎症介质泛滥，使机体发生代谢和功能等多方面的紊乱。

一、机体的代谢变化

（一）物质代谢异常

当机体发生休克时，一方面由于应激反应，机体分解代谢增强，所需氧耗量增加；另一方面，由于微循环灌注量减少，组织细胞缺氧并导致线粒体功能障碍，代谢的总体变化表现为氧化过程障碍，糖酵解加强，糖原、脂肪和蛋白分解代谢增强，合成代谢减弱。上述现象与应激类激素如胰高血糖素、生长激素、皮质激素及儿茶酚胺浓度升高，胰岛素减少有关。此时，休克患者可能会出现下述现象：一过性的高血糖和糖尿；血中游离脂肪酸、甘油三酯、极低密度脂蛋白和酮体增多；血中氨基酸水平升高，尿氮排出增多，出现负氮平衡，特别在败血症休克、烧伤性休克时，骨骼肌蛋白分解增加，氨基酸从骨骼肌中溢出向肝脏转移，以增加急性期蛋白合成。

（二）水、电解质与酸碱平衡紊乱

1. 代谢性酸中毒　休克时，因机体缺氧，葡萄糖无氧酵解增强，乳酸生成量增加。此时，因机体肝、肾功能障碍，乳酸无法正常转化为葡萄糖或排出体外，血液中乳酸含量高于正常值，引发高乳酸血症及代谢性酸中毒。当机体发生酸中毒时，组织 H^+ 浓度升高，而 H^+ 对 Ca^{2+} 具有竞争作用，会影响心肌的兴奋-收缩耦联，导致心肌收缩力下降，心排出量减少。此外，组织 H^+ 浓度升高时，血管平滑肌对儿茶酚胺反应性会降低，导致微循环血管扩张，血液淤积，动脉血压降低。最后，组织 H^+ 浓度升高还会导致血管内皮细胞损伤，激活凝血系统，诱发弥散性血管内凝血，进一步加重微循环紊乱和器官功能障碍，进入休克难治期。

2. 呼吸性酸碱平衡紊乱　在休克早期，机体因创伤、出血、感染等刺激，呼吸加深加快，通气量增加，$PaCO_2$ 下降，出现呼吸性碱中毒。呼吸性碱中毒一般发生在血压下降和血乳酸增高之前，是早期休克的诊断指标之一。但在休克后期，因通气、换气功能障碍，机体会出现呼吸性酸中毒。此时，机体呼吸性碱中毒与代谢性酸中毒共存，处于混合性酸中毒状态，酸碱平衡紊乱加重。

3. 高钾血症　休克时，组织缺血缺氧，有氧氧化减弱，糖酵解增强，ATP 生成明显减少。且 ATP

含量减少可导致细胞膜上的钠泵（Na^+，K^+-ATP 酶）运转失灵，导致细胞内钠、水潴留，而细胞外 K^+ 增多，出现高钾血症。且在酸中毒时，细胞内外 H^+-K^+ 离子交换增多，高钾血症进一步加重。

二、常见的器官功能变化

休克时各器官功能都可能发生改变，其中主要是中枢神经系统、心、肾、肺、胃肠及等重要器官的功能障碍。且休克时，患者常因两个或两个以上重要器官相继或同时出现功能障碍，发生多系统器官功能不全或衰竭而导致死亡。

（一）中枢神经系统功能障碍

休克早期，机体血液的重新分布及大脑的自身调节使脑部血液可得到充分供应，此时中枢神经系统功能障碍并不明显，患者主要表现为烦躁不安。大脑皮层对缺氧极为敏感，当缺氧逐渐加重，将由兴奋转为抑制。随着休克进一步发展，当平均动脉压低于 50mmHg 时，脑组织因缺血、缺氧、能量供应不足和酸性代谢物的堆积而严重受损，患者可出现神志淡漠，甚至昏迷。休克、创伤及严重感染时，机体内胰高血糖素、皮质激素等分解蛋白的激素分泌增多，使蛋白分解增多。肌肉组织的蛋白质分解后产生的氨基酸中，支链氨基酸较少，而芳香族及含硫氨基酸较多。后两者可在外周及中枢形成假性神经递质。假性神经递质可干扰正常的神经传导，使中枢正常的兴奋性不能维持而转为抑制。此时，患者可表现为反应迟钝、意识混乱、轻度定向力障碍，最后出现进行性昏迷。

（二）心脏功能障碍

心源性休克时，患者心泵衰竭，心肌收缩性减弱，心输出量急剧减少。但对于其他类型休克，在早期，由于机体的代偿，患者心泵功能一般无明显变化。随着休克进展，血压进行性下降时，心功能障碍加重。其机制可能如下。①休克时，血压进行性下降，心率加快，心室舒张期缩短，冠状动脉血流量减少，心肌供血不足。②休克时，机体出现代谢性酸中毒，可出现心肌兴奋-收缩耦联障碍，心肌收缩力减弱。③休克时，机体出现高钾血症，进一步导致严重的心律失常。④机体发生细菌感染或出现肠源性内毒素血症时，内毒素直接或间接损伤心肌。⑤机体产生心肌抑制因子（myocardial depressant factor，MDF），强烈抑制心肌收缩。⑥当休克并发 DIC 时，微循环内微血栓形成，可引起局灶性坏死和出血，加重心功能障碍。

（三）肾功能不全

当机体发生休克时，肾是较易受损伤的器官之一。各种类型的休克常伴发急性肾功能不全，严重时发生肾功能衰竭，称为休克肾（shock kidney），临床表现为少尿或无尿，氮质血症、高钾血症和代谢性酸中毒。

休克早期，有效循环血量减少，交感神经兴奋，肾入球小动脉收缩，肾血流量减少，导致肾小球滤过率降低。同时，肾素-血管紧张素-醛固酮系统被激活，醛固酮和抗利尿激素增多，肾小管对钠、水重吸收增加，从而使患者临床上出现少尿等症状。此时，肾小管上皮细胞尚未发生器质性损害，为功能性肾衰竭，若能即时恢复肾血流量，肾脏的泌尿功能可恢复正常。但若休克持续时间较长，肾小动脉持续痉挛，肾小管可发生缺血性坏死，导致器质性肾衰竭，即使再恢复肾血液灌流，肾功能在短时间内亦难以恢复。急性肾衰竭是休克晚期患者死亡的主要原因之一。

（四）肺功能障碍

肺是休克引起 MODS 时最常累及的器官，且随着休克的发展，肺功能也发生不同程度的改变。在休克早期，由于呼吸中枢兴奋，故呼吸加快加深，通气过度，从而导致低碳酸血症和呼吸性碱中毒。随着疾病进一步发展，由于交感-儿茶酚胺系统兴奋和其他血管活性物质的作用，肺血管阻力升高。休克晚期患者在脉搏、血压和尿量都趋于平稳之后，可突然发生急性呼吸衰竭，以动脉血氧分压进行性下降（PaO_2 <50mmHg）和呼吸困难为特征，称为休克肺（shock lung），属于急性呼吸窘迫综合征（acute respiratory distress syndrome，ARDS）范畴。休克肺发生的中心环节是由各种致休克因子和大量的炎症介质所引起的急性弥散性肺泡毛细血管膜损伤，导致肺泡气体弥散障碍、通气-血流比值异常、动脉血氧分压降低，在形态学上表现为间质性肺水肿、局部肺不张、充血、出血、微血栓形成及肺内透明膜形成。

肺脏容易受累的原因如下。①肺是全身静脉回流的主要滤器，又是一个重要的代谢器官，全身组织回流的许多代谢产物和毒物在这里被吞噬、灭活和转化，血中的有毒物质易滞留在肺，从而进一步造成肺损伤。②机体发生创伤或感染时，大量坏死组织、内毒素等可激活肺巨噬细胞、中性粒细胞及补体系统等。一方面，这些效应细胞可以通过在肺血管内淤积阻塞、黏附于内皮细胞等对肺造成直接损害；另一方面，它们释放出多种血管活性物质和炎症介质，可损伤肺组织，明显削弱肺防御功能，从而有利于细菌从呼吸道入侵。

（五）肝功能不全

休克引起的肝功能障碍常继发于肺、肾功能障碍之后，但有时也可最先发生。但因肝的代偿能力较强，肝损伤常不能及时发现。肝损伤的原因有：①创伤、休克和全身感染都可引起肝血流量减少，直接影响肝实质细胞和库普弗细胞（Kuffer cell）的能量代谢；②创伤、感染等休克损伤因素促发内源性细菌毒素的吸收、迁移，进入血液循环，经门静脉到达肝脏后，可直接损害肝实质细胞，或活化 Kuffer 细胞，使其合成并释放 TNF-α、IL-1 等多种炎症介质而损伤肝细胞，使肝对毒素的清除能力减弱，蛋白合成能力下降。

此外，肝功能障碍又可通过以下机制加重休克。①肝代谢障碍：肝对糖和乳酸的利用障碍，可促使乳酸蓄积，从而引起酸中毒；此外，肝脏无法为各重要脏器提供充足的葡萄糖。蛋白质和凝血因子合成障碍，可引起低蛋白血症和出血。②肝的生物转化作用：即解毒功能减弱，可增加休克时感染与中毒的危险。因此，肝损伤是恶性循环，在感染引起的休克中，若患者发生严重的肝损伤则死亡率大大提高。

（六）胃肠道功能不全

休克早期就有胃肠功能的改变。休克早期因有效循环血量减少而发生血液重新分布，故胃肠道早期即可发生缺氧和酸中毒，引起胃肠黏膜淤血水肿、糜烂，甚至溃疡，胃肠运动和消化吸收能力减弱。此时，肠黏膜损伤，肠道的屏障功能下降，大量细菌及内毒素越过已破坏的肠屏障，经门脉系统入肝，激活肝 Kuffer 细胞产生大量炎症介质（如 TNF、IL-1 等）作用于肝局部或全身，引起全身炎症反应。细菌、内毒素透过肠黏膜侵入肠外组织的过程，称为细菌移位（bacterial translocation）或内毒素移位（endotoxin translocation），表现为肠源性菌血症、肠源性内毒素血症或脓毒血症。此外，胃肠的缺血缺氧，还可使消化液分泌受抑制，胃肠运动减弱，胃肠肽和黏蛋白对胃肠黏膜的保护作用减弱，而使胃肠黏膜糜烂或形成应激性溃疡。

（七）免疫系统功能障碍

休克早期，免疫系统被激活，患者血浆补体水平有显著变化，主要表现为 C3a 和 C5a 的含量升高。C3a 和 C5a 可影响微血管壁通透性，激活白细胞和组织细胞。此外，在感染休克中，革兰阴性细菌产生的内毒素具有抗原性，它能形成免疫复合物（immune complex，IC），激活补体，产生过敏毒素等一系列血管活性物质。IC 可沉积于多个器官微血管内皮细胞上，吸引和活化多形核白细胞，使各系统器官产生非特异性炎症，导致器官功能障碍。休克晚期，机体免疫系统处于全面抑制状态，此时体内中性粒细胞的吞噬和杀菌功能下降，单核-吞噬细胞功能受抑制，辅助性 T 细胞/抑制性 T 细胞（helper Tlymphocyte/suppressor Tlymphocyte，Th/Ts）比例降低，B 淋巴细胞分泌抗体能力减弱，炎症反应无法局限化，易致感染扩散。

（八）多器官功能障碍综合征

休克严重时，可同时或先后引起机体多个器官功能受损，导致多器官功能障碍综合征（详见本教材第十四章）。

第五节　休克防治和护理的病理生理学基础

一、病因防治

积极处理原发病，如止血、补液、抗感染等，这是抗休克治疗的根本措施。

二、对症治疗

（一）改善微循环

微循环障碍、组织灌流量不足是休克发生、发展的主要发病环节。改善和恢复微循环灌流，是休克治疗的中心环节。

1. 补充血容量　各种休克都存在有效循环血量绝对或相对不足，因此，除心源性休克外，积极快速补充血容量、维持体液平衡是提高心排出量和改善组织灌流的根本措施。补液需遵循“量需而入”的原则，尽快尽早补液。休克失代偿期时，因为微循环淤血，血浆外渗，补液量应大于丢失量；而感染性休克和过敏性休克时，血管床容量扩大，虽然无明显的失血失液，但有效循环血量显著减少，亦应根据实际需要来补充血容量。补充血容量应适量，以防发生肺水肿。因而临床上需动态监测中心静脉压、动脉血压、脉搏、呼吸和尿量等指标，并综合分析以合理补液。此外，在补充血容量时，还应考虑到纠正血液流变学的障碍，根据血细胞比容决定输血和输液的比例，正确选择全血、血液成分、胶体或晶体溶液，使血细胞比容控制在35%～40%的范围内。

2. 纠正酸中毒　一方面，酸性环境有利于氧和血红蛋白解离，增加组织氧供，利于休克复苏。因此轻度酸中毒无须积极纠正，可在恢复血容量和微循环改善后自行缓解。另一方面，酸中毒是加重微循环障碍、抑制心肌收缩、降低血管反应性、促进DIC形成的重要原因。同时，酸中毒可降低血管对儿茶酚胺类物质的反应性，从而影响血管活性药物的治疗效果。因此，必须根据酸中毒的实际情况进行补碱纠酸。

3. 合理使用血管活性药物　血管活性药物分为血管收缩药和血管扩张药，有些药物则既具有缩血管作用也具有扩血管作用。应合理使用血管收缩药和血管扩张药，有助于提高组织微循环的血液灌流量。不建议单纯追求升压而持续大量使用血管收缩药，避免导致组织灌流量的进一步下降。补足血容量和纠正酸中毒是使用血管活性药物的重要前提，尤其是扩血管药物。

（二）保护细胞功能，减轻细胞损伤

休克时，细胞损伤有原发性的，也有继发于微循环障碍的。去除休克病因，改善微循环是防止细胞受损的基本措施。此外，还可采用稳定细胞膜治疗、改善细胞能量代谢、自由基清除剂以及钙拮抗剂等治疗措施来减轻细胞损伤，恢复细胞功能。

（三）抑制过度炎症反应

阻断炎症细胞信号通路的活化、拮抗炎症介质的作用可以减轻炎症介质的有害作用，有效防治SIRS和MODS，提高患者生存率。当用单一或几种阻断剂或拮抗剂不能很好阻断炎症介质的损害作用

时，可以使用血液滤过或血浆交换法去除体内过多的炎症介质和毒素，具有一定的临床疗效。

（四）防治器官功能障碍与衰竭

休克时，如出现器官功能障碍或衰竭，除采取一般治疗外，还应针对不同器官衰竭，采取不同的治疗措施。如发生休克肾时，应尽早利尿和透析；如出现休克肺时，则应正压给氧，改善呼吸；当出现急性心力衰竭时，应减少或停止输液，并强心利尿，适当降低前后负荷。

三、支持疗法与护理

（一）症状护理

1. 取休克体位 患者取休克卧位（头躯干抬高15°～20°，下肢抬高20°～30°），心源性休克同时伴有心力衰竭的患者取半卧位。

2. 建立静脉通道 输液扩容是抗休克治疗的首要措施，应迅速建立两条以上的静脉通路，以保证输液、输血和静脉用药。

3. 保持呼吸道通畅 并遵医嘱给氧。

4. 尽快消除休克原因 如止血、包扎固定、镇静、镇痛（有呼吸困难者禁用吗啡）、抗过敏及抗感染。

（二）一般护理

除常规护理以外，应密切观察患者病情变化，定时观察患者的意识、瞳孔、皮肤温度及颜色，监测血压、心率、呼吸、液体出入量、尿量和尿比重。监测心、肺、肾、脑功能及水、电解质、酸碱平衡等实验室检查结果。注意患者保暖，同时做好用药护理。

目标检测

答案解析

一、单项选择题

1. 各种类型休克基本病理变化是（ ）
   A. 血压降低 B. 中心静脉压降低 C. 脉压降低
   D. 尿量减少 E. 有效循环血量锐减
2. 低血容量性休克的典型表现不包括（ ）
   A. 中心静脉压降低 B. 心输出量降低 C. 动脉血压降低
   D. 肺动脉楔压增高 E. 总外周阻力增高
3. 下列不属于高排低阻型休克特点的是（ ）
   A. 总外周阻力降低 B. 心输出量增高 C. 脉压增大
   D. 皮肤温度增高 E. 动-静脉吻合支关闭
4. 下列不属于休克Ⅰ期微循环变化的是（ ）
   A. 微动脉、后微动脉收缩 B. 动-静脉吻合支收缩 C. 毛细血管前括约肌收缩
   D. 真毛细血管关闭 E. 少灌少流，灌少于流
5. 休克患者微循环衰竭期的典型临床表现是（ ）
   A. 表情淡漠 B. 皮肤苍白 C. 尿量减少
   D. 血压下降 E. 全身广泛出血

6. 常为 DIC 患者最初的表现是（　）
A. 休克　B. 出血　C. 贫血
D. 器官功能障碍　E. 缺血再灌注损伤
7. 急性化脓性腹膜炎引起的休克是（　）
A. 出血性休克　B. 创伤性休克　C. 感染性休克
D. 过敏性休克　E. 心源性休克
8. 脾破裂容易引起的休克类型是（　）
A. 过敏性休克　B. 神经源性休克　C. 感染性休克
D. 损伤性休克　E. 低血容量性休克
9. 低动力型休克的基本特征是（　）
A. 动脉血压不降低　B. 外周阻力降低　C. 皮肤温暖
D. 心泵血功能降低　E. 尿量增多
10. 下列不属于早期休克临床表现的是（　）
A. 脸色苍白　B. 四肢冰凉　C. 脉搏细速
D. 尿量减少　E. 神志昏迷
11. 休克淤血性缺氧期，微循环灌流的特点是（　）
A. 少灌少流，灌少于流　B. 少灌多流，灌少于流　C. 灌而少流，灌大于流
D. 多灌多流，灌多于流　E. 多灌多流，灌少于流
12. 休克缺血性缺氧期，微循环灌流的特点（　）
A. 多灌少流，灌多于流　B. 少灌多流，灌少于流　C. 多灌多流，灌多于流
D. 少灌少流，灌少于流　E. 少灌少流，灌多于流
13. 休克早期，微循环缺血的机制在于（　）
A. 毛细血管前阻力↑↑>毛细血管后阻力↑
B. 毛细血管后阻力↑>毛细血管前阻力↓
C. 毛细血管前阻力↓>毛细血管后阻力↓
D. 毛细血管前阻力↑>毛细血管后阻力↓
E. 毛细血管后阻力↑↑>毛细血管前阻力↑
14. 休克早期最易受损伤的器官是（　）
A. 肾　B. 脑　C. 肝
D. 心　E. 胃
15. 休克时，正确的补液原则是（　）
A. 如血压正常不必补液
B. 补充丧失的部分液体，“失多少，补多少”
C. 补充丧失的部分液体和当天继续丧失的液体
D. “需多少，补多少”
E. 补液“宁多勿少”
16. 某失血性休克患者，早期出现面色苍白、四肢冰冷、脉搏细速等临床表现，与（ ）有密切关系
A. DIC　B. 交感神经抑制　C. 腺苷增多
D. 酸中毒　E. 交感神经兴奋

17. 某患者，因小肠广泛坏死、休克，术后休克有所好转。该患者术后监护项目应不包括（　）

A. 血压监测　　B. 尿量观察　　C. 心电监护

D. 脑电波监护　　E. 皮肤温度观察

18. 休克患者使用血管扩张药必须具备的条件是（　）

A. 纠正酸中毒　　B. 心功能正常　　C. 补足血容量

D. 先用血管收缩药　　E. 与皮质激素同用

19. 患者，女，46 岁。因青霉素过敏，面色发绀、呼吸急促、四肢冷、精神紧张、烦躁不安，脉细弱，100 次/分，血压 90/70mmHg（12/9.3kPa）。患者休克的类型是（　）

A. 出血性休克　　B. 过敏性休克　　C. 心源性休克

D. 创伤性休克　　E. 感染性休克

20. 一名休克患者，在抢救过程中出现呼吸困难、紫绀，吸氧无效，PaO_2 持续降低。诊断为休克肺。首先应采取（　）

A. 呼吸终末正压给氧气　　B. 持续吸纯氧　　C. 快速输液

D. 给血管活性药物　　E. 气管切开

二、简答题

1. 休克的缺血性缺氧期微循环变化的代偿意义是什么？
2. 为什么休克难治期会并发 DIC，DIC 一旦发生会产生什么影响？

三、案例分析题

患者，男，57 岁，因慢性乙型肝炎肝硬化住院 20 天，1 天前因进食花生米后，出现呕吐，呕吐物呈现咖啡样胃内容物，大约 400ml；伴有黑便。患者呈现痛苦面容，肢端湿冷，意识清楚，情绪烦躁，尿量减少；随即给予止血、输血治疗。体检显示：T 37.1℃，HR 108 次/分，BP 121/80mmHg，SPO_2 95%，Hb 55g/L，WBC 18×10^9/L。

请问：

1. 根据微循环学说分析，该患者处于休克的哪个时期？依据是什么？
2. 请提出该患者的护理诊断和护理措施。

（郭丽荣）

书网融合……

本章小结　　微课 1　　微课 2　　题库

第九章　弥散性血管内凝血

PPT

学习目标

1. 掌握　DIC 的概念、病因、发病机制及 DIC 的功能代谢变化。

2. 熟悉　DIC 的分期与分型；影响 DIC 发生发展的因素。

3. 了解　DIC 的诊断与防治原则；机体的凝血与抗凝功能；纤溶系统及其功能；血管内皮细胞在凝血、抗凝及纤溶过程中的作用。

案例引导

案例： 患者，女，29 岁。因胎盘早剥急诊入院。妊娠 8 个多月，昏迷，牙关紧闭，手足强直；球结膜有出血斑，身体多处有瘀点、瘀斑，消化道出血，血尿，尿少，血压 80/50mmHg，脉搏 95 次/分。入院检查：Hb 70g/L，RBC 2.7×10^{12}/L，血小板 85×10^{9}/L，纤维蛋白原 1.78g/L，凝血酶原时间 20.9 秒，外周血见裂体细胞，鱼精蛋白副凝试验（3P 试验）阳性，尿蛋白（+++），RBC（++）。4 小时后复查血小板 75×10^{9}/L，纤维蛋白原 1.6g/L。诊断：胎盘早剥，弥散性血管内凝血，休克。

讨论：

1. 该患者发生弥散性血管内凝血的原因是什么？
2. 哪些是弥散性血管内凝血的临床表现？
3. 为什么说该患者发生了弥散性血管内凝血？
4. 针对该患者应采取哪些护理措施？护理过程中可能有哪些注意事项？

弥散性血管内凝血（disseminated intravascular coagulation，DIC）是指在某些致病因子的作用下，大量促凝物质入血，凝血因子和血小板被激活，使凝血酶生成增加，进而微循环中形成广泛的微血栓，消耗了大量凝血因子和血小板，同时引起继发性纤维蛋白溶解（纤溶）功能增强，血液由高凝状态转为低凝状态的病理过程。其主要的临床表现包括出血、休克、器官功能障碍和贫血等。

所以说，DIC 是以获得性血管内微血栓形成及凝血功能障碍为特征的一种危重的临床综合征。DIC 并非独立的疾病，而是很多疾病发病的一个中间环节或并发症，急性重症 DIC 往往病情进展迅速，若不积极进行救治，预后凶险。

第一节　弥散性血管内凝血的病因与诱因

一、弥散性血管内凝血的病因

引发 DIC 的基础疾病几乎遍及临床各科。据统计，在我国，感染性疾病是 DIC 最常见的病因，恶性肿瘤居第二，产科疾病列第三。广泛的组织损伤和其他一些因素也是 DIC 发病的常见病因。DIC 的常见病因见表 9-1。

表 9-1　DIC 的常见病因

类型	主要原发病或病理过程
感染性疾病	细菌、病毒等引起的严重感染、败血症等
肿瘤性疾病	白血病、淋巴瘤、前列腺癌、胰腺癌、胃癌、结肠癌、肝癌、肾癌、卵巢癌等
产科疾病	羊水栓塞、胎盘早期剥离、宫内死胎滞留、妊娠毒血症、子宫破裂、流产等
创伤及手术	严重挤压伤、大面积烧伤、骨折、严重软组织创伤、脏器大手术（前列腺、肝、脑、肺、胰腺等）等
其他	某些蚊虫叮咬、毒蛇咬伤、输血反应和器官移植排斥反应等

二、弥散性血管内凝血的诱因

DIC 是否发生或发生的轻重缓急，除病因外，很大程度上还与某些诱发因素关系密切。临床研究显示，这些诱发因素对 DIC 的发生与否虽然不起决定性作用，但可推动 DIC 的进展。及时防止这些因素，可预防、减轻甚至避免 DIC 的发生发展。

主要的诱发因素包括以下五个方面。

（一）单核-吞噬细胞系统功能受损

单核-吞噬细胞系统可吞噬及清除血液中的细菌内毒素、组织细胞碎片、羊水成分、纤溶酶和纤维蛋白降解产物（Fibrin degradation product，FDP）等。若此系统功能严重受损，或由于吞噬了大量其他物质（如细菌、病毒或坏死组织等），使其功能被“封闭”，则易发生 DIC。如全身性 Shwartzman 反应（general Shwartzman reaction，GSR），家兔首次注入小剂量细菌内毒素时，单核-吞噬细胞系统功能“封闭”，当第 2 次注射时，该系统吞噬、灭活内毒素以及清除活化凝血因子的能力大大降低，由于内毒素具有激活凝血因子、促使血小板聚集和收缩血管的作用，故能引起 DIC 样的病理变化。

临床上长期大量应用糖皮质激素、反复感染、脾切除术后或严重肝脏疾病时，均可导致单核-吞噬细胞系统功能明显降低，可成为某些患者发生 DIC 的诱因。

（二）肝功能严重障碍

肝脏在凝血和抗凝血的平衡中发挥重要的调节作用，正常的肝细胞不仅能合成某些抗凝物质，如抗凝血酶Ⅲ（antithrombin Ⅲ，AT-Ⅲ）、蛋白 C（protein C，PC）和纤溶酶原（plasminogen，Plg）等，还可灭活凝血因子Ⅸa、Ⅹa、Ⅺa 和凝血酶等。因此，当肝功能严重障碍时，抗凝物质合成减少，灭活功能下降，体内凝血、抗凝及纤溶过程易紊乱，患者可能发生 DIC。

（三）血液高凝状态

血液高凝状态（hypercoagluable state）是指在某些生理或病理条件下，血液凝固性增高，易导致血栓形成的一种状态。

高龄产妇或妊娠期可有血液高凝状态。从妊娠第 3 周开始，孕妇血液中的血小板及一些凝血因子（Ⅰ、Ⅱ、Ⅴ、Ⅶ、Ⅸ、Ⅹ和Ⅻ等）的数量开始逐渐增多，而抗凝血酶Ⅲ（AT-Ⅲ）和纤溶酶原激活物（plasminogen activator，PA）等具有抗凝作用及纤溶活性的物质却相应减少，来自胎盘的纤溶酶原激活物抑制物（plasminogen activator inhibitor，PAI）增多。孕妇血液的高凝状态随妊娠月份的增加渐趋严重，妊娠末期最明显。因此，当产科意外（如宫内死胎、胎盘早剥、羊水栓塞等）时，DIC 的发生率较高。

另外，酸中毒也是导致血液处于高凝状态、促进 DIC 发生发展的重要原因之一。酸中毒可损伤血管内皮细胞，激活内源性凝血系统，减弱肝素的抗凝活性而增强凝血因子活性，此时血小板易于聚集和黏附，促进 DIC 的发生发展。

（四）微循环障碍

正常的血液流速较快，能及时将血浆中出现的少量活化的凝血因子、甚至微小的纤维蛋白凝块稀释并运走。休克等原因导致严重微循环障碍，使微血管内血流变慢，血液淤滞，并出现涡流。此时，红细胞聚集，血小板也黏附、聚集。另外，微循环血液灌流不足所致的缺血缺氧可引起酸中毒及血管内皮细胞损伤等，均有利于 DIC 的发生发展。

（五）其他

除上述各种诱因外，临床上不适当地使用 6-氨基己酸等纤溶抑制剂，导致过度抑制纤溶系统，血液黏度增高，也会促进 DIC 形成。而各种相关基因突变或染色体异常，使抗凝因子数量减少或活性降低，如 APC 抵抗（activated protein C resistance，APCR），也可促发 DIC。

值得注意的是，在临床上，某些因素既可以是病因，又可能是诱因。例如，重症病毒性肝炎时，肝细胞严重受损后，释放组织因子（tissue factor，TF）入血，成为引发 DIC 的病因。同时，严重受损的肝细胞也可能因为合成凝血因子减少，从而成为促进 DIC 发生发展的诱因。

第二节　弥散性血管内凝血的发病机制

DIC 发生、发展的过程可因基础疾病不同而异，其机制也十分复杂。各种凝血因子、抗凝因子、纤溶因子的数量发生变化或功能产生障碍，血管结构或功能发生异常，以及血细胞，特别是血小板的质或量异常，均可导致机体凝血功能严重障碍和出血，推动 DIC 的发展。

一、凝血系统的激活

凝血系统广泛激活是 DIC 最重要、最基本的发病机制。凝血系统激活是 DIC 的起始环节，若没有凝血系统的广泛激活，就不会发生 DIC。

血浆与组织中直接参与血液凝固的物质，统称为凝血因子（blood coagulation factors）。凝血反应是凝血因子被级联激活，最终形成凝块的过程。凝血系统由一系列凝血因子组成，凝血因子常以 F 表示。除了 Ca^{2+} 外，都是蛋白质。FⅡ、FⅦ、FⅨ、FⅩ、FⅪ和 FⅫ都属于丝氨酸蛋白酶（内切酶），能将底物有限水解。FⅡ、FⅨ、FⅩ、FⅪ和 FⅫ都以无活性的酶原形式存在于血浆中，必须经过有限水解（酶切）才能被激活。FⅢ又称组织凝血活酶或组织因子（TF），是一种由 263 个氨基酸残基构成的跨膜糖蛋白，分布于各种组织细胞内，其中脑、肺、胎盘、蜕膜等正常组织和恶性肿瘤组织中含量丰富。TF 可由损伤的组织释放入血，也可由受损伤的血管内皮细胞和单核细胞表达。

凝血系统包括外源性凝血系统和内源性凝血系统，二者主要区别在于启动方式和参与的凝血因子不同。目前认为，外源性凝血系统在凝血启动中起主要作用。外源性凝血系统的激活是由于组织因子暴露于血液。一旦组织因子释放，在 Ca^{2+} 的参与下与 FⅦ共同形成 TF-Ca^{2+}-Ⅶ复合物，激活 FⅩ（传统通路），同时还可通过旁路直接活化 FⅨ（选择通路）。继而，活化的 FⅩa 与 FⅤa、PL-Ca^{2+} 形成凝血酶原激活物，将凝血酶原激活成为凝血酶。外源性凝血途径的触发物质 TF 来源于组织，故这一途径又被称为组织因子途径。

外源性凝血途径主要受组织因子途径抑制物（Tissue factor pathway inhibitor，TFPI）的调控和抑制。TFPI 是一种糖蛋白，主要由血管内皮细胞合成。TFPI 与 FⅩa 结合后，能通过抑制 FⅦa-Ca^{2+}-TF 复合物的活性，进而负反馈地抑制外源性凝血途径。

内源性凝血系统是从 FⅫ（又称接触因子）的激活开始的，因为参与的凝血因子全部来自血浆，故这一凝血活化途径又被称为内源性凝血途径。当血液与带负电荷的异物表面（如胶原等）接触时，首先使 FⅫ被激活为 FⅫa，接着再激活 FⅪ为 FⅪa，从而启动内源性凝血系统（图 9-1）。

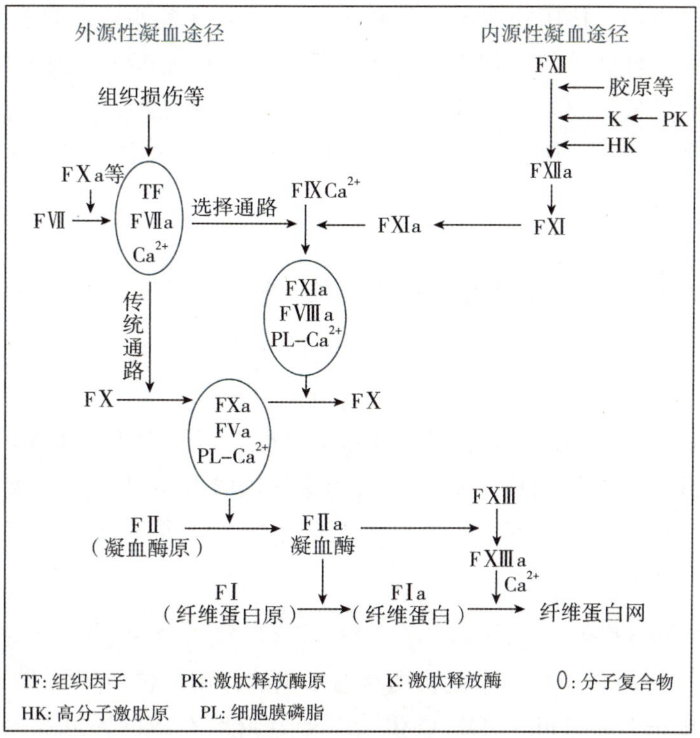

图 9-1　血液凝固机制

在 DIC 各种病因的作用下，可触发以下机制导致凝血系统的强烈激活。

（一）血管内皮细胞损伤

细菌、病毒、内毒素、抗原-抗体复合物、持续性缺血缺氧、高热、酸中毒或大颗粒物质入血等均可刺激或损伤血管内皮细胞，产生如下作用。①受损的血管内皮细胞表达大量 TF，启动外源性凝血系统，使促凝作用增强。②胶原暴露后，FⅫ在负电荷的影响下，其分子构型发生变化，使其丝氨酸蛋白酶活性中心暴露，成为有活性的 FⅫa 因子。FⅫa 进一步使其他的凝血因子激活，从而启动了内源性凝血系统，促进 DIC 的发生。③血管内皮细胞损伤暴露内皮下组织，NO、PGI_2 和 ADP 酶等减少，引起血小板黏附、聚集和释放反应，可加剧凝血反应及血栓形成。④血管内皮细胞的抗凝作用降低，主要表现为肝素-AT-Ⅲ系统功能减低及 TFPI 产生减少等。此外，血管内皮细胞受损产生纤溶酶原激活物（PA）减少，而纤溶酶原激活物的抑制物（PAI）产生增多，使纤溶活性降低。

研究表明，血小板在 DIC 发生发展中的作用与其复杂的病理变化过程有关，主要机制如下。①血小板的黏附：各种病因导致血管内皮细胞损伤后，暴露出胶原，血小板膜糖蛋白 GPIb 通过假血友病因子（Von Willebrand）与胶原结合，产生黏附作用；②血小板的聚集：活化的血小板膜糖蛋白 GPⅡb-Ⅲa 复合物与纤维蛋白原结合后，引起血小板的扁平、伸展及血小板聚集。③血小板的激活：胶原、凝血酶、ADP、肾上腺素、TXA_2、PAF 等均可作为血小板激活剂，与血小板膜相应受体结合后，通过 G 蛋白介导，在血小板内产生第二信使（cAMP、IP_3、DG 等）而发挥生理效应。④血小板的释放：血小板被激活，发生一系列变化，如使血小板形态变化、产生伪足等，同时引起释放反应。其中致密颗粒释放 ADP、5-羟色胺等；α-颗粒释放纤维蛋白原、凝血酶敏感蛋白、纤维连接蛋白等黏附蛋白，进一步激活血小板。活化的血小板与结合在其磷脂表面的多种凝血因子促使凝血酶大量产生，可明显促进 DIC 的发展。

（二）组织严重损伤

临床上严重的创伤、烧伤、挤压综合征、外科大手术、产科意外（胎盘早期剥离、宫内死胎等）、恶性肿瘤晚期（前列腺癌、胰腺癌等）或肝、肾等实质性器官坏死等，可因大量 TF 释放入血，激活外源性凝血系统，启动凝血过程。同时，FⅦa 激活 FⅨ和 FⅩ产生的凝血酶又可反馈激活 FⅨ、FⅩ、FⅪ和 FⅫ等，引起级联放大效应，从而加速凝血反应及血小板活化、聚集过程，促进 DIC 发生。

二、抗凝血功能抑制

机体的抗凝系统主要包括细胞抗凝和体液抗凝系统。多种 DIC 基础疾病导致机体抗凝功能异常时，可使凝血与抗凝血平衡紊乱。

（一）抗凝血酶减少

抗凝血酶-Ⅲ（AT-Ⅲ）主要由肝脏和血管内皮细胞产生，可使 FⅦa、FⅨa、FⅩa 和 FⅪa 等灭活，其单独灭活速度慢，与肝素或血管内皮细胞上表达的硫酸乙酰肝素结合后，灭活速度增加约 1000 倍。血液中，对凝血酶灭活作用的 60% ~70% 由 AT-Ⅲ肝素完成。AT-Ⅲ数量不足和（或）功能异常可影响抗凝作用从而导致血栓形成倾向。

（二）蛋白 C 系统功能障碍

蛋白 C（PC）系统主要发挥防止正常血管内凝血发生的作用，包括蛋白 C、蛋白 S 和血管内皮细胞表面的血栓调节蛋白（thrombomodulin，TM）。蛋白 C 是在肝脏合成的，以酶原形式存在于血液中，凝血酶可将其活化成激活的蛋白 C（activated protein C，APC）。APC 有多方面的抗凝作用：①可水解 FⅤa、FⅧa，使其灭活；②抑制 FⅩa 与血小板上的磷脂膜结合，降低 FⅩa 对凝血酶原的激活作用；③灭活纤溶酶原激活物抑制物，并促进纤溶酶原激活物的释放，从而促进纤维蛋白溶解。

蛋白 S（PS）作为 APC 的辅助因子，促进 APC 清除凝血酶原激活物中的 FⅩa。血栓调节蛋白是内皮细胞膜上凝血酶的受体之一，与凝血酶结合后降低其凝血活性，却大大加强了凝血酶激活蛋白 C 的作用。因此，TM 是使凝血酶由促凝转向抗凝的重要血管内凝血抑制物。PC、PS 和 TM 三者共同构成蛋白 C系统（图 9 -2）。

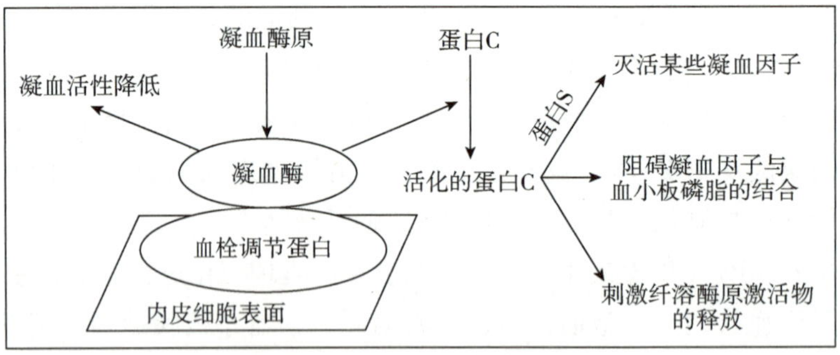

图 9 -2　蛋白 C 系统的抗凝作用

（三）血管舒缩性和血液流变学的改变

在凝血与抗凝血平衡过程中，血管和血液流变学也发挥着重要作用，异常时可导致凝血与抗凝血平衡紊乱。血液流变学（hemorheology）反映血管内血液流动和变形的特性，血液流变学改变对血栓形成的作用与血液黏度和血液流畅性相关。

正常情况下内皮细胞可产生 PGI_2、NO，使血管平滑肌舒张；内皮素-1（endothelin-1，ET-1）可使血管平滑肌收缩。在不同触发因素引起 DIC 发生的过程中，微血管内皮细胞受损，使 NO 和 PGI_2 产生减少、ET 生成增加。

由于微血管和血流状态的变化，无论是血管收缩、血流减少，还是血管舒张、血流淤滞，都不利于从局部清除促凝物质和活化凝血因子，却有利于纤维蛋白（fibrin，Fbn）在局部的聚合沉积和微血栓形成。临床上，以上因素往往同时存在，并以其中某一因素为主，导致血栓形成。

三、继发性纤溶激活

纤溶系统主要包括纤溶酶原（plasminogen，PLg）、纤溶酶原激活物（plasminogen activator，PA）、纤溶酶（plasmin，PLn）、纤溶抑制物等成分。其主要功能是使生理止血过程中产生的局部或一过性的纤维蛋白凝块能随时溶解，从而防止血栓形成，保证血流通畅。纤维蛋白溶解过程大致分为两个阶段。①纤溶酶原的激活：首先在组织细胞产生的 PA 或活化的因子Ⅻa、因子Ⅺa、凝血酶等作用下，激活 PLg，形成 PLn；②纤维蛋白与纤维蛋白原的溶解：PLn 可使纤维蛋白（原）降解为纤维蛋白（原）降解产物（fibrin or fibrinogen degradation product，FDP），同时水解凝血酶原、FⅩ等多种与凝血-抗凝相关的蛋白因子。

继发性纤溶亢进是指在 DIC 发生和发展过程中，随着凝血活性的增强，纤溶系统的活性相继进行性增强，纤溶系统可被多条反馈通路激活：①富含纤溶酶原激活物的器官，如卵巢、子宫、心、肺、脑、前列腺等脏器大手术或严重损伤时，可释放大量纤溶酶原激活物，引起纤溶亢进；②凝血过程中产生的纤维蛋白、缓激肽可刺激正常和轻度损伤的血管内皮细胞分泌释放组织型纤溶酶原激活物（tissue plasminogen activator，t-PA）；③凝血过程中形成的凝血酶、激肽释放酶、FⅪa、FⅫa 等可激活纤溶酶原；④某些恶性肿瘤（如白血病等）也可释放大量组织型纤溶酶原激活物入血，引起纤溶亢进。

在促进 DIC 由早期高凝转入后期低凝过程中，继发性纤溶亢进起着关键性作用。纤溶系统激活后产生的纤溶酶可使纤维蛋白（原）降解为纤维蛋白（原）降解产物。这些降解产物不但有抗凝作用，还可激活激肽和补体系统，产生扩血管物质，使微循环血管扩张、通透性增强，这些都与 DIC 出血及休克等临床表现密切相关。

四、细胞因子的作用

目前，在对 DIC 发病机制的研究中，细胞因子成为新的焦点，认为 DIC 时凝血与纤溶系统的紊乱与体内多种细胞因子的释放和介导有关。在 DIC 的发生发展过程中，大量血小板、白细胞及免疫细胞被活化。随着体内这些炎症反应的级联发生，有多种细胞因子释放入血，发挥着多方面的生物学效应。

（一）白介素-1

IL-1 是一种非常强烈的 TF 表达增效剂，可刺激血管内皮细胞和血细胞在短时间内诱导表达 TF，引起一系列凝血反应。实验证明，菌血症与内毒素血症时，血清中 IL-1 等细胞因子水平增高。

（二）白介素-6

研究发现，输入抗 IL-6 单抗后，可使内毒素诱导黑猩猩的凝血活化完全消除。提示 IL-6 能介导凝血过程的活化。此外，在肿瘤患者接受重组 IL-6 治疗后，可见血浆中的凝血酶大量生成。这些结果都确切地提示 IL-6 与出血症状相关，并干扰 TF 的生成。

（三）肿瘤坏死因子

革兰阴性细菌感染是引起急性 DIC 的常见原因。其中关键因素是革兰阴性菌产生的 LPS 能够刺激 TNF 的释放。在动物体内败血症实验时，血液中首先出现的细胞因子就是 TNF，在其诱导下可出现如

IL-1、IL-6、IL-10 和可溶性肿瘤坏死因子受体等其他抗炎性细胞因子。在凝血过程中，这些细胞因子可调节组织因子的表达，从而导致凝血途径的激活。

（四）白介素-10

IL-10 是一种具有抗炎作用的细胞因子，它对凝血系统具有调节作用。研究发现，IL-10 能完全阻断由内毒素导致的凝血与纤溶改变，其确切机制尚不清楚。

综上可见，凝血活化过程似以 IL-6 介导为主，而 TNF 却是抗凝机制受抑和纤溶系统受损的重要支点。

第三节　弥散性血管内凝血的主要临床表现

一、出血

出血是 DIC 最常见也往往是最早被发现的临床表现，多部位严重的出血倾向是 DIC 的特征性表现及重要诊断依据之一。出血的发生率高达 85% ~100%。患者可出现皮肤淤斑和发绀、呕血、黑便、咯血、血尿、牙龈和鼻出血、阴道出血及颅内出血等。但有时又以隐蔽或轻微的形式出血，如内脏出血、伤口或注射部位渗血不止。

DIC 时出血有以下特点：①不易用原发病来解释出血的原因；②多部位同时出现出血；③出血比较突然，常合并休克、栓塞、溶血等 DIC 的其他表现；④常规止血药治疗效果欠佳。

DIC 导致出血的机制如下。

1. 凝血物质大量消耗　广泛微血栓的形成消耗了大量凝血因子和血小板，虽然肝脏和骨髓可以代偿性产生增多，但若其消耗过多、代偿不足，则会使血液中纤维蛋白原、凝血酶原、FⅤ、FⅧ、FⅩ等凝血因子及血小板明显减少，导致凝血过程发生障碍。

2. 纤溶系统激活　凝血系统活化时产生的凝血酶、FⅪa、FⅫa 以及激肽释放酶等都能使纤溶系统活化。富含纤溶酶原激活物的器官，如子宫、前列腺、肺等，由于形成大量微血栓，导致这些器官缺血、缺氧、变性坏死，并释放大量纤溶酶原激活物，激活纤溶系统。一方面使纤维蛋白（原）降解增快，FDP/FgDP 形成增多；另一方面，纤溶酶是活性较强的蛋白酶，除可使纤维蛋白降解外，还可水解多种凝血因子，如 FⅤ、FⅧ、凝血酶、FⅦ等，使血液中凝血物质进一步减少，加剧凝血障碍并引起出血。

3. 纤维蛋白（原）降解产物的形成　如前所述，纤溶酶水解纤维蛋白（原）产生的各种片段，统称为 FDP。纤溶酶作用于纤维蛋白原，首先使其裂解为纤维肽 A（FPA）和纤维肽 B（FPB），余下为 X 片段，纤溶酶继续使其分解为 D 片段和 Y 片段，Y 片段又可继续分解为 D 片段和 E 片段；如果纤维蛋白原先经凝血酶作用为纤维蛋白，纤溶酶分解纤维蛋白，使其降解为 X、Y、D、E 片段及各种二聚体、多聚体等片段。

血液中 FDP 大量增多是导致患者出血症状加重的主要原因。FDP 的作用包括：①大多数降解片段具有抑制血小板黏附、聚集、释放的作用；②Y、E 片段具有抗凝血酶的作用；③D、X、Y 片段具有抑制纤维蛋白多聚体形成的作用；④增加毛细血管壁通透性，促进血浆渗出。临床上 FDP 片段检查也是 DIC 诊断的重要内容。

4. 微血管损伤　在 DIC 的发生、发展过程中，各种原发病因和继发性缺血、缺氧、酸中毒、细胞因子及自由基产生增多等可引起微血管损伤，导致微血管壁通透性增高，这也是 DIC 出血的机制之一。

二、器官功能障碍

DIC 发生时，常因微血管内广泛的微血栓形成，导致缺血性器官功能障碍。DIC 患者尸检时，常发现微血管内有微血栓存在，典型的微血栓为纤维蛋白血栓，小部分是血小板血栓。但是有时候患者的临床症状很明显，而病理检查却无阻塞性血栓存在，其原因可能是继发性纤溶亢进导致血栓的溶解或纤维蛋白聚合不全。

不同脏器受累可有不同的临床表现。肾脏是 DIC 时最易受损的器官，严重时可导致双侧肾皮质坏死及急性肾衰竭，出现少尿、蛋白尿、血尿等；如肺内广泛微血栓形成，可出现呼吸增强或呼吸困难、肺水肿及肺出血，严重者可引起呼吸衰竭。急性广泛性肺内 DIC，则可导致死亡；心脏受累时，临床上可表现为突然发生低血压、心肌梗死、心力衰竭或心源性休克；肝脏受累者，可出现黄疸、肝功能不全，血清胆红素、谷丙转氨酶等明显高于正常；胃肠道受累者，可出现胃肠黏膜广泛的点片状出血，导致恶心、呕吐或腹泻，严重者发生应激性溃疡、消化道出血，甚至导致死亡；肾上腺受累时，可引起皮质出血坏死，导致华佛综合征（Waterhouse-Friderichsen syndrome）；垂体受累发生坏死时，可致席汉综合征（Sheehans syndrome）；中枢神经系统受累可出现神志模糊、嗜睡、昏迷、惊厥等临床表现。

临床上由于 DIC 发生的范围、病程及严重程度不同而表现各异，轻者仅表现出个别脏器部分功能异常，但重者常会同时或相继出现两种或两种以上脏器功能障碍，形成多器官功能障碍综合征（multiple organ dysfunction syndrome，MODS），是 DIC 引起患者死亡的重要原因。

知识链接

DIC 与 SIRS

全身性炎症反应综合征（systemic inflammatory response syndrome，SIRS）发生后，促炎因素与机体相互作用产生细胞因子与炎症介质，促使炎症反应加剧，同时这种失控的炎症反应可损伤自身组织器官，致器官功能障碍诱发凝血过程。

DIC 启动后，所产生的凝血酶、FDP、D-二聚体可诱导单核-巨噬细胞进一步释放 IL-1、IL-6、TNF-α、PAI-1 等细胞因子，反过来又推动炎症的发展，形成恶性循环。现在认为，DIC 是 SIRS 整个过程的一部分，当发展到 SIRS 或 MODS 时均可诱发 DIC。

三、休克

DIC 和休克常互为因果，形成恶性循环。DIC 所致休克的临床特点是：①休克多突然发生，常不能找出明显的休克原因，也不能用原发病解释；②休克常伴有出血倾向，但休克的程度与出血程度不相称；③常早期出现器官功能障碍；④休克较为难治，常规的抗休克治疗效果差。

DIC 引起休克的机制为：①微血栓形成，使回心血量明显减少；②广泛出血使血容量降低；③FDP 的小片段成分可增强组胺、激肽的作用，促进微血管扩张；④心肌毛细血管内微血栓形成，影响了心肌收缩力，使心泵功能降低；⑤FⅫ激活后可相继激活激肽系统和纤溶系统，产生一些血管活性物质，如激肽、补体成分（C3a、C5a）等，C3a、C5a 可使嗜碱性粒细胞和肥大细胞释放组胺等，激肽、组胺均可使微血管平滑肌舒张，通透性增高，造成外周阻力降低、血容量和回心血量减少以及心泵功能降低。

四、微血管病性溶血性贫血

DIC 患者可出现微血管病性溶血性贫血（microangiopathic hemolytic anemia，MAHA）。这种贫血常见

于慢性 DIC 及某些亚急性 DIC，它除了具有溶血性贫血的一般特点外，外周血中可发现一些形态特殊的异型红细胞或红细胞碎片，呈盔甲形、星形、三角形、新月形等，统称为裂体细胞（schistocyte）（图 9－3）。因裂体细胞可塑性低、脆性高，故易发生溶血。外周血裂体细胞数大于 2% 对 DIC 有辅助诊断意义。

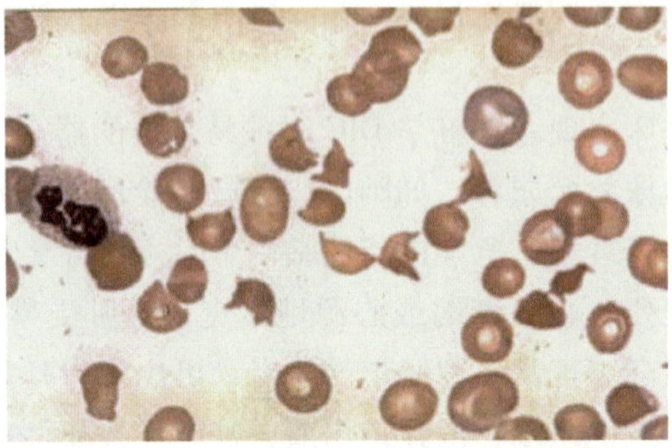

图 9－3　微血管病性溶血性贫血血涂片中的裂体细胞

DIC 是产生这种碎片的主要原因为：DIC 时，纤维蛋白在微血管内形成细网结构，当循环中的红细胞流过由纤维蛋白丝构成的网孔时，常会黏着、滞留或挂在纤维蛋白丝上，不断受到血流的冲击和挤压，引起红细胞破裂（图 9－4）。除机械作用外，某些 DIC 的病因（如细菌内毒素等）也可使红细胞变形能力降低，易发生破碎。部分 DIC 患者见不到这种裂体细胞。

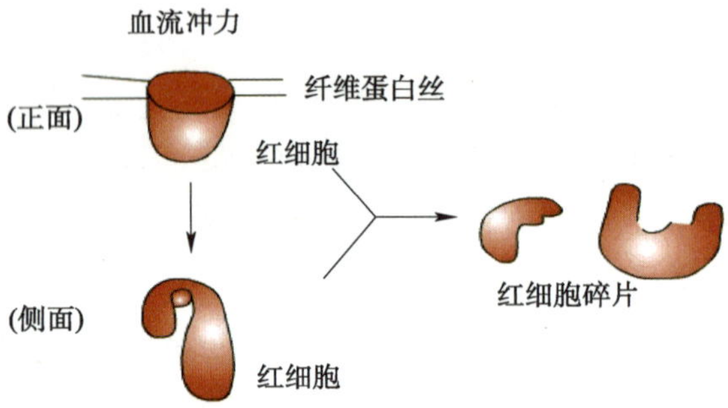

图 9－4　红细胞碎片的形成机制

由于这种溶血性贫血多因微血管异常变化引起，故称为 MAHA。MAHA 并非 DIC 独有，还可出现于急性肾衰竭、恶性高血压、广泛性恶性肿瘤转移和血栓性血小板减少性紫癜等疾病中。

知识链接

如何早期发现 DIC?

1. 突然出现休克，疗效不佳者。
2. 感染性疾病，经抗生素治疗，疗效不佳者。
3. 输液的针头或导管反复、无原因地堵塞或抽血时极易凝固者。
4. 突然出现与原发病无关的出血症状。
5. 出现贫血或贫血加重。
6. 血片上出现红细胞碎片或变形红细胞。
7. 注射部位开始异常出血或流出的血液不易凝固。

第四节　弥散性血管内凝血的分期与分类

一、弥散性血管内凝血的分期与分型

（一）弥散性血管内凝血的分期与发展

根据 DIC 的发病过程和临床特点，典型的 DIC 可分为三期。

1. 高凝期　大量促凝物质入血，凝血系统被激活，以致凝血酶生成增多，血液处于高凝状态，微循环中可形成大量微血栓。

2. 消耗性低凝期　广泛微血栓的形成，使凝血因子和血小板大量消耗而减少；同时，由于继发性纤溶系统活性增强，血液处于消耗性低凝状态并伴有出血表现。

3. 继发性纤溶亢进期　DIC 时产生的大量凝血酶及 FⅫa 等激活了纤溶系统，产生大量纤溶酶；纤溶系统激活导致 FDP 的形成增多，使血液凝固性进一步降低。此期出血十分明显。

（二）DIC 的发生发展 微课

DIC 的发生发展是一个动态过程，DIC 的诊断与分期必须结合临床表现及实验室检查结果予以谨慎判断。实验室检查如凝血酶原时间、活化的部分凝血酶原酶时间或血小板计数可提供凝血因子消耗程度和活化程度以反映止血功能的变化；纤维蛋白降解产物 FDP、D-二聚体及优球蛋白溶解时间等可间接评价纤溶系统的活化。

1. 凝血酶时间（thrombin time，TT）　在患者血浆中加入凝血酶液后，测定凝固时间；正常人 16～18 秒。TT 反映血浆内纤维蛋白原水平及血浆中肝素样物质的多少。当血浆中纤维蛋白原含量明显减少、肝素样抗凝物质增多或出现 FDP（因其具有抑制凝血酶的作用）时，则 TT 较正常对照延长。DIC 患者血中 FDP 含量增多，故 TT 延长，通常可延长 3 秒以上。

2. 凝血酶原时间（prothrombin time，PT）　在抗凝血浆中加入足够的组织凝血活酶（TF）浸出液和适量的 Ca^{2+}，即可满足外源性凝血途径全部条件。从加 Ca^{2+} 到血浆凝固开始的时间即为凝血酶原时间；正常值为 12～14 秒。PT 是检查外源性凝血因子的一种过筛试验，可用来证实先天性或获得性纤维蛋白原、凝血酶原和凝血因子（如 FⅤ、FⅦ和 FⅩ等）缺乏的存在，是检测口服抗凝药物的首选指标。PT 超过正常对照 3 秒以上者具有临床意义。

3. 活化的部分凝血酶原时间（activated partial thromboplatin time，APTT）　是检查内源性凝血因子的一种过筛试验，是用来证实先天性或获得性凝血因子Ⅷ、Ⅸ、Ⅺ的缺陷或是否存在它们相应的抑制物。同时，APTT 也可用来判断凝血因子Ⅻ、激肽释放酶原和高分子量激肽释放酶原是否缺乏，由于 APTT 的高度敏感性和肝素的作用途径主要是内源性凝血途径，所以 APTT 成为监测普通肝素的首选指标，前后之比以 1.5～2.5 为佳。

4. 优球蛋白溶解时间（euglobulin lysis test，ELT）　血浆优球蛋白组分中含有纤维蛋白原、纤溶酶原及激活物。血浆优球蛋白在酸性环境下（pH 4.5）沉淀。沉淀物用缓冲液溶解，并加入钙剂或凝血酶，使其中的 Fbg 变成 Fbn 凝块。于 37℃孵育下观察到的凝块溶解时间，称为 ELT。纤溶亢进时纤溶酶活性增强，优球蛋白溶解时间缩短。

5. D-二聚体检查　D-二聚体（D-dimer，DD）是纤溶酶分解纤维蛋白多聚体的产物。一般情况下，纤维蛋白比纤维蛋白原更易被纤溶酶分解。只有当纤维蛋白原首先被凝血酶激活产生纤维蛋白多聚体，然后纤溶酶分解纤维蛋白多聚体，才能生成 D-二聚体（图 9－5）。而纤溶酶分解纤维蛋白原所产生的是

FDP。原发性纤溶亢进时，因血中没有纤维蛋白多聚体形成，故 D-二聚体不高。换言之，只有在继发性纤溶亢进时，血液中才会出现 D-二聚体。因此，D-二聚体是反映继发性纤溶亢进的重要指标。

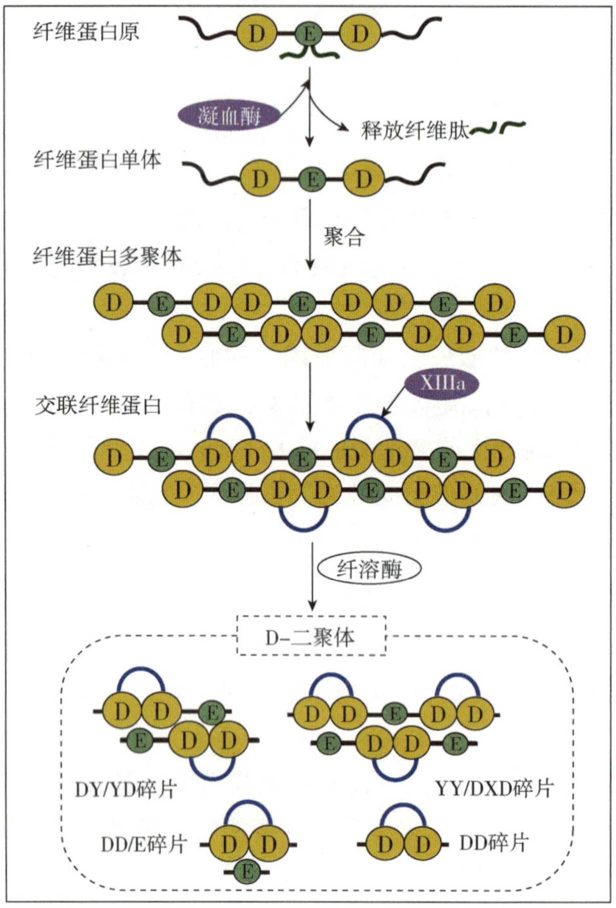

图 9-5　D-二聚体的生成

6. 血浆鱼精蛋白副凝试验（plasma protamine paracoagulation test，3P 试验） 主要检测 X 片段的存在。其原理是：DIC 患者血浆中存在 FDP，其中 X 片段能与纤维蛋白单体结合形成可溶性复合物。当鱼精蛋白加入患者血浆后，可与 X 片段结合，使血浆中原本与 X 片段结合的纤维蛋白单体分离并彼此聚合而凝固。这种不需凝血酶的作用而形成纤维蛋白凝聚的现象称为副凝试验（图 9-6）。通常 DIC 患者 3P 试验呈阳性。

二、弥散性血管内凝血的分型

（一）按 DIC 的发生、发展速度分型

1. 急性型 常在数小时或 1~2 天内发病，病情凶险，进展迅速，临床表现明显，常以休克和出血为主。实验室检查明显异常。常见于严重感染（特别是革兰阴性菌引起的败血症休克）、严重创伤、异型输血、羊水栓塞、急性移植排斥反应等。

2. 亚急性型 常在数日内逐渐发病，其临床表现常介于急性型和慢性型之间。常见病因有恶性肿瘤转移、宫内死胎等。

3. 慢性型 起病慢，病程较长，可达数月至数年，临床表现轻微或不明显，常以某器官功能不全表现为主。往往需通过实验室检查甚至尸检方能确诊。一定条件下可转为急性型。常见于恶性肿瘤、自身免疫性疾病等。

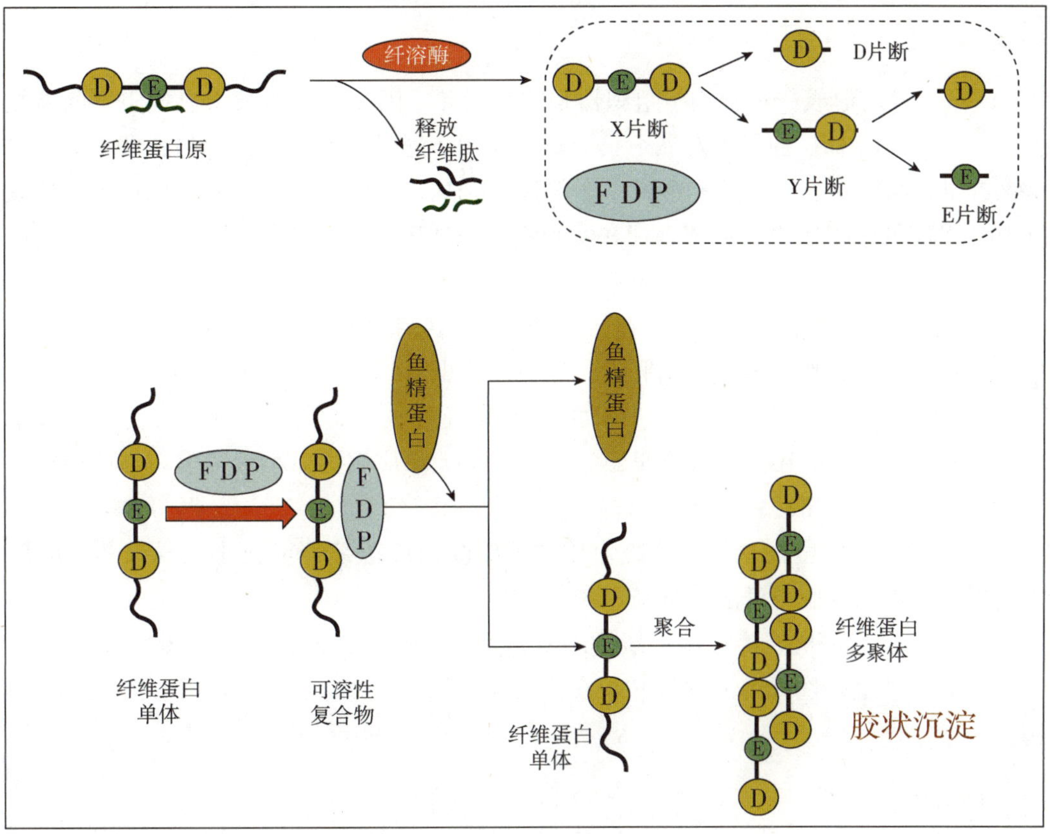

图 9-6　血浆鱼精蛋白副凝试验原理

（二）按 DIC 的代偿情况分型

在 DIC 发生、发展过程中，凝血因子和血小板不断被消耗，机体存在一定的代偿反应，肝脏合成凝血因子及骨髓生成血小板的能力也都相应增强。

根据凝血物质的消耗与代偿情况，可将 DIC 分为以下几种类型。

1. 失代偿型　主要见于急性 DIC。凝血因子与血小板的消耗超过其生成，以出血和休克为突出表现，实验室检查凝血因子、纤维蛋白原和血小板等明显减少。

2. 代偿型　主要见于轻度 DIC。凝血因子、血小板的消耗和生成之间基本维持平衡。临床表现及实验室检查可无明显异常。但如病情持续加重，可转为失代偿型。

3. 过度代偿型　多见于慢性 DIC 或恢复期 DIC。机体代偿功能较好，凝血因子和血小板的生成迅速，甚至超过其消耗，因此，有时可出现纤维蛋白原等暂时升高的表现。此型患者出血或血栓栓塞症状可不明显，也可转为失代偿型 DIC。

第五节　弥散性血管内凝血防治和护理的病理生理学基础

一、病因防治

针对 DIC 的病因进行积极治疗，是防治 DIC 的根本措施。比如及时有效地控制严重感染，治疗产科意外，及时抢救休克，抗肿瘤治疗等。

二、对症治疗

DIC 时广泛微血栓的形成严重影响了组织器官的微循环，因此，疏通被微血栓阻塞的微循环、增加其血液灌流量等，在防治 DIC 的发生发展中具有重要作用。通常采取扩充血容量，解除血管痉挛，纠正缺氧及酸中毒，维持机体水、电解质和酸碱平衡等措施。某些轻度 DIC 在去除病因后可迅速恢复。

应根据 DIC 发展的进程、患者临床表现和实验室检查结果，合理进行抗凝治疗、补充凝血物质和抗纤溶治疗等，以纠正患者凝血和抗凝血平衡失调。

1. 抗凝治疗 抗凝是阻断 DIC 病理过程极其重要的治疗措施。肝素是治疗 DIC 的首选抗凝药物，应尽可能早期使用肝素。但晚期不宜应用肝素，以免加重出血。

2. 抗血小板聚集药物治疗 主要用于 DIC 的血液高凝阶段。如能阻止血小板的黏附和聚集，就能阻止微循环中血栓的形成。应用原则是宜早不宜晚。晚期大量应用抗血小板聚集药物可加重出血。此类药物常用的有双嘧达莫、阿司匹林、低分子右旋糖酐等。

3. 替代疗法 可输新鲜全血、新鲜冰冻血浆、纤维蛋白原浓缩剂或血小板悬液等，应用肝素治疗的同时或之后进行，以利凝血与纤溶恢复新平衡。

4. 抗纤溶药物的应用 抗纤溶疗法一般为 DIC 的禁忌。使用抗纤溶药物如 6-氨基己酸、抗血纤溶芳酸等，只用于 DIC 的继发性纤溶期并且必须在使用 AT-Ⅲ和肝素的基础上应用。抗纤溶药物在 DIC 早期不宜应用。

三、支持治疗与护理

1. 定时监测生命体征 注意意识状态的变化，记录 24 小时尿量，观察皮肤颜色、温度、末梢感觉，尤其注意观察各器官栓塞的症状和体征，如肺栓塞表现为突然胸痛、呼吸困难、咯血；脑栓塞引起头痛、抽搐、昏迷等；肾栓塞会出现腰痛、血尿、少尿或无尿，甚至发生急性肾衰竭；胃肠黏膜栓塞可有消化道出血；末稍血管栓塞，出现皮肤坏死，手指、足趾发绀等。

2. 用药护理 在肝素抗凝过程中，注意观察出血减轻或加重情况，定期检测凝血时间以指导用药；补充新鲜凝血因子后机体的凝血与抗凝功能；检测纤溶系统及其功能，血管内皮细胞在凝血、抗凝及纤溶过程中的作用，以及血小板数量，并注意观察输血反应。

3. 加强心理护理 减轻患者紧张、焦虑状态。

答案解析

目标检测

一、单项选择题

1. 引起 DIC 最常见的原因是（　）
   A. 严重创伤　　B. 恶性肿瘤　　C. 休克
   D. 感染　　E. 妊娠期高血压疾病
2. 弥散性血管内凝血时，早期应使用的药物是（　）
   A. 鱼精蛋白　　B. 肝素　　C. 维生素 K
   D. 氨甲环酸　　E. 6-氨基己酸

3. 对 DIC 患者使用肝素进行抗凝治疗，应定期测定（　）

A. 血小板　B. 血红蛋白　C. 血常规

D. 出血时间　E. 凝血时间

4. 由于 DIC 引起的贫血属于（　）

A. 缺铁性贫血　B. 中毒性贫血　C. 大细胞性贫血

D. 微血管病性溶血性贫血　E. 失血性贫血

5. 下列因素中，与产科意外时容易发生 DIC 关系最密切的是（　）

A. 血液处于高凝状态　B. 单核-吞噬细胞系统功能低下

C. 微循环血流淤滞　D. 纤溶系统活性增高

E. 血中促凝物质含量增加

6. 下列因素中，主要与微血管病性溶血性贫血的发病机制有关的是（　）

A. 微血管内皮细胞大量受损　B. 小血管内血流淤滞

C. 纤维蛋白丝在微血管腔内形成细网　D. 微血管内大量微血栓形成

E. 小血管强烈收缩

7. 下列不属于 DIC 引起的功能障碍的是（　）

A. 急性肾功能衰竭　B. 急性呼吸功能衰竭

C. 黄疸及肝功能衰竭　D. 席汉综合征

E. 再生障碍性贫血

8. 在 DIC 病理过程的晚期发生明显出血时，体内（　）

A. 凝血系统被激活　B. 纤溶系统被激活

C. 凝血和纤溶两个系统都被激活　D. 凝血系统的活性远大于纤溶系统的活性

E. 纤溶系统的活性远大于凝血系统的活性

9. 导致 DIC 发病的关键环节是（　）

A. 凝血因子Ⅻ的激活　B. 组织凝血因子大量入血

C. 凝血酶生成增加　D. 纤溶酶原激活物的生成

E. 凝血因子Ⅴ的激活

10. 下列关于血小板在 DIC 发病中作用的说法中，错误的是（　）

A. 在内源性凝血系统激活引起的 DIC 中不起作用

B. 主要通过黏附聚集，释放形成微聚物堵塞微血管

C. 还可通过血小板因子加速凝血

D. 大多起继发性作用

E. 可因内毒素、免疫复合物等直接损伤血小板后起作用

11. DIC 时，血液凝固障碍表现为（　）

A. 血液凝固性增高　B. 纤溶活性增高

C. 先低凝后转为高凝　D. 先高凝后转为低凝

E. 高凝和低凝同时发生

12. 单核-吞噬细胞系统功能障碍时，容易诱发 DIC 的原因是（　）

A. 循环血液中促凝物质的清除减少　B. 循环血液中促凝物质的生成增加

C. 循环血液中凝血抑制物减少　D. 体内大量血管内皮细胞受损

E. 以上都不是

13. 纤维蛋白原被纤溶酶水解后生成（　）

A. A 肽和 B 肽　　B. 纤维蛋白单体

C. PAF　　D. FgDP

E. MDF

二、简答题

1. 临床常见的 DIC 基础疾病有哪些？
2. 试述 DIC 导致休克的发生机制。
3. 为什么肝功能严重障碍的患者容易发生 DIC？
4. 试述 DIC 引起出血的临床特点及护理的注意事项。

三、案例分析题

患儿，男，7 岁。因保护年幼的妹妹，被开水大面积烫伤入院治疗。近期创面发生感染，护士加强病情观察和护理。今日患儿突然神志不清、呼吸浅促、血压 80/50mmHg，全身皮肤广泛性瘀点、瘀斑。

请问：

感染引起 DIC 的可能途径与机制是什么？

（王妹梅）

书网融合……

本章小结　　微课　　题库

第十章 呼吸功能不全

PPT

学习目标

1. **掌握** 呼吸衰竭概念、病因及发生机制；呼吸衰竭对机体的影响。

2. **熟悉** 慢性阻塞性肺病的原因及引起呼吸衰竭的机制；ARDS 的病因及引起呼吸衰竭的机制。

3. **了解** 呼吸衰竭的分类；呼吸功能不全防治的病理生理学基础。

案例引导

案例： 患者，男，36 岁，因气短入院，曾患特发性肺间质纤维化。体格检查：体温 36.4℃，心率 102 次/分，呼吸 59 次/分。呼吸急促，发绀，两肺底有细湿啰音。肺活量 1000ml（正常成年男性 3500ml）。血气分析：PaO_2 57mmHg，$PaCO_2$ 32.2mmHg（正常成人 40mmHg）pH 7.49（正常 7.35～7.45）。

讨论：

1. 该患者发生了哪型呼吸衰竭，其发生机制是什么？
2. 患者为什么发生呼吸困难？
3. 该患者发生了哪种类型的酸碱平衡紊乱？

第一节 概 述

微课

呼吸是指机体与外界进行气体交换的过程，一个完整的呼吸包括外呼吸、气体在血液中运输和内呼吸三个环节。其中外呼吸由通气动力（包括呼吸中枢、呼吸肌及支配呼吸肌的神经、胸廓和胸膜）和气体交换器官（气道和肺）两部分组成。当病理因素作用于上述一个或多个环节时，引起机体外呼吸功能严重障碍，以致动脉血氧分压（PaO_2）低于正常范围，同时伴有或不伴有动脉血二氧化碳分压（$PaCO_2$）增高的病理过程，称为呼吸功能不全。

呼吸衰竭是指呼吸功能不全发展到严重阶段，导致在海平面、静息状态下，PaO_2 降低，伴或不伴有 $PaCO_2$ 增高的病理过程。诊断呼吸衰竭的主要血气标准是 PaO_2 低于 60mmHg，伴或不伴有 $PaCO_2$ 高于 50mmHg，而且要排除外呼吸功能障碍以外的原因，如心内解剖分流和原发性心输出量降低等因素。

正常人 PaO_2 随年龄、运动及所处海拔高度而异，成年人在海平面静息时 PaO_2 的正常范围为［（100－0.32×年龄）±4.97］mmHg，$PaCO_2$ 极少受年龄影响，正常范围为（40±5.04）mmHg。当吸入气氧浓度（fraction of inspiration oxygen，FiO_2）不是20%时，可用呼吸衰竭指数（respiratory failure index，RFI）作为诊断呼吸衰竭的指标，即 $RFI = PaO_2/FiO_2$。如果 RFI≤300，可诊断为呼吸衰竭。

根据 $PaCO_2$ 是否升高，可将呼吸衰竭分为Ⅰ型呼吸衰竭和Ⅱ型呼吸衰竭。Ⅰ型呼吸衰竭，即低氧血症型呼吸衰竭，血气特点为 PaO_2＜60mmHg，$PaCO_2$ 降低或正常；Ⅱ型呼吸衰竭，即高碳酸血症型呼吸衰竭，血气特点为 PaO_2＜60mmHg，同时伴有 $PaCO_2$＞50mmHg；根据发病机制不同，可分为通气障碍性和换气障碍性呼吸衰竭；根据发病的部位不同，可分为中枢性和外周性呼吸衰竭；根据发病的急缓，可分为急性和慢性呼吸衰竭。

知识链接

呼吸过程的三个环节

呼吸过程由相互衔接并且同时进行的三个环节完成。第一个是外呼吸或肺呼吸；第二个是气体在血液中的运输；第三个是内呼吸或组织呼吸。

第二节　呼吸衰竭的病因和发病机制

外呼吸包括肺通气和肺换气，前者指肺泡气与外界气体交换的过程，后者指肺泡气与血液之间的气体交换过程。呼吸衰竭则是肺通气和（或）肺换气功能严重障碍的结果。

一、肺通气功能障碍

正常成人在静息时有效通气量约为4L/min，当肺通气功能障碍使肺泡通气不足时可发生呼吸衰竭。肺通气障碍包括限制性和阻塞性通气不足两种情况。

（一）限制性通气不足

限制性通气不足指吸气时肺泡扩张受限引起的肺泡通气不足。通常吸气运动是呼吸肌收缩引起的主动过程，呼气则是肺泡弹性回缩及肋骨与胸骨借重力作用复位的被动过程，而主动过程更易发生障碍。其原因如下。①呼吸肌活动障碍：中枢或周围神经的器质性病变如脑外伤、脑血管意外、脑炎、脊髓灰质炎、多发性神经炎等；过量的镇静药、安眠药、麻醉药等所引起的呼吸中枢抑制；长时间呼吸困难和呼吸运动增强所引起的呼吸肌疲劳，长期营养不良所引起的呼吸肌萎缩；低钾血症、酸中毒、缺氧等所引起的呼吸肌疲劳等，均可累及呼吸肌收缩功能而引起限制性通气不足。②胸廓的顺应性降低：严重的胸廓畸形、胸膜纤维化等可限制胸部的扩张。③肺的顺应性降低：如严重的肺纤维化、肺泡表面活性物质减少等，可使肺泡扩张的弹性阻力增大而导致限制性通气不足。④胸腔积液和积气：胸腔大量积液或张力性气胸压迫肺，使肺扩张受限。

（二）阻塞性通气不足

阻塞性通气不足是指气道狭窄或阻塞所引起的通气障碍。影响气道阻力的因素有气道内径、长度、形态、气流速度和形式等，其中最重要的是气道内径。当气道痉挛、管壁肿胀或纤维化、管腔内有黏液、渗出物和异物等阻塞时，肺组织弹性降低以至于对气道管壁的牵引力减弱等，均可使气道内径变窄或不规则而增加气流的阻力，进而引起阻塞性通气不足。生理情况下，气道阻力80%以上在直径大于2mm的支气管和气管，另外不足20%位于直径小于2mm的外周小气道，因此，气道阻塞可分为中央性气道阻塞和外周性气道阻塞。

1. 中央性气道阻塞　指气管分叉以上的气道阻塞。若阻塞位于胸外，如声带麻痹、炎症和水肿等，吸气过程中气体流经病灶引起的压力降低，可使气道内压明显低于大气压，导致气道狭窄加重，而呼气过程中气道内压大于大气压而使阻塞减轻，因此患者表现为吸气性呼吸困难。若阻塞位于中央气道的胸内，吸气时由于胸内压降低使得气道内压大于胸内压，故阻塞减轻；而呼气时由于胸内压升高使得气道受到压迫，气道狭窄进一步加重，患者表现为呼气性呼吸困难（图10-1）。

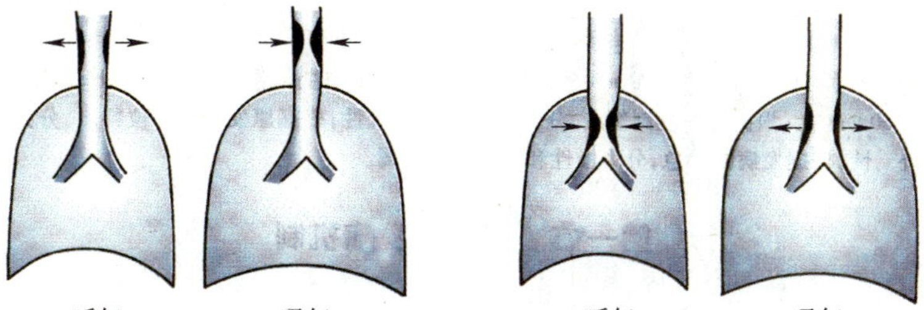

图 10－1　不同部位气道阻塞呼吸困难的特征

A. 吸气性呼吸困难；B. 呼气性呼吸困难

2. 外周性气道阻塞　指内径小于 2mm 的小气道的阻塞。内径小于 2mm 的小支气管软骨为不规则的块片，细支气管无软骨支撑，管壁薄，又与管周围的肺泡结构紧密相连，可随吸气与呼气而伸缩。由于胸内压的变化，其内径也随之扩大或缩小。吸气时随着肺泡的扩张，细支气管受周围弹性组织的牵拉，其口径变大、管道伸长，呼气时则小气道缩短变窄。慢性阻塞性肺疾病主要侵犯小气道，不仅使管壁增厚、痉挛和顺应性降低，而且管腔也可被分泌物堵塞，肺泡壁的损坏还可降低对细支气管的牵引力，因此小气道阻力大大增加，患者主要表现为呼气性呼吸困难。

外周性气道阻塞的患者用力呼气时，可引起小气道闭合，进而引起严重的呼气性呼吸困难。其发生机制目前认为，用力呼气时胸内压和气道内压均高于大气压，在呼出气道上，压力由小气道至中央气道逐渐降低，通常将气道内压与胸内压相等的气道部位称为"等压点"。等压点下游端（指向鼻腔）的气道内压低于胸内压，气道可能被压缩。正常人的气道等压点位于有软骨环支撑的大气道，即使气道外压力大于气道内压力，也不会使大气道闭合，不会出现呼吸困难。但患有慢性支气管炎时，大支气管内黏液腺增生，黏液分泌增加，小气道管壁炎性充血、水肿、炎症细胞大量浸润、上皮细胞和成纤维细胞增生、细胞间质增多，使得气道管壁增厚、狭窄；气道高反应性及炎症介质可引起支气管痉挛；炎症累及小气道周围组织，引起组织增生和纤维化，压迫小气道；气道炎症使表面活性物质减少，表面张力增加，使小气道缩小而加重阻塞；黏液腺及杯状细胞分泌增多，加重炎性渗出物形成黏痰，进而堵塞小气道。由于小气道阻塞，患者用力呼气时，气体通过阻塞部位形成的压差较大，使阻塞部位以后的气道压低于正常，导致等压点由大气道上移至无软骨支撑的小气道，用力呼气时小气道外的压力大于小气道内的压力，使得气道阻塞加重，甚至发生小气道闭塞，进而发生呼吸困难。

肺气肿时，由于弹性蛋白酶和非弹性蛋白酶之间的失衡，如炎症细胞释放的蛋白酶过多或抗蛋白酶不足，导致细支气管与肺泡壁中的弹性纤维降解，肺泡弹性回缩力不足，此时胸内负压降低（胸内压升高），可压迫小气道，导致小气道阻塞。另外，肺气肿患者肺泡扩大而数量减少，使得细支气管壁上肺泡附着点减少，而肺泡壁通过密布的附着点牵拉支气管壁是维持细支气管形态和口径的重要因素，如附着点减少，则牵拉力减少，造成细支气管缩小和变形，阻力增加，气道阻塞加重。上述各种因素造成肺气肿患者胸内压力增高，用力呼气时使得等压点上移至无软骨环支撑的小气道，引起气道闭合而发生呼气性呼吸困难（图 10－2）。

正常人气道等压点位于有软骨支撑的细支气管，故用力呼气时不会引起气道的闭合；而肺气肿患者由于肺泡弹性降低引起肺泡内压降低，从而导致等压点上移至无软骨的小气道，用力呼气时可导致小气道闭合。

二、肺换气功能障碍

肺换气功能障碍包括弥散障碍、肺泡通气与血流比例失调和解剖分流增加。

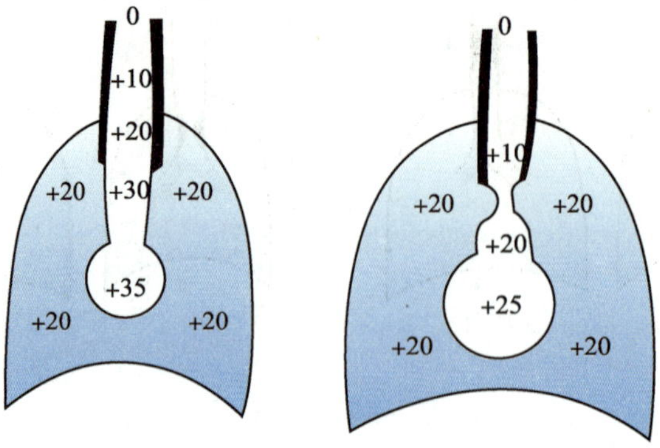

图 10－2　气道等压点上移与气道闭合

（一）弥散障碍

弥散障碍是指肺泡膜面积减少和（或）肺泡膜异常增厚及弥散时间缩短引起的气体交换障碍。肺泡气与肺泡毛细血管血液之间的气体交换是一个物理弥散过程。气体弥散速度取决于肺泡膜两侧的气体分压差、气体的分子量和溶解度、肺泡膜的面积和厚度，气体弥散量还取决于血液与肺泡接触的时间。

1. 弥散障碍的常见原因

（1）肺泡膜面积减少　正常成人肺泡总面积约为 $80m^2$。静息时参与气体交换的面积为 $35\sim40m^2$，运动时增大。由于储备量大，只有当肺泡膜面积减少一半以上时，才会发生换气障碍。肺泡膜面积减少可见于肺实变、肺不张和肺叶切除等。

（2）肺泡膜厚度增加　肺泡膜的薄区为气体交换的部位，是由肺泡上皮、毛细血管内皮及两者共有的基底膜构成，其厚度不到 1μm，是气体交换的部位。虽然气体从肺泡腔到达红细胞内还要经过肺泡表面的液体层、血管内血浆和红细胞膜，但总厚度不到 5μm，故正常气体交换的时间很短。当发生肺水肿、肺泡透明膜形成、肺纤维化及肺泡毛细血管扩张等导致呼吸膜变厚时，可因弥散距离增宽使弥散速度减慢，进而引起呼吸衰竭。

2. 弥散障碍时的血气变化　肺泡膜病变患者在静息时，一般不会出现血气异常。因为正常静息时，血液流经肺泡毛细血管的时间约为 0.75 秒，而血液氧分压只需 0.25 秒就可升到肺泡气氧分压水平（图 10－3）。当肺泡膜病变时，虽然弥散速度减慢，但在静息时气体交换在 0.75 秒内仍可达到血气与肺泡气的平衡，因而不发生血气异常。但体力负荷增加等使心输出量增加和肺血流量增快时，血液和肺泡接触的时间过于缩短，导致低氧血症。肺泡膜病变加上肺血流增快一般只会引起 PaO_2 降低，不会使 $PaCO_2$ 增高。因为 CO_2 在水中的溶解度比 O_2 大，故弥散速度比 O_2 快，能较快地弥散入肺泡，使 $PaCO_2$ 与肺泡 CO_2 分压（P_ACO_2）取得平衡。只要患者肺泡通气量正常，就可保持 $PaCO_2$ 与 P_ACO_2 正常。如果存在代偿性通气过度，则可使 $PaCO_2$ 与 P_ACO_2 低于正常。

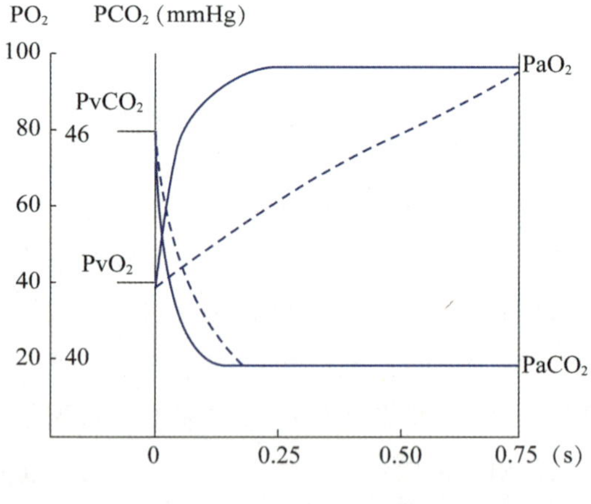

图 10－3　血流通过肺泡毛细血管时的血气变化

实线为正常人；虚线为肺泡膜厚度增加的患者

（二）肺泡通气与血流比例失调

血液流经肺泡时能否获得足够的氧和充分地排出 CO_2，使血液动脉化，还取决于肺泡通气量与血流量的比例。如肺的总通气量和总血流量正常，但肺通气或（和）血流不均匀，造成部分肺泡通气与血流比例失调（图10－4），也可引起气体交换障碍，导致呼吸衰竭。这是肺部疾患引起呼吸衰竭最常见和最重要的机制。

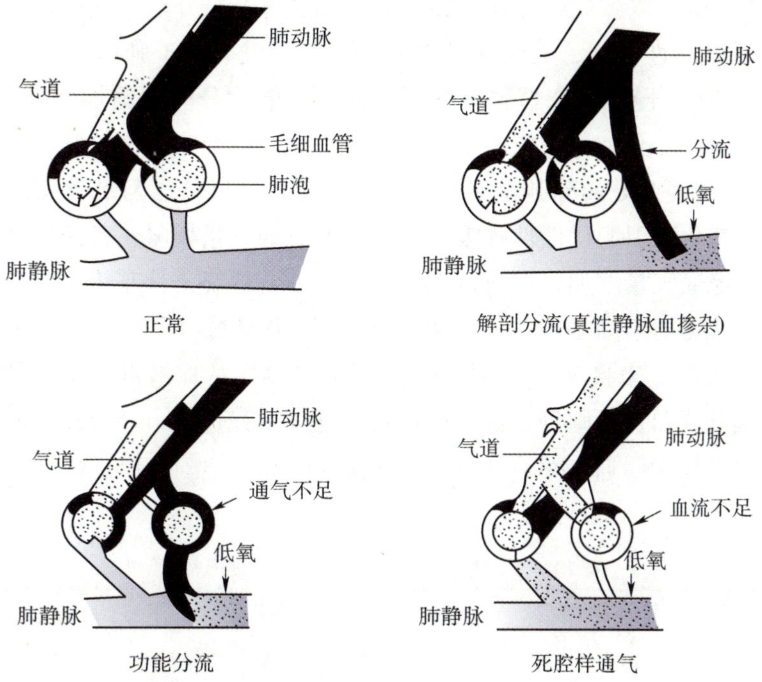

图10－4 肺泡通气与血流关系的模式图

正常成人在静息状态下，肺泡每分钟通气量（ventilatory capacity，V_A）约为4L，每分钟血流量（Q）约为5L，两者的比率（V_A/Q）约为0.8。健康人肺各部分通气与血流的分布也是不均匀的。直立位时，由于重力效应，胸腔内负压上部比下部大，故肺尖部的肺泡扩张的程度较大，肺泡顺应性较低，因而吸气时流向上肺肺泡的气量较少，使肺泡通气量自上而下递增。重力对血流的影响更大，上肺与下肺血流量的差别比通气量的差别更明显，故使肺部的 V_A/Q 自上而下递减。正常青年人肺尖部 V_A/Q 可高达3.0，而肺底部仅有0.6，且随年龄的增长，这种差别更大。这种生理性的肺泡通气与血流比例不协调是造成正常 PaO_2 比肺泡 O_2 分压（P_AO_2）稍低的主要原因。当肺发生病变时，由于肺病变轻重程度与分布的不均匀，使各部分肺的通气与血流比例不一，可能造成严重的肺泡通气与血流比例失调，导致换气功能障碍（图10－5）。

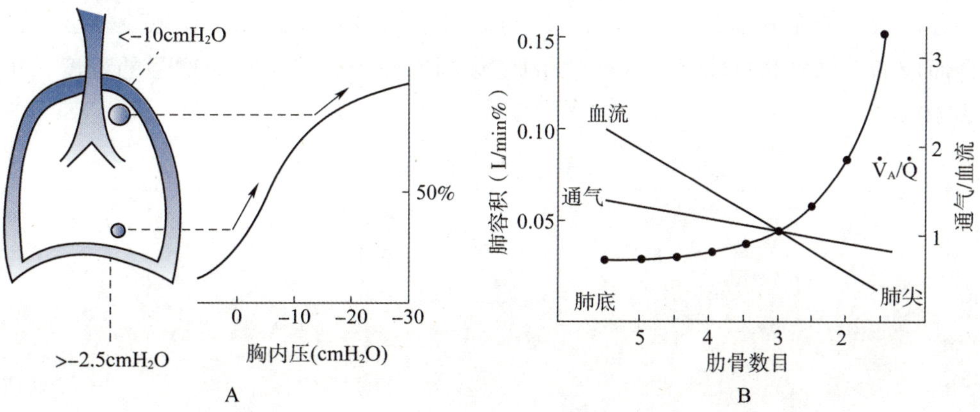

图10－5 直立体位时肺泡通气分布的特点（A）及生理性通气/血流比例改变（B）

1. 部分肺泡通气不足 支气管哮喘、慢性支气管炎、阻塞性肺气肿等引起的气道阻塞，以及肺纤维化、肺水肿等引起的限制性通气障碍，在肺内分布往往是不均匀的，这可导致肺泡通气的严重不均。病变重的部分肺泡通气明显减少，而血流未相应减少，甚至还可因炎性充血等使血流增多（如大叶性肺炎早期）使 V_A/Q 显著降低，以致流经这部分肺泡的静脉血未经充分动脉化便掺入动脉血内。这种情况类似动-静脉短路，故称功能性分流，又称静脉血掺杂。正常成人由于肺内通气分布不均匀形成的功能性分流约占肺血流量的3%，慢性阻塞性肺疾病严重时，功能性分流可增加到肺血流量的30%～50%，从而严重地影响换气功能。部分肺泡通气不足时动脉血的血气改变为：部分肺泡通气不足时，病变区的 V_A/Q 可低至0.1以下，流经此处的静脉血不能充分动脉化，其氧分压与氧含量降低而二氧化碳分压与含量则增高。这种血气变化可引起代偿性呼吸运动增强和总通气量恢复正常或增加，主要是使无通气障碍或通气障碍较轻的肺泡通气量增加，以致该部分肺泡的 V_A/Q 显著大于0.8。流经这部分肺泡的血液氧分压显著升高，但氧含量则增加很少（由氧离曲线特性决定），而二氧化碳分压与含量均明显降低（由二氧化碳解离曲线决定）。来自 V_A/Q 降低区与 V_A/Q 增高区的血液混合而成的动脉血的氧含量和氧分压均降低，二氧化碳分压和含量则可正常。如代偿性通气增强过度，尚可使 $PaCO_2$ 低于正常。如肺通气障碍的范围较大，加上代偿性通气增强不足，使总的肺泡通气量低于正常，则 $PaCO_2$ 高于正常（表10－1）

表10－1 功能性分流时动脉血的血气变化

	病变肺区	健康肺区	全肺		
V_A/Q	<0.8	>0.8	=0.8	>0.8	<0.8
PaO_2	↓↓	↑↑		↓	
CaO_2	↓↓	↑		↓	
$PaCO_2$	↑↑	↓↓	N	↓	↑
$CaCO_2$	↑↑	↓↓	N	↓	↑

注：N为正常；PaO_2 为动脉血氧分压；$PaCO_2$ 为动脉血二氧化碳分压；CaO_2 动脉血氧含量，$CaCO_2$ 动脉血 CO_2 含量。

2. 部分肺泡血流不足 肺动脉栓塞、DIC、肺动脉炎、肺血管收缩等，都可使部分肺泡血流减少，V_A/Q 可显著大于正常，患部肺泡血流少而通气多，肺泡通气不能充分被利用，称为死腔样通气。正常人的生理无效腔（physiological dead space，VD）约占潮气量（tidal volume，VT）的30%，疾病时功能性无效腔（functional dead space，VDf）可显著增多，使VD/VT达60%～70%，从而导致呼吸衰竭。

部分肺泡血流不足时动脉血的血气改变为：部分肺泡血流不足时，病变肺区肺泡 V_A/Q 可达10以上，流经的血液 PaO_2 显著升高，但其氧含量却增加很少；而健康肺区却因血流量增加而使其 V_A/Q 低于正常，这部分血液不能充分动脉化，其氧分压与氧含量均显著降低，二氧化碳分压与含量均明显增高。最终混合而成的动脉血 PaO_2 降低，$PaCO_2$ 的变化则取决于代偿性呼吸增强的程度，可以降低、正常或升高（表10－2）。

表10－2 死腔样通气时动脉血的血气变化

	病变肺区	健康肺区	全肺		
V_A/Q	<0.8	>0.8	=0.8	>0.8	<0.8
PaO_2	↑↑	↓↓		↓	
CaO_2	↑	↓↓		↓	
$PaCO_2$	↓↓	↑↑	N	↓	↑
$CaCO_2$	↓↓	↑↑	N	↓	↑

注：N为正常；PaO_2 为动脉血氧分压；$PaCO_2$ 为动脉血二氧化碳分压；CaO_2 动脉血氧含量，$CaCO_2$ 动脉血 CO_2 含量

总之，无论是部分肺泡通气不足引起的功能性分流增加，还是部分肺泡血流不足引起的功能性无效腔增加，均可导致 PaO_2 降低，而 $PaCO_2$ 可正常或降低，极严重时也可升高。

（三）解剖分流

生理情况下，肺内也存在解剖分流，即一部分静脉血经支气管静脉和极少的肺内动-静脉交通支直接流入肺静脉。这些解剖分流（anatomic shunt）的血流量正常占心输出量的2%～3%。支气管扩张症可伴有支气管血管扩张和肺内动-静脉短路开放，使解剖分流量增加，静脉血掺杂异常增多，而导致呼吸衰竭。解剖分流的血液完全未经气体交换过程，故称为真性分流（true shunt）。在肺实变和肺不张时，病变肺泡完全失去通气功能，但仍有血流，流经的血液完全未进行气体交换而掺入动脉血，类似解剖分流。吸入纯氧可有效地提高功能性分流的 PaO_2，而对真性分流的 PaO_2 则无明显作用，用这种方法可对二者进行鉴别。

在呼吸衰竭的发病机制中，单纯通气不足、单纯弥散障碍、单纯肺内分流增加或单纯死腔增加的情况较少见，往往是几个因素同时存在或相继发生作用。例如在休克肺时，既有由肺不张引起的肺内分流，有微血栓形成和肺血管收缩引起的死腔样通气，还有由肺水肿引起的气体弥散功能障碍等。

慢性阻塞性肺病（chronic obstructive pulmonary disease，COPD）与呼吸衰竭：COPD 指由慢性支气管炎和肺气肿引起的慢性气道阻塞，简称慢阻肺。其共同特征是管径小于2mm的小气道阻塞和阻力增高。COPD 是引起慢性呼吸衰竭的最常见的原因。其机制主要如下。①阻塞性通气障碍：因炎症细胞浸润、充血、水肿、黏液腺及杯状细胞增殖、肉芽组织增生引起的支气管壁肿胀；因气道高反应性、炎症介质作用引起的支气管痉挛；因黏液分泌多、纤毛细胞损伤引起的支气管腔堵塞；因小气道阻塞、肺泡弹性回缩力降低引起的气道等压点上移；②限制性通气障碍：因Ⅱ型上皮细胞受损及表面活性物质消耗过多引起的肺泡表面活性物质减少；因营养不良、缺氧、酸中毒、呼吸肌疲劳引起的呼吸肌衰竭；③弥散功能障碍：因肺泡壁损伤引起的肺泡弥散面积减少和肺泡膜炎性增厚；④肺泡通气与血流比例失调：因气道阻塞不均引起的部分肺泡低通气；因微血栓形成引起的部分肺泡低血流。

第三节 呼吸衰竭时代谢功能变化

呼吸衰竭时发生的低氧血症和高碳酸血症可影响全身各系统的代谢和功能，首先是引起一系列代偿适应性反应，以改善组织的供氧，调节酸碱平衡，改变组织器官的功能、代谢以适应新的内环境。呼吸衰竭严重时，如机体代偿不全，则可出现严重的代谢功能紊乱。

一、酸碱平衡紊乱与电解质紊乱

Ⅰ型和Ⅱ型呼吸衰竭时均有低氧血症，因此均可引起代谢性酸中毒；Ⅱ型呼吸衰竭时低氧血症和高碳酸血症并存，因此可有代谢性酸中毒和呼吸性酸中毒；急性呼吸窘迫综合征患者由于代偿性呼吸加深加快，可出现代谢性酸中毒和呼吸性碱中毒；若给呼吸衰竭者应用人工呼吸机、过量利尿剂或 $NaHCO_3$ 等则可引起医源性代谢性碱中毒。一般而言，呼吸衰竭时常发生混合性酸碱平衡紊乱。

（一）代谢性酸中毒

严重缺氧时无氧代谢加强，乳酸等酸性产物增多，可引起代谢性酸中毒。此外，呼吸衰竭时可能出现功能性肾功能不全，肾小管排酸保碱功能降低，以及引起呼吸衰竭的原发疾病或病理过程，如感染、休克等均可导致代谢性酸中毒。此时血液电解质主要有以下变化。①血清钾浓度增高：由于酸中毒可使细胞内 K^+ 外移及肾小管排 K^+ 减少，导致高钾血症；②血清氯浓度增高：代谢性酸中毒时由于 HCO_3^-

降低，可使肾排 Cl^- 减少，故血 Cl^- 常增高。

（二）呼吸性酸中毒

Ⅱ型呼吸衰竭时，大量二氧化碳潴留可引起呼吸性酸中毒，此时可有高钾血症和低氯血症。造成低氯血症的主要原因是：高碳酸血症使红细胞中 HCO_3^- 生成增多，后者与细胞外 Cl^- 交换使 Cl^- 转移入细胞；酸中毒时肾小管上皮细胞产生 NH_3 增多，$NaHCO_3$ 重吸收增多，使尿中 NH_4Cl 和 NaCl 的排出增加，均使血 Cl^- 降低。当呼吸性酸中毒合并代谢性酸中毒时，血 Cl^- 可正常。

（三）呼吸性碱中毒

Ⅰ型呼吸衰竭时，因缺氧引起肺过度通气，可发生呼吸性碱中毒。此时患者可出现血钾降低，血氯增高。

二、呼吸系统的变化

PaO_2 降低作用于颈动脉体与主动脉体化学感受器，反射性增强呼吸运动，此反应要在 PaO_2 低于 60mmHg 才明显，PaO_2 为 30mmHg 时肺通气最大。缺氧对呼吸中枢有直接抑制作用，当 PaO_2 低于 30mmHg 时，此作用可大于反射性兴奋作用而使呼吸抑制。$PaCO_2$ 升高主要作用于中枢化学感受器，使呼吸中枢兴奋，引起呼吸加深加快。但当 $PaCO_2$ 超过 80mmHg 时，则抑制呼吸中枢，此时呼吸运动主要靠动脉血低氧分压对血管化学感受器的刺激得以维持。在这种情况下，氧疗只能吸入 30% 的氧，以免缺氧完全纠正后反而出现呼吸抑制，加重高碳酸血症而使病情恶化。

引起呼吸衰竭的呼吸系统疾病本身也会导致呼吸运动的变化。如中枢性呼吸衰竭时呼吸浅而慢，可出现潮式呼吸、间歇呼吸、抽泣样呼吸、叹气样呼吸等呼吸节律紊乱。其中最常见者为潮式呼吸，可能由于呼吸中枢兴奋过低而引起呼吸暂停，从而使血中 CO_2 逐渐增多，$PaCO_2$ 升高到一定程度使呼吸中枢兴奋，恢复呼吸运动，从而排出 CO_2，使 $PaCO_2$ 降低，当 $PaCO_2$ 降低到一定程度又可导致呼吸暂停，如此形成周期性呼吸运动。在肺顺应性降低所致限制性通气障碍的疾病，因牵张感受器或肺毛细血管旁感受器（juxta-pulmonary capillary receptor，J 感受器）受刺激而反射性地引起呼吸运动变浅变快。阻塞性通气障碍时，由于气体受阻，呼吸运动加深，依阻塞的部位不同而表现为吸气性呼吸困难或呼气性呼吸困难。

在生理情况下，肺通气 1L 呼吸肌耗氧约 0.5ml。在静息时呼吸运动的耗氧量占全身耗氧量的1% ~ 3%。呼吸衰竭时，如存在长时间增强的呼吸运动，使呼吸肌耗氧增加，加上血氧供应不足，可能导致呼吸肌疲劳，使呼吸肌收缩力减弱，呼吸变浅变快。呼吸浅则肺泡通气量减少，可加重呼吸衰竭。

三、循环系统的变化

一定程度的 PaO_2 降低和 $PaCO_2$ 升高可兴奋心血管运动中枢，使心率加快、心肌收缩力增强、外周血管收缩，加上呼吸运动增强使静脉回流增加，导致心输出量增加。但缺氧和二氧化碳潴留对心、血管的直接作用是抑制心脏活动，并使血管扩张（肺血管例外）。一般器官的血管运动主要受神经调节，但脑血管与冠脉则主要受局部代谢产物（如腺苷等）的调节，从而导致血流分布的改变，有利于保证心、脑的血液供应。严重的缺氧和 CO_2 潴留可直接抑制心血管中枢和心脏活动，扩张血管，导致血压下降、心肌收缩力下降、心律失常等严重后果。

呼吸衰竭可累及心脏，主要引起右心肥大与衰竭，即肺源性心脏病。肺源性心脏病的发病机制较复杂：①肺泡缺氧和 CO_2 潴留所致血液 H^+ 浓度过高，可引起肺小动脉收缩（CO_2 本身对肺血管起扩张作用），使肺动脉压升高，从而增加右心后负荷；②肺小动脉长期收缩、缺氧均可引起无肌型肺微动脉肌化，肺血管平滑肌细胞和成纤维细胞肥大增生，胶原蛋白与弹性蛋白合成增加，导致肺血管壁增厚和硬化，管腔变窄，由此形成持久而稳定的慢性肺动脉高压；③长期缺氧引起的代偿性红细胞增多症可使血液的黏度增高，也会增加肺血流阻力和加重右心的负荷；④有些肺部病变如肺小动脉炎、肺毛细血管床的大量破坏、肺栓塞等，也能成为肺动脉高压的原因；⑤缺氧和酸中毒，可降低心肌舒、缩功能；⑥呼吸困难时，用力呼气则使胸内压异常增高，心脏受压，影响心脏的舒张功能，用力吸气则胸内压异常降低，即心脏外面的负压增大，可增加右心收缩的负荷，促使右心衰竭。

呼吸衰竭是否可累及左心尚有争论，目前倾向于可累及左心。肺源性心脏病患者心功能失代偿时有半数肺动脉楔压增高，说明有左心功能不全，其中也可能有部分病例合并有冠心病；ARDS 的死亡病例中也有半数发生左心衰竭，这些都支持肺部疾病可累及左心的观点。其机制为：①低氧血症和酸中毒同样能使左室肌收缩性降低；②胸内压的高低同样也影响左心的舒缩功能；③右心扩大和右心室压增高将室间隔推向左心侧，可降低左心室的顺应性，导致左室舒张功能障碍。

四、中枢神经系统的变化

中枢神经系统对缺氧最敏感，当 PaO_2 降至 60mmHg 时，可出现智力和视力轻度减退。如 PaO_2 迅速降至 40～50mmHg 以下，就会引起一系列神经精神症状，如头痛、不安、定向与记忆障碍、精神错乱、嗜睡，以致惊厥和昏迷。CO_2 潴留使 $PaCO_2$ 超过 80mmHg 时，可引起头痛、头晕、烦躁不安、言语不清、扑翼样震颤、精神错乱、嗜睡、抽搐、呼吸抑制等，称 CO_2 麻醉。

由呼吸衰竭引起的脑功能障碍称为肺性脑病（pulmonary encephalopathy）。Ⅱ型呼吸衰竭患者肺性脑病的发病机制如下。

（一）酸中毒和缺氧对脑血管的作用

酸中毒使脑血管扩张。$PaCO_2$ 每升高 10mmHg 约可使脑血流量增加 50%。缺氧也使脑血管扩张。缺氧和酸中毒还能损伤血管内皮使其通透性增高，导致脑间质水肿。缺氧使细胞 ATP 生成减少，影响 Na^+-K^+泵功能，可引起细胞内 Na^+及水增多，形成脑细胞水肿。脑充血、水肿使颅内压增高，压迫脑血管，进一步加重脑缺氧，由此形成恶性循环，严重时可导致脑疝形成。此外，脑血管内皮损伤尚可引起血管内凝血，这也是肺性脑病的发病因素之一。

（二）酸中毒和缺氧对脑细胞的作用

正常脑脊液的缓冲作用较血液弱，其 pH 也较低，PCO_2 比动脉血高。因血液中的 HCO_3^- 及 H^+不易通过血-脑屏障进入脑脊液，故脑脊液的酸碱调节需时较长。呼吸衰竭时脑脊液的 pH 变化比血液更为明显。当脑脊液 pH 低于 7.25 时，脑电波变慢；pH 低于 6.8 时脑电活动完全停止。神经细胞内酸中毒一方面可增加脑谷氨酸脱羧酶活性，使 γ-氨基丁酸（γ-aminobutyric acid，GABA）生成增多，导致中枢抑制；另一方面增强磷脂酶活性，使溶酶体水解酶释放，引起神经细胞和组织的损伤。部分肺性脑病患者表现为神经兴奋、躁动，可能因发生代谢性碱中毒所致。而酸中毒的患者也有 1/3 表现为神经兴奋，其机制尚不清楚。

五、肾功能变化

呼吸衰竭时肾可受损，轻者尿中出现蛋白、红细胞、白细胞及管型等，严重时可发生急性肾衰竭，出现少尿、氮质血症和代谢性酸中毒。此时肾结构往往并无明显改变，为功能性肾衰竭。肾衰竭的发生是缺氧与高碳酸血症反射性地通过交感神经使肾血管收缩，肾血流量严重减少所致。

六、胃肠道功能变化

严重缺氧可使胃壁血管收缩，因而能降低胃黏膜的屏障作用，CO_2 潴留可增强胃壁细胞碳酸酐酶活性，使胃酸分泌增多，加之有的患者还可合并弥散性血管内凝血、休克等，故呼吸衰竭时可出现胃肠黏膜出血、溃疡形成、糜烂、坏死等病变。

第四节　呼吸衰竭防治和护理的病理生理学基础

一、防治原发病

慢性阻塞性肺疾病的患者若发生感冒与急性支气管炎，可诱发呼吸衰竭和右心衰竭，故应注意预防，一旦发生呼吸道感染应积极进行抗感染治疗。

二、保持呼吸道通畅

黏稠的分泌物积聚在呼吸道内，增加气道阻力，降低通气量，易引起肺不张，加重通气/血流比例失调，降低肺顺应性。在呼吸衰竭的治疗和护理过程中，必须注意保持呼吸道通畅，积极排痰，解痉平喘，刺激咳嗽，辅助引流，必要时辅以气管插管、气管切开、机械呼吸等重要措施。

三、氧疗

呼吸衰竭者必有低张性缺氧，应尽快将 PaO_2 提高到 50mmHg 以上。Ⅰ型呼吸衰竭只有缺氧而无 CO_2 潴留，可吸入较高浓度的氧（一般不超过 50%）。Ⅱ型呼吸衰竭患者的吸氧浓度不宜超过 30%，并控制流速，使 PaO_2 上升到 50～60mmHg 即可。

四、降低 $PaCO_2$

$PaCO_2$ 增高是由肺总通气量减少所致，应通过增加肺泡通气量以降 $PaCO_2$。增加肺通气的方法包括①解除呼吸道阻塞，如用抗生素治疗气道炎症，用平喘药扩张支气管，用体位引流、必要时行气管插管以清除分泌物。②增强呼吸动力，如用呼吸中枢兴奋剂尼可刹米等，对原发于呼吸中枢抑制所致限制性通气障碍是适用的，但对一般慢性呼吸衰竭患者用中枢兴奋剂，在增加肺通气的同时也增加呼吸肌耗氧量和加重呼吸肌疲劳，反而得不偿失。③人工辅助通气，以维持必需的肺通气量，同时也使呼吸肌得以休息，有利于呼吸肌功能的恢复，这也是治疗呼吸肌疲劳的主要方法。呼吸肌疲劳是由呼吸肌过度负荷引起的呼吸肌（主要是膈肌）衰竭，表现为收缩力减弱和收缩与舒张速度减慢，往往出现在 $PaCO_2$ 升高之前，是Ⅱ型呼吸衰竭的重要发病因素。④补充营养，慢性呼吸衰竭患者由于呼吸困难影响进食量，且胃肠消化及吸收功能差，常有营养不良，导致体重和膈肌重量减轻，膈肌萎缩也可使其收缩无力，更易发生呼吸肌疲劳，故除呼吸肌休息外，还应补充营养以改善呼吸肌功能。

五、改善内环境及重要器官的功能

纠正酸碱平衡及电解质紊乱，预防与治疗肺源性心脏病与肺性脑病等。

知识链接

呼吸衰竭的常见护理诊断/问题

1. **低效型呼吸型态** 与肺顺应性降低、呼吸肌疲劳、气道阻力增加、不能维持自主呼吸有关。

2. **气体交换受损** 与肺水肿、肺不张、换气功能障碍有关。

3. **清理呼吸道无效** 与呼吸道感染、分泌物过多、无效咳嗽、咳痰无力有关。

4. **潜在并发症** MODS。

第五节 急性呼吸窘迫综合征

一、急性呼吸窘迫综合征的概念和发病原因

急性呼吸窘迫综合征（acute respiratory distress syndrome，ARDS）是由肺内和（或）肺外原因引起的急性肺损伤，以顽固性低氧血症为显著性特征的临床综合征。急性肺损伤的原因较多，如吸入毒气、烟雾、胃内容物等化学损伤；肺部冠状病毒感染等生物性因素；休克、大面积烧伤、败血症等全身性病理过程；某些治疗措施，如体外循环、血液透析等。

二、急性呼吸窘迫综合征的发病机制

急性肺损伤的发生机制很复杂，尚未完全阐明，有些致病因子可直接作用于肺泡膜引起肺损伤；有的则主要通过激活白细胞、巨噬细胞和血小板间接地引起肺损伤。如严重感染时，大量中性粒细胞在趋化因子如TNF-α、IL-8、脂多糖、C5a等作用下聚集于肺，黏附于肺泡毛细血管内皮，释放大量氧自由基、蛋白酶和炎症介质等，进一步损伤肺泡上皮细胞及毛细血管内皮细胞。血管内膜损伤、中性粒细胞和肺组织释放的促凝物质，可引起血管内凝血，形成微血栓，后者通过阻断血流进一步引起肺损伤，通过形成纤维蛋白降解产物及释放TXA_2等血管活性物质进一步使肺血管通透性增高，肺水肿加重，损伤进一步加剧。

急性肺损伤引起呼吸衰竭的机制是由于肺泡-毛细血管膜的损伤及炎症介质的作用使肺泡上皮和毛细血管内皮通透性增高，引起渗透性肺水肿，致肺弥散功能障碍。肺泡Ⅱ型上皮细胞损伤使表面活性物质生成减少，加上水肿液的稀释和肺泡过度通气消耗表面活性物质，使肺泡表面张力增高，肺的顺应性降低，形成肺不张。肺不张、肺水肿引起的气道阻塞，以及炎症介质引起的支气管痉挛，可导致肺内分流；肺内DIC及炎症介质引起的肺血管收缩，可导致死腔样通气。肺弥散功能障碍、肺内分流和死腔样通气均使PaO_2降低，导致Ⅰ型呼吸衰竭。在上述机制中，肺泡通气/血流比例失调是ARDS患者呼吸衰竭的主要发病机制。患者由于PaO_2降低对血管化学感受器的刺激和肺充血、水肿对肺泡毛细血管旁J感受器的刺激，使呼吸运动加深加快，导致呼吸窘迫和$PaCO_2$降低。故ARDS患者通常发生Ⅰ型呼吸衰竭；极端严重者，由于肺部病变广泛，肺总通气量减少，可发生Ⅱ型呼吸衰竭。

三、防治与护理的病理生理学基础

（一）氧疗

纠正缺氧为刻不容缓的重要措施。一般需要高浓度给氧，才能使PaO_2 >60mmHg或SaO_2 >90%。

（二）机械通气

早期轻症患者可试用无创性鼻（面）罩机械通气，但多数需要气管插管或切开作机械通气。机械通气能减轻呼吸做功，使呼吸窘迫得到改善。

（三）维持适当的体液平衡

有效血容量不足时，会加重低血压和休克，但过多的液体又会加重肺水肿。创伤出血多者，最好输新鲜血。在血压稳定的情况下，输入液体量宜轻度负平衡（每天300～500ml），可使用强效利尿剂促进水肿的消退。

（四）积极治疗原发病

原发性疾病是ARDS发生和发展最重要的病因，必须及时治疗，如骨折固定、休克的纠正、抗生素治疗严重感染，包括肺外感染（如胆囊炎等引起的败血症）和肺内感染（如肺部严重的革兰阴性杆菌感染），以及羊水栓塞行子宫切除等。ARDS患者应实行特殊监护，动态监测呼吸、循环、水电解质、酸碱平衡及原发性疾病，以便及时调整治疗方案。

知识链接

急性呼吸衰竭

急性呼吸衰竭是指原肺呼吸功能正常，因各种迅速发展的病变，如呼吸道阻塞、肺组织病变、肺血管疾病、胸廓胸膜病变、神经中枢及神经肌肉疾病等，在短时间内引起严重气体交换障碍，产生缺氧或合并二氧化碳潴留。常危及患者的生命。

目标检测

答案解析

一、单项选择题

1. 呼吸功能不全是由于（　）
   A. 通气障碍所致　B. 换气障碍所致　C. V/Q比例失调所致
   D. 外呼吸严重障碍所致　E. 内呼吸严重障碍所致
2. 成人Ⅰ型呼吸衰竭，当 FiO_2 不足20%时，呼吸衰竭的诊断标准是（　）
   A. $PaO_2 < 8.0kPa$（1kPa = 7.5mmHg）　B. $PaO_2 > 6.67kPa$
   C. $PaO_2 < 9.3kPa$　D. RFI（呼吸衰竭指数）≤300
   E. $PaO_2 < 8.0kPa$ 伴有 $PaCO_2 > 6.67kPa$
3. 海平面条件下，Ⅱ型呼吸功能不全诊断指标是（　）
   A. $PaO_2 < 8.0kPa$　B. $PaO_2 < 9.3kPa$
   C. $PaCO_2 > 6.67kPa$　D. $PaO_2 < 10.6kPa$ 伴 $PaCO_2 > 6.67kPa$
   E. $PaO_2 < 8.0kPa$ 伴 $PaCO_2 > 6.67kPa$
4. 在海平面条件下，诊断成年人有呼吸衰竭的根据之一是 PaO_2 值（　）
   A. <5.3kPa（40mmHg）　B. <6.7kPa（50mmHg）　C. <8.0kPa（60mmHg）

D. <9.3kPa（70mmHg） E. <10.6kPa（80mmHg）

5. 造成限制性通气不足的原因是（ ）
A. 呼吸肌活动障碍 B. 气道阻力增高 C. 肺泡面积减少
D. 肺泡壁厚度增加 E. 肺内 V/Q 比例失调

6. 造成阻塞性通气不足的原因是（ ）
A. 呼吸肌活动障碍 B. 胸廓顺应性降低 C. 肺顺应性降低
D. 气道阻力增加 E. 弥散障碍

7. 影响气道阻力的最主要因素是（ ）
A. 气道内径 B. 气道长度 C. 气道形态
D. 气流速度 E. 气流形式

8. 外周气道阻塞是指气道内径（ ）的小支气管阻塞
A. <0.5mm B. <1.0mm C. <1.5mm
D. <2.0mm E. <2.5mm

9. 体内肺泡表面活性物质减少造成（ ）
A. 肺泡稳定性增加 B. 肺顺应性增加 C. 肺泡表面张力减少
D. 肺泡回缩力增加 E. 肺泡毛细管血浆外渗减少

10. 重症肌无力所致呼吸衰竭的血气变化特点是（ ）
A. $PaCO_2$ 降低 B. $PaCO_2$ 升高
C. PaO_2 升高比 $PaCO_2$ 升高明显 D. PaO_2 降低和 $PaCO_2$ 升高成比例
E. PaO_2 降低比 $PaCO_2$ 升高不明显

11. 喉部发生炎症、水肿时，产生吸气性呼吸困难的主要机制是（ ）
A. 吸气时气道内压低于大气压 B. 吸气时胸内压降低
C. 吸气时肺泡扩张压迫胸内气道 D. 小气道闭合
E. 等压点上移至小气道

12. 慢性阻塞性肺疾病患者在用力呼吸时，呼气困难加重是由于（ ）
A. 用力呼吸导致呼吸肌疲劳 B. 胸内压增高
C. 肺泡扩张压迫小气道 D. 小气道阻力增加
E. 等压点移向小气道

13. 死腔样通气是指（ ）
A. 部分肺泡血流不足 B. 部分肺泡通气不足
C. 部分肺泡通气不足而血流正常 D. 部分肺泡血流不足而通气正常
E. 生理死腔扩大

14. 为了解患者肺泡换气功能，给予 100% 氧，吸入 15 分钟，观察吸纯氧前后的 PaO_2，如变化不大，属于（ ）异常
A. 功能性分流 B. 解剖性分流 C. 弥散障碍
D. 死腔样通气 E. 通气障碍

15. ARDS 患者通常不发生Ⅱ型呼吸衰竭，这是由于（ ）
A. 通透性肺水肿 B. 死腔样通气 C. J 感受器刺激
D. 肺内功能性分流 E. 肺内真性分流

二、简答题

1. Ⅰ型、Ⅱ型呼吸衰竭分别发生在哪些情况下？简要分析其发生机制。

2. 简述呼吸衰竭时机体功能、代谢变化。

3. 呼吸衰竭引起肺性脑病的机制是什么？

三、案例分析题

患者，男，55 岁，因肺不张呼吸困难一天急诊入院，血气分析为 PaO_2 6. 65kPa（50mmHg），$PaCO_2$ 7. 5kPa（56mmHg），手术治疗后呼吸困难和血气变化正常。

请问：

1. 该患者属于哪型呼吸衰竭？依据如何？发生呼吸衰竭机制是什么？

2. 患者为什么发生呼吸困难？

3. 该患者属哪型缺氧？其 PaO_2、血氧含量、血氧容量、血氧饱和度、动-静脉氧含量差各有何变化？

（舒　旭）

书网融合……

本章小结　　微课　　题库

第十一章　心功能不全

PPT

学习目标

1. 掌握　心功能不全、心力衰竭、心室重塑、心肌肥大的概念；心功能不全时机体的代偿反应；心力衰竭的发生机制。

2. 熟悉　心力衰竭的常见病因和诱因；心力衰竭的分类；心功能不全临床表现的病理生理学基础。

3. 了解　心力衰竭防治和护理的病理生理学基础。

案例引导

案例：患者，女，55岁，因“反复关节疼痛19年，伴下肢水肿14年，时有心慌气短，近5天加重并伴咳嗽”入院。既往曾因上述症状加重住院治疗，诊断为风湿性心脏病、二尖瓣狭窄合并关闭不全，经强心治疗后，症状缓解。5天前又因受凉，出现发热、咳嗽、心慌、气促加重，服乙酰螺旋霉素不能缓解症状，双下肢及颜面水肿，并伴恶心、呕吐，再次入院。查体：体温38.4℃，脉搏120次/分，呼吸25次/分，血压105/74mmHg，二尖瓣面容，神志清，皮肤巩膜黄染，口唇发绀，颈静脉怒张，双肺可闻干湿性啰音，心尖搏动弥散，有舒张期震颤，心界向双侧扩大，可闻及奔马律，心尖区Ⅲ级收缩期吹风样杂音和舒张期隆隆样杂音，肝肋缘下8cm，剑突下8cm，质硬，触痛明显。

讨论：慢性风湿性心脏病导致心力衰竭的可能机制有哪些？

心脏最主要的功能是泵功能，通过有节律地收缩与舒张产生有效心输出量，满足全身组织细胞的代谢需要。此外，心脏的细胞还能分泌多种生物活性物质，参与调节自身和其他器官。心脏有很强的心力储备，其功能可随机体代谢需要而变化。在各种致病因素作用下，心脏的收缩和（或）舒张功能发生障碍，使心输出量绝对或相对减少，以致不能满足机体代谢需要而出现的一系列临床综合征，称之为心功能不全（cardiac insufficiency）或心力衰竭（heart failure）。通常心功能不全指心脏泵血功能受损，但处于完全代偿阶段直至失代偿的全过程，而心力衰竭则是心功能不全的失代偿阶段，患者有明显的临床症状和体征。

近年随着人口老龄化进程的加快和高血压、冠心病等心血管病发病率的上升，心力衰竭的发病率逐年增高。据国外统计，心力衰竭的患病率为1.5%～2.0%，65岁以上可达6%～10%。且在过去的40年中，心力衰竭导致的死亡增加了6倍。心力衰竭正在成为21世纪最重要的心血管病，所以预防心力衰竭的发生、发展极为重要。

第一节　心功能不全的病因、诱因和分类

一、心功能不全的病因

心功能不全的主要病因包括心肌收缩性降低、心脏负荷过重和心室舒张及充盈受限（表11-1）。

表 11-1　心功能不全的主要病因、种类及常见疾病

病因	种类	常见疾病
心肌收缩性降低	心肌结构损伤	心肌缺血或梗死；病毒性心肌炎；扩张型心肌病等
	心肌能量代谢障碍	冠状动脉粥样硬化；维生素 B_1 缺乏症；药物、乙醇等
心脏负荷过度	前负荷过重	瓣膜关闭不全；房室间隔缺损；严重贫血、甲亢、动-静脉瘘等高动力循环状态
	后负荷过重	瓣膜狭窄（肺动脉瓣、主动脉瓣）、动脉血压过高（高血压病、肺动脉高压）
心室舒张及充盈受限	心肌顺应性降低	心肌过度肥厚或纤维化；房室瓣膜狭窄；心包炎等

（一）心肌收缩性降低

心肌的组织结构或代谢异常可引起心肌的收缩性降低，这是引起心力衰竭最主要的原因。例如，大面积的心肌梗死、病毒性心肌炎、扩张性心肌病和心肌中毒时，心肌细胞变性、坏死，最终导致心肌舒缩性能降低。此外，冠状动脉粥样硬化、严重贫血、低血压、严重的维生素 B_1 缺乏等引起的心肌缺血缺氧而导致心肌能量代谢障碍，久之也可导致心肌细胞变性、坏死，抑制心肌的收缩性。

（二）心脏负荷过度

容量负荷过重（volume overload）又称前负荷过重，主要见于瓣膜关闭不全（二尖瓣、主动脉瓣、肺动脉瓣或三尖瓣关闭不全）、房室间隔缺损（左右心腔内血液分流）、高动力循环状态（严重贫血、甲亢、动-静脉瘘等）时，心室在收缩前所承受的负荷（相当于心室舒张末期容量）过度。

压力负荷过重（pressure overload）又称后负荷过重，主要见于动脉血压过高（高血压病、肺动脉高压）、瓣膜狭窄（肺动脉瓣或主动脉瓣狭窄）等导致心室收缩时所需克服的阻力负荷过度。

（三）心室舒张及充盈受限

限制性心肌病、心肌纤维化和左心室肥厚使心肌的顺应性减退，心室舒张充盈受限，可引起心输出量明显减少。心包炎则有可能造成心包腔内大量渗出或瘢痕粘连从而限制心脏舒张和充盈。此外，二尖瓣或三尖瓣狭窄也可以导致左心室或右心室充盈减少，造成肺循环或体循环淤血。

大量研究表明，引起心功能不全的主要病因也随着人类饮食结构和疾病谱的变化而发生改变。20世纪80年代前，在国内心功能不全患者病因中排第一位的是风湿性心脏瓣膜病，而现在引起心功能不全的最常见病因是冠心病、高血压。

知识链接

维生素 B_1 缺乏症

维生素 B_1 即硫胺素，维生素 B_1 缺乏症也称为脚气病。长期或大量缺乏维生素 B_1 可导致糖代谢受阻，造成血液和组织中发生乳酸和丙酮酸堆积，直接影响能量和辅酶的供应。其中主要是心肌、骨骼肌和神经等组织受影响较大，因其代谢所需能量主要由糖代谢供应而致。由于小血管扩张，周围血管阻力下降，血液循环加速，回心血量增加，循环系统表现为高输出状态，以右心室衰竭为主的全心衰竭等。神经系统以周围神经受累最常见，神经远端病变出现最早、症状最重。临床表现早期症状缺乏特异性，病情进一步发展主要以心血管系统或神经系统表现突出。

二、心功能不全的诱因

据统计，50%～90%心功能不全患者就诊入院的主要原因，是由于某些因素增加了心脏负荷和耗氧量或减少心脏供血供氧，在代偿阶段进一步加重心功能损害，这些因素被称为心功能不全的诱发因素。

临床上常见的诱因有感染（最常见）、心律失常、妊娠与分娩、水电解质与酸碱平衡紊乱、过量过快输液、体力活动过度、情绪过度激动等（表 11－2）。

表 11－2 心功能不全的诱因及作用环节

诱因	作用环节
感染或发热；严重贫血；妊娠及分娩；心律失常	代谢需要增加
前负荷：高钠饮食、过量输液、肾衰竭 后负荷：高血压控制不良、肺动脉栓塞	增加心室负荷
心肌缺血或梗死；负性肌力药物	损伤心肌收缩性

（一）感染

感染（特别是呼吸道感染）是引起心力衰竭最常见的诱因。主要机制是：感染时发热可导致交感神经兴奋，心率加快和心肌耗氧量增加，心率加快可使心脏舒张期明显缩短，心肌供血供氧减少；此外，致病微生物及其毒素进入血液直接损伤心肌细胞。如果合并呼吸道病变，外呼吸功能障碍可加重机体低张性缺氧，同时肺循环阻力增大，使右心室后负荷加重。

（二）心律失常

快速型心律失常（室上性心动过速、心房颤动等）一方面由于舒张期缩短冠脉供血不足，可使心肌处于不同程度的缺血、缺氧；另一方面，由于心率加快，使心肌耗氧量增加，心泵功能降低。此外，舒张期过短，还可因心室充盈严重不足，心输出量明显下降。缓慢型心律失常（高度房室传导阻滞）心率过缓（<40 次/分），造成心输出量明显降低。

（三）水、电解质和酸碱平衡紊乱

1. 水平衡紊乱 对于老年和已经有心功能损害的患者，过快或过多输液均可使血容量迅速增加，加重心脏前负荷，当超过心脏代偿能力时，可诱发急性心力衰竭。

2. 电解质紊乱 尤其是钾的代谢紊乱，可影响心肌兴奋性、自律性、传导性及收缩性，从而诱发心力衰竭。比如，细胞内低钾时可影响心肌能量利用；低钾使心肌细胞的自律性和兴奋性增高，导致心律失常；低钾时可促进洋地黄中毒，影响心脏功能，促进心力衰竭。

3. 酸碱平衡紊乱 发生酸中毒时，H^+ 与 Ca^{2+} 竞争结合肌钙蛋白，抑制 Ca^{2+} 内流和肌浆网 Ca^{2+} 释放，从而阻碍心肌兴奋-收缩耦联过程；H^+ 可抑制肌球蛋白 ATP 酶活性，使能量供应障碍，肌丝滑动能力减弱；酸中毒时毛细血管前括约肌松弛，微循环出现灌多流少现象，回心血量和心输出量减少，可干扰心血管功能而诱发心力衰竭。

（四）妊娠与分娩

妊娠期血容量增加，至临产期可比妊娠前增加 20% 以上，特别是血浆容量增加比红细胞增加更多，可出现稀释性贫血，加上心率加快和心搏量增大，使机体处于高动力循环状态，心脏前负荷增加。分娩时，宫缩疼痛，精神紧张，交感肾上腺髓质系统兴奋，一方面使静脉回流增加，心脏前负荷增加；另一方面外周小血管收缩，阻力增加，使心脏后负荷增加，加上心率加快使心肌耗氧量增加和冠脉流量不足，从而诱发心力衰竭。

（五）医源性因素

多数心力衰竭的患者起病缓慢、病程长，需要长期治疗。因患者自身或医源性因素引起的不合理治疗也是心力衰竭的重要诱因。例如，不恰当停用洋地黄类药物或降血压药物；使用钙通道拮抗剂、抗心律失常药物等抑制心肌收缩力的药物；使用可促使水钠潴留、可增加心脏前负荷的非甾体抗炎药等。

除上述常见的心力衰竭诱因外，劳累、情绪波动、气温变化、饮食过饱、外伤与手术等均可加重心脏负荷，诱发心力衰竭。

三、心功能不全的分类

（一）按发生部位分类

1. 左心衰竭（left heart failure） 较为常见，在心输出量下降的同时，以肺循环淤血、肺水肿为特征。多见于冠心病、高血压性心脏病、主动脉（瓣）狭窄及关闭不全、二尖瓣关闭不全等。

2. 右心衰竭（right heart failure） 临床上以体循环淤血、静脉压升高、下肢甚至全身性水肿为特征。多见于肺心病、三尖瓣或肺动脉瓣的疾病，也可继发于左心衰竭。

3. 全心衰竭（whole heart failure） 病变同时侵犯左、右心室，如心肌炎、心肌病等。

（二）按发展速度分类

1. 急性心力衰竭（acute heart failure） 发病急骤，心输出量急剧减少，机体来不及充分发挥代偿作用，常出现心源性休克。主要见于大面积心肌梗死、心肌炎等急性严重心肌损伤。

2. 慢性心力衰竭（chronic heart failure） 发病缓慢，病程较长，有代偿。主要见于高血压、心瓣膜病、冠心病、肺源性心脏病，以慢性左心衰竭最常见。

（三）按心输出量分类

1. 低输出量性心力衰竭（low output heart failure） 患者的心输出量低于正常群体的平均水平，常见于冠心病、心脏瓣膜病、高血压及心肌炎等引起的心力衰竭。

2. 高输出量性心力衰竭（high output heart failure） 患者心力衰竭发生时，心输出量较心力衰竭前（代偿阶段）有所下降，但患者的心输出量仍高于或等于正常。其主要原因是在高代谢状态下，有效循环血量增加，静脉回流增多，造成心脏过度充盈，心输出量相应增加，此时心脏负荷显著增大。可见于甲状腺功能亢进、严重贫血、妊娠、动静脉瘘等引起的心力衰竭，例如甲状腺功能亢进时体内甲状腺激素过多，代谢明显增强，机体耗氧量增加，产热过多，血流动力学随之发生明显改变以适应高代谢状态，可使皮肤毛细血管扩张，血容量增加 10% 以上，血流加速，静脉回流量增加，因而心脏负荷量大大增加。心脏长期持续性负荷过重，功能和形态均发生异常改变，出现代偿性心脏肥大，最后导致心力衰竭。

（四）按病情程度分类

对于心功能不全患者按其病情程度进行分类，更有助于在临床上的诊断和治疗。

1. 纽约心脏学会（New York Heart Association，NYHA）按患者胜任体力活动的能力并结合临床表现，将心功能分为 4 级，心力衰竭分为 3 度（表 11-3）。该分类方法简便易行，在临床上被广泛使用，但缺点是有时临床症状与检查结果不尽相符。

表 11－3 NYHA 心功能分级及临床表现

心功能分级	临床表现
心功能Ⅰ级（心功能代偿期）	一般体力活动不受限制。日常活动无心力衰竭症状
心功能Ⅱ级（轻度心力衰竭）	体力活动轻度受限。静息时无症状，中度日常活动即可引起乏力、心悸、呼吸困难等心力衰竭症状
心功能Ⅲ级（中度心力衰竭）	体力活动明显受限。轻度日常活动即可引起上述心力衰竭症状，休息后症状减轻但不能完全消失
心功能Ⅳ级（重度心力衰竭）	不能承受任何体力活动。休息时仍有心力衰竭症状，体力活动后明显加重

2. 2001 年美国心脏病学会（ACC）/美国心脏学会（AHA）根据临床客观检查结果（如心电图、运动负荷试验、X 线、心脏超声、放射学显像等），对心功能分级进行了补充和更新，提出将心力衰竭分

为4个阶段（A～D期）（表11－4），更加体现了重在预防、强调早防早治的重要性。

表11－4　ACC/AHA心功能分期及临床病变

心功能分期	临床病变
A期（前心力衰竭阶段）	患者存在心力衰竭高危因素，但尚无心脏结构性病变，也无心力衰竭的症状或体征。如高血压、冠心病、糖尿病等
B期（前临床心力衰竭阶段）	患者已发展到心脏结构性病变，但尚未出现心力衰竭的临床症状。如既往心肌梗死、心脏瓣膜病等，大致相当于NYHA心功能Ⅰ级
C期（临床心力衰竭阶段）	患者已存在心脏结构性损害，伴有既往或目前的心力衰竭症状或体征，例如胸闷、憋气、下肢水肿、不能平卧等，经过药物或器械治疗可以控制病情。包括NYHA心功能Ⅱ级、Ⅲ级和部分Ⅳ级
D期（难治性终末期心衰阶段）	患者有进行性结构性心脏病，虽经积极治疗仍不能控制病情，反复发作，需要特殊的治疗措施

第二节　心功能不全时机体的代偿反应 微课

心力衰竭发病的关键环节是心输出量减少。心脏具有强大的适应代偿能力，当心肌受损或心脏负荷过度的初期，机体激活神经-体液调节机制，可动员各种代偿功能提高心输出量，以满足机体的代谢需要，一般并不立即发生心力衰竭。只有当病情恶化，通过代偿又不能使心输出量满足机体正常活动时，才会发生心力衰竭。通过代偿反应，心输出量能满足机体正常活动而暂时不出现心力衰竭临床表现者称为完全代偿（complete compensation）；心输出量仅能满足机体在安静状态下的需要，已经发生轻度心力衰竭者称为不完全代偿（incomplete compensation）；心输出量不能满足机体安静状态下的需要，出现明显的心力衰竭表现，称为失代偿（decompensation）。在心力衰竭发展的过程中，机体的代偿调节包括心脏自身的代偿和心脏以外的代偿。

一、心脏的代偿

心脏本身的代偿形式包括心率加快、心脏紧张源性扩张、心肌收缩性增强、心室重塑。其中心率加快、心脏紧张源性扩张和心肌收缩性增强属于功能性调整，可以在短时间内被迅速动员起来；而心室重塑是伴有明显形态结构变化的综合性代偿，是心脏在长期负荷过重时的主要代偿方式。

（一）心率加快

心率加快是心脏快捷而有效的代偿方式。心率加快的机制主要是：①由于心脏泵血减少，流经主动脉和颈动脉的血流也相应减少，进而刺激主动脉弓和颈动脉窦的压力感受器，反射性引起交感神经兴奋，心率加快；②心力衰竭时，心输出量减少，心室内血液不能充分排出，心室舒张末期压力升高，使心房和腔静脉压力也随之升高，刺激容量感受器，引起交感神经兴奋，心率加快；③心力衰竭时，合并缺氧可导致胸廓运动增强，刺激肺的牵张感受器，反射性兴奋交感神经，心率加快。

在一定的范围内，心率加快可提高心输出量，对于维持动脉血压，保证重要器官的血液供应有积极意义。心率适当加快虽然心脏舒张时间有所缩短，但舒张压升高有利于冠脉血液灌注，以保证心脏本身的氧和能量供应。但是，心率过快（成人超过180次/分）时，心脏舒张期明显缩短，导致心室充盈不足和冠脉供血减少，同时心肌耗氧量也明显增加，从而导致心力衰竭的发生。

（二）心脏紧张源性扩张

当心脏收缩功能受损时，除了心率加快以外，还可通过提高心室舒张末期容积来实现自我的调整。当心肌细胞肌节长度在1.7～2.2μm的范围内时，随着肌节长度增加，心肌收缩力也变大。这种伴有心肌收缩力增强的心腔扩张称为心脏紧张源性扩张（tonogenic dilatation），有利于将心室内过多的血液及时泵出。而当肌节长度达到2.2μm时，产生的收缩力最大，这个长度也称为最适初长度。若心腔过度扩大，使肌节的初长度超过2.2μm时，心肌的收缩力反而下降。这种伴有心肌收缩力降低的心腔扩大称为肌源性扩张（myogenic dilatation），是一种失代偿状态。此外，心室腔过度扩张使室壁张力增加，还会增加心肌耗氧量，进一步加重心肌损害。

（三）心肌收缩性增强

心肌收缩性增强是不依赖于心脏前（后）负荷变化的心肌组织自身的收缩特性，主要受神经-体液因素的调节。当交感-肾上腺髓质系统兴奋，儿茶酚胺增加，可引起心肌收缩性增强，此为肾上腺素的正性变力作用。通过这种方式，能够增加心输出量，维持血流动力学的稳定。但慢性心功能不全后期，尽管体内存在大量儿茶酚胺，但由于心肌β肾上腺素受体敏感性降低，正性变力作用效应明显减弱。

（四）心室重塑

心室重塑（ventricular remodeling）是在心脏前（后）负荷增加时，心肌及心肌间质在细胞结构、功能、数量及遗传表型方面所出现的适应性、增生性变化。心室重塑不仅有量的改变，即心肌肥大（myocardial hypertrophy），同时也伴随有质的变化，即细胞表型改变。

1. 心肌肥大 是指心肌细胞体积增大，即细胞的直径增宽、长度增加，导致心脏重量的增加。心肌肥大时，心肌细胞数量增多不明显。心肌肥大是心脏长期负荷过度逐步发展的慢性代偿。按照超负荷原因和心肌反应形式的不同，又可将心肌肥大分为向心性肥大和离心性肥大。

（1）向心性肥大（concentric hypertrophy） 长期压力负荷增高时，心肌细胞受到收缩期心室壁张力持续增高的刺激下，心肌纤维呈并联性增生，肌纤维变粗，以心室壁厚度增加为主的心室质（重）量增加。其特征是心室腔无明显扩大，室腔直径与室壁厚度的比值小于正常。主要见于高血压及主动脉瓣狭窄等疾病。

（2）离心性肥大（eccentric hypertrophy） 长期容量负荷增高时，心肌细胞受到舒张期心室壁张力持续增高的刺激下，心肌纤维呈串联性增生，肌纤维长度增加，以心室腔容积增大变化为主的心室质（重）量增大。其特征是心室腔明显扩大，室腔直径与室壁厚度的比值等于或大于正常。主要见于二尖瓣及主动脉瓣关闭不全等疾病。

心肌肥大的代偿意义在于，心肌的总收缩力增强，心输出量增加，心脏的储备力增强，使肥大的心脏在相当长一段时间内处于功能稳定状态；另外，根据Laplace定律，心肌肥大室壁增厚时室壁张力降低，可减少心肌的耗氧量，减轻心脏负担。因此，心肌肥大是一种较经济、持久而且有效的代偿方式。但是，心肌肥大的代偿功能也有一定限度，如果心肌过度肥大，心功能则由代偿转为失代偿而发生心力衰竭。导致这种转化的主要机制如下。①过度肥大心肌可发生不同程度的缺血缺氧：心肌肥大的过程中，微血管数目不能成比例地增加和延伸，氧的弥散距离增大；同时，肥大心肌射血阻抗过大，压迫微血管影响心肌供血。②过度肥大心肌能量代谢障碍：线粒体数目不能随心肌细胞体积增大而成比例增加，以致ATP生成相对或绝对不足；同时，肌球蛋白ATP酶活性降低，导致ATP分解利用障碍。③过度肥大心肌，导致肌浆网对Ca^{2+}的转运障碍。④心肌间质胶原增生，心肌僵硬度增加，顺应性降低。

2. 心肌细胞表型改变 因长期心脏负荷增加和神经-体液机制激活共同作用，心肌所合成的蛋白质种类发生变化，引起心肌细胞表型转变，这是一种基因应答效应。如低活性的同工型蛋白酶表达增多，取代了高活性同工酶，引起蛋白质功能降低，使心肌收缩性减弱。在代偿早期，心脏总重量增加，总收缩力仍增加，随着病情发展，心肌细胞表型改变后引起的负面效应就会逐渐显现。

二、心外的代偿

机体是一个整体，当心功能减退时，除心脏本身代偿，机体还会启动心脏以外的代偿机制，以满足组织器官代谢的需要。

（一）血容量增加

血容量增加是慢性心功能不全的主要代偿机制之一。通过增加血容量，使回心血量增加，进而心输出量增加。血容量的增加主要是由于钠水潴留所致，其机制主要为：①由于交感神经兴奋，引起肾血流量下降，肾小球滤过率降低，且近端小管重吸收水、钠增多；②肾素-血管紧张素-醛固酮系统激活，促使远端小管和集合管对水、钠重吸收增加。③抗利尿激素释放增加、灭活减少，促进远端小管和集合管对水重吸收增加。长期过度的血容量增加使心脏前负荷明显增加，可促进心力衰竭发展。

（二）血流重新分布

心功能不全时，交感-肾上腺髓质系统兴奋，皮肤、骨骼肌、内脏器官以及肾的血管收缩，血流量减少，而心、脑血流量不变或略增加。这样既能防止血压下降，又能保证重要器官的血流量，对急性或轻度心力衰竭有重要的代偿意义。但是，这也使外周器官缺血和心脏后负荷增加。

（三）红细胞增多

心功能不全时，供血不足引起的缺氧刺激肾间质细胞分泌促红细胞生成素增加，后者促进骨髓造血功能，使血液中红细胞及血红蛋白增多，提高血液运氧的能力，有助于改善组织器官的供氧。但长期红细胞过多又使血液黏度增加，增加心脏后负荷。

（四）组织利用氧的能力增强

心功能不全时，组织低灌流，导致组织慢性缺氧，组织、细胞中线粒体数量增多，呼吸链酶的活性增强，使组织细胞利用氧的能力增强，以克服供氧不足带来的不利影响。

综上所述，心功能不全时，在神经-体液调节机制的调节下，机体可以动员心脏本身和心脏以外的多种代偿机制进行代偿（图 11-1），并且这种代偿贯穿于心功能不全的全过程。心功能不全时，机体的代偿至关重要，它决定着心力衰竭是否发生，以及发病的快慢和程度。起病急、病情严重的心衰患者，如大面积心肌梗死和严重心肌炎，在短时间内来不及充分调动代偿机制，常出现严重的心力衰竭症状。相反，对于缓慢起病的慢性心功能受损，如高血压和瓣膜病变等，机体可充分调动各种代偿机制，患者在心力衰竭之前往往可经历数月、数年甚至更长时间的代偿期。

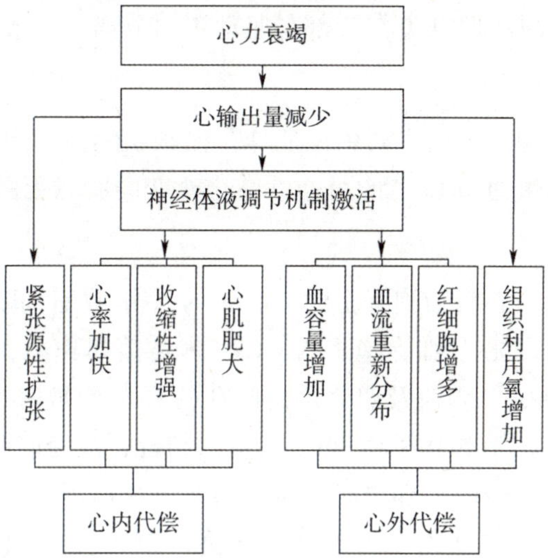

图 11-1　心功能不全时机体的代偿机制

第三节　心力衰竭的发生机制

心力衰竭的本质是泵血功能障碍，即心肌的舒张和（或）收缩功能降低，所以，心力衰竭的发生机制就是心肌舒缩功能障碍的机制，也是目前确立心力衰竭定义的主要依据。

一、心肌舒缩的生理学基础

正常搏动的心脏在不断地重复它的两个动作，即收缩和舒张（图 11-2）。心肌收缩与舒张的实质是肌节的缩短与伸长。

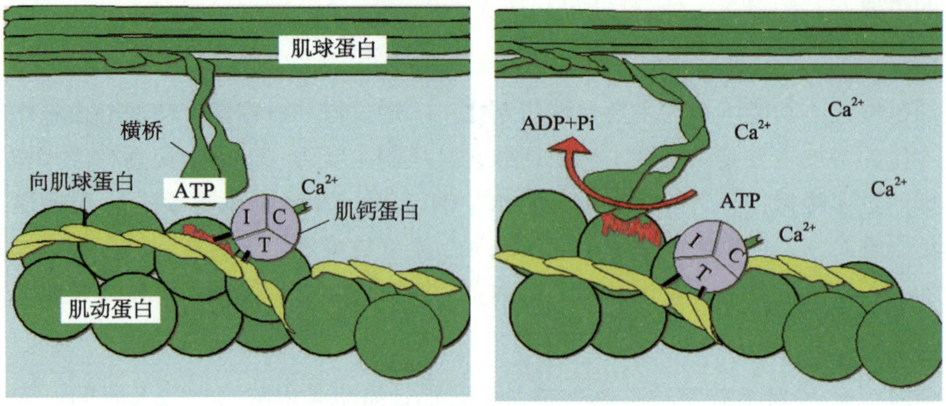

图 11-2　心肌舒缩的生理学基础

（左图：心肌舒张；右图：心肌收缩）

（一）收缩蛋白

肌节是心肌舒缩的基本单位，主要由粗、细肌丝组成。粗肌丝的主要成分是肌球蛋白，头部具有ATP酶活性，可分解ATP，供肌丝滑动所需。细肌丝主要成分是肌动蛋白，肌动蛋白上有特殊的作用点，可与肌球蛋白头部形成横桥。心肌收缩时，肌球蛋白头部与肌动蛋白结合，肌节缩短；反之，心肌舒张时，肌球蛋白头部与肌动蛋白分离，肌节伸长。

（二）调节蛋白

调节蛋白主要由向肌球蛋白和肌钙蛋白组成。向肌球蛋白和肌钙蛋白本身没有收缩作用，主要通过肌钙蛋白与 Ca^{2+} 的可逆性结合改变向肌球蛋白的位置，从而调节粗、细肌丝的结合与分离。

（三）钙离子

当心肌细胞兴奋时，心肌的兴奋-收缩耦联需要依靠钙离子的转运分布完成以下过程。

1. 心肌细胞胞浆内，Ca^{2+} 顺浓度迅速由 10^{-7} mol/L 上升至 10^{-5} mol/L，Ca^{2+} 浓度迅速改变主要由于胞浆外 Ca^{2+} 内流及肌浆网内储存的 Ca^{2+} 释放完成。

2. 胞浆内 Ca^{2+} 和肌钙蛋白结合，改变向肌球蛋白的位置，从而暴露肌动蛋白上肌球蛋白的作用点，使肌球蛋白头部与肌动蛋白结合形成横桥。

3. 胞浆内 Ca^{2+} 浓度的升高可激活肌球蛋白头部的ATP酶，水解ATP释放能量，引发心肌收缩，完成由化学能向机械能的转化，形成一次兴奋-收缩耦联。

（四）ATP

ATP为粗细肌丝的滑动提供能量。

总的来说，正常心肌舒缩的分子基础包括：①收缩相关蛋白结构功能正常；② Ca^{2+} 正常的转运分布；③正常的能量代谢。不同原因所致的心力衰竭以及心力衰竭发展的不同阶段参与作用的机制不同，但均与这三个环节有关，其基本机制是心肌收缩功能和舒张功能障碍。

二、心肌收缩性减弱

（一）心肌收缩相关蛋白的破坏

1. 心肌细胞数量减少　心肌细胞的死亡将引起心肌收缩相关蛋白的破坏，使心肌收缩功能也随之下降。心肌细胞死亡可分为坏死与凋亡两种形式，致病因素作用下，大量心肌细胞的死亡是心肌收缩成分减少的主要原因，而心肌收缩成分减少是心力衰竭心肌收缩性下降最重要机制。

（1）心肌细胞坏死　当心肌细胞受到严重的缺血、缺氧、致病微生物（细菌和病毒）感染、中毒（锑、阿霉素）等损伤性因素作用后，可引起心肌细胞溶酶体破裂，蛋白水解酶释放，与收缩功能相关的蛋白质也被破坏，心肌收缩功能严重受损。急性心肌梗死是临床上引起心肌细胞坏死最常见的原因。

（2）心肌细胞凋亡　缺血、缺氧、炎症介质、氧化应激等能激活心肌细胞的凋亡通路，从而导致心肌细胞凋亡。过量心肌细胞凋亡必将导致心肌收缩相关蛋白数量减少，使心肌收缩功能降低，还由于心肌细胞的向心性或离心性肥大和凋亡共存，使心肌肥大与后（前）负荷不相适应，使室壁应力增加从而刺激心室重塑和凋亡。在多种心力衰竭的动物模型及心力衰竭患者的心脏中存在心肌细胞过度凋亡的现象。如终末期扩张性心肌病患者心肌细胞凋亡率为 0.08% ~0.25%，而正常心肌细胞凋亡率为 0.001% ~0.002%。因此，干预心肌细胞凋亡已成为心力衰竭治疗的重要目标之一。

知识链接

贫血性心脏病

贫血是指外周血液在单位体积中的血红蛋白浓度、红细胞计数和（或）血细胞比容低于正常值，以血红蛋白浓度较为重要。依据我国实际情况，血红蛋白测定值成年男性低于 120g/L、成年女性低于 110g/L、孕妇低于 100g/L 即可诊断为贫血。由于缺氧，心率代偿性加快，血容量代偿性增加，心输出量显著增加，外周血管代偿性扩张，血液稀释，阻力降低，形成高排低阻现象。若血红蛋白浓度低于 30g/L，持续三个月以上可发生贫血性心脏病。

2. 心肌结构变化　在细胞水平上，过度肥大的心肌组织中线粒体数目和肌原纤维增多，细胞核增大，但肌原纤维的增长与线粒体的增长不成比例，远超过线粒体的数目，且排列不规则，再加上显著肥大的心肌细胞核对邻近肌原纤维的挤压，最终导致心肌能量供应不足，肌原纤维排列紊乱，心肌收缩性下降。在组织水平，肥大心肌因毛细血管数量不足或心肌微循环灌流不良，常处于供血供氧不足的状态，导致心肌收缩力下降。器官水平上，肥大心肌早期代偿，增加心肌收缩力，过度肥大心肌不同程度地缺血缺氧、代谢障碍，造成心肌舒缩性减弱。

（二）心肌能量代谢障碍

心肌收缩是一个主动耗能过程，Ca^{2+} 的转运和肌丝的滑动都需要 ATP。心肌的能量代谢过程包括能量的产生、储存和利用三个阶段。其中任何环节发生障碍，都可导致心肌收缩性减弱。

1. 心肌能量生成障碍　心脏是绝对需氧器官，心肌供氧主要来自冠状动脉。临床上引起心肌能量生成障碍最常见的原因是心肌缺血、缺氧，如冠心病、休克、严重贫血等。此外，维生素 B_1 缺乏引起的丙酮酸氧化脱羧障碍，也能影响心肌细胞有氧氧化，导致 ATP 生成不足，可以从多个方面影响心肌的收缩性。

生理状态下，心脏活动能量几乎全部来自脂肪酸和葡萄糖的有氧氧化。在有氧情况下，正常心肌 60% ~90% 的 ATP 来源于游离脂肪酸的氧化，其余 10% ~40% 来源于葡萄糖的有氧氧化和糖酵解。而在缺氧情况下，游离脂肪酸氧化速度加快，葡萄糖的有氧氧化受到抑制。从氧消耗量来看，脂肪酸 β 氧化是耗氧量更高的一种供能方式，同样提供一分子 ATP，脂肪酸氧化比葡萄糖氧化多消耗 10% 的氧。因此，从氧的利用效率来说，缺氧可刺激糖代谢或抑制脂肪酸的代谢，能在有限用氧情况下，产生更多的能量。心力衰竭过程中出现严重的能量代谢障碍，ATP 下降 25% ~30%，磷酸肌酸（creatine phosphate，CP）含量下降 60%，且心肌能量代谢障碍程度与心力衰竭的严重程度相关，所以[CP]/[ATP]比值常被用作心力衰竭临床诊治和预后判定的重要指标。

2. 心肌能量储备减少　心肌中能量的主要储存形式是磷酸肌酸。心肌细胞线粒体中生成的 ATP 经肌酸激酶（creatine kinase，CK）催化，将高能磷酸键转移并生成 CP，进而透过线粒体膜将储存能量的 CP 转移至胞质，同时，CK 也可以将储存的能量转化为 ATP，以供给心脏活动的能量需求增加。随着心肌肥大的发展和心肌损伤的加重，CK 同工酶发生转换，高活性的成人型 MM-CK 减少，而低活性的胎儿型 BB-CK 增加，导致 CK 活性下降，心肌能量储存减少，使肥大心肌的能量转化储存发生障碍。此外，当心肌细胞发生缺血坏死时，CK 可透过破损的细胞膜释放入血，因而通过检测血清的 CK 活性有利于评价心肌细胞的损伤程度。

3. 心肌能量利用障碍 心肌对能量的利用是通过肌球蛋白头部 ATP 酶水解 ATP 实现的。过度肥大的心肌细胞内，肌球蛋白头部 ATP 酶的肽链结构发生改变，由原来高活性的 V_1 型 ATP 酶（两条 α 肽链构成）逐步转变为低活性的 V_3 型 ATP 酶（两条 β 肽链构成），导致肌球蛋白头部 ATP 酶的活性下降，利用 ATP 供能障碍，心肌收缩性降低。

（三）心肌兴奋-收缩耦联障碍

心肌的兴奋是电活动，而收缩是机械活动，在兴奋的电信号转化为收缩的机械活动中，Ca^{2+} 发挥了重要的中介作用。正常心肌除极化时，少量 Ca^{2+} 从细胞外液进入胞质，触发肌浆网向胞质释放 Ca^{2+}，因而胞质中 Ca^{2+} 浓度迅速增高，Ca^{2+} 与肌钙蛋白 C 结合，引起心肌收缩。心肌在复极化时，心肌细胞内肌浆网的 ATP 酶（钙泵）被激活，从而使胞质中的 Ca^{2+} 逆着浓度差被摄取到肌浆网中储存；同时，另一部分 Ca^{2+} 则经细胞膜上的 Na^+-Ca^{2+} 泵与 Ca^{2+} 泵从胞质中被转运到细胞外（图 11－3）。于是心肌细胞胞质 Ca^{2+} 浓度降低，心肌舒张。任何影响 Ca^{2+} 转运、分布和结合的因素均可使心肌兴奋-收缩耦联障碍。

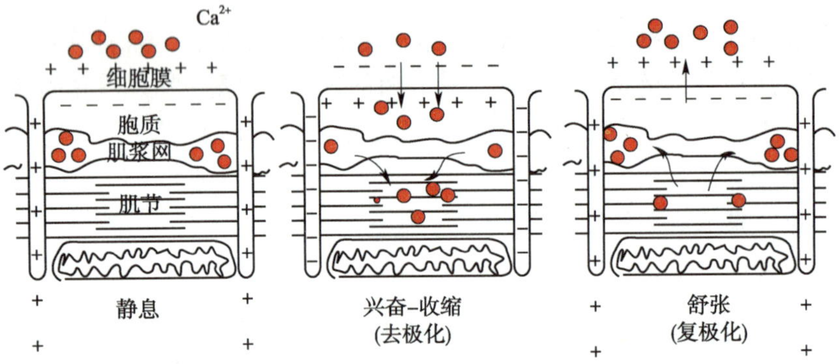

图 11－3 心肌兴奋-收缩耦联的生理学机制

1. 肌浆网对 Ca^{2+} 的转运障碍 当心肌兴奋去极化时，胞浆中 Ca^{2+} 浓度升高主要来自肌浆网 Ca^{2+} 的释放；心肌复极化时，胞浆中的 Ca^{2+} 借助于肌浆网的 Ca^{2+} 泵又被摄取，储存于肌浆网中。心力衰竭时，由于肌浆网的 ATP 酶活性降低，使肌浆网摄取和贮存 Ca^{2+} 减少，供给心肌收缩时 Ca^{2+} 不足，抑制心肌收缩性；过度肥大的心肌肌浆网钙释放蛋白的含量或活性降低，Ca^{2+} 释放速度减慢、释放量减少，心肌收缩性降低。

2. 胞外 Ca^{2+} 内流障碍 Ca^{2+} 内流不但可直接升高胞内 Ca^{2+} 浓度，还可以触发肌浆网释放 Ca^{2+}。长期心脏负荷过重，过度肥大的心肌细胞内去甲肾上腺素含量下降以及 β 肾上腺素受体密度相对减少，导致 Ca^{2+} 内流受阻。酸中毒时 H^+ 可降低 β 肾上腺素受体对去甲肾上腺素的敏感性，使 Ca^{2+} 内流受阻。此外，细胞外液的 K^+ 与 Ca^{2+} 在心肌细胞膜上有竞争作用，因此，高钾血症时 K^+ 可阻止 Ca^{2+} 的内流，导致胞内 Ca^{2+} 浓度降低。

3. 肌钙蛋白与 Ca^{2+} 结合障碍 Ca^{2+} 与肌钙蛋白 C 的结合是横桥形成的启动环节。它不仅要求胞质内的 Ca^{2+} 浓度迅速上升到足以启动收缩的阈值（10^{-5}mol/L），同时还要求肌钙蛋白活性正常，能迅速与

Ca^{2+}结合，否则可导致兴奋-收缩耦联中断。临床上各种原因引起的Ca^{2+}与肌钙蛋白结合的活性下降也可导致兴奋-收缩耦联中断。如心肌细胞酸中毒时，可引起高钾血症，减少钙离子的内流；由于H^{+}与肌钙蛋白的亲和力比Ca^{2+}大，H^{+}占据了肌钙蛋白上的Ca^{2+}结合位点，Ca^{2+}无法与肌钙蛋白结合，因而心肌的兴奋-收缩耦联受阻。

心肌收缩功能降低的机制总结如下（图 11－4）。

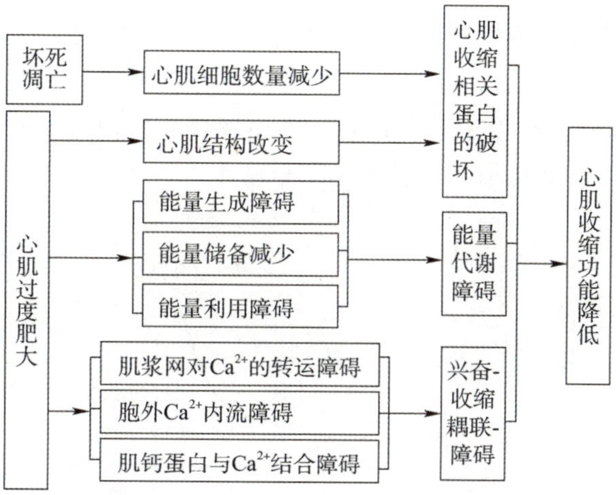

图 11－4　心肌收缩功能降低的机制

三、心室舒张功能异常

心脏舒张是保证心室有足够的血液充盈的基本因素。据统计，约 30% 的心力衰竭是由心脏的舒张功能障碍所致。其可能的机制见图 11－5。

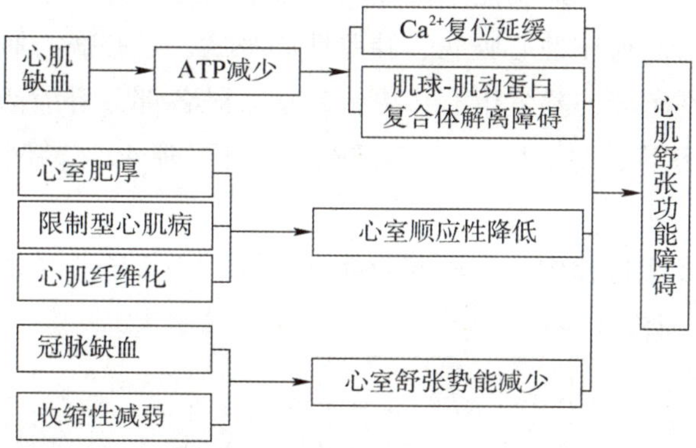

图 11－5　心肌舒张功能障碍的机制

（一）钙离子复位延缓

心肌收缩完毕后，产生正常舒张的首要因素是胞浆中Ca^{2+}浓度要迅速从10^{-5} mol/L 降至10^{-7} mol/L，这样Ca^{2+}才能与肌钙蛋白解离，肌钙蛋白恢复原来的构型。肥大衰竭的心肌细胞 ATP 供应不足，Ca^{2+}复位（移至胞外或摄入肌浆网）延缓，导致心室舒张迟缓，从而使心肌舒张功能降低。

（二）肌球-肌动蛋白复合体解离障碍

肌球-肌动蛋白复合体解离需要 ATP 的参与从Ca^{2+}从肌钙蛋白结合处及时解离。心力衰竭时，由于 ATP 缺乏及Ca^{2+}与肌钙蛋白亲和力增加，使肌球-肌动蛋白复合体解离困难，影响心室的舒张和充盈。

（三）心室舒张势能减少

心室收缩越好心室舒张势能就越大。心力衰竭时，由于心肌收缩性减弱，产生舒张势能减少，影响心室充分舒张。此外，冠状动脉血管痉挛狭窄、血栓形成时，亦可造成其灌流不足，影响心室舒张。

（四）心室顺应性降低

心室顺应性是指心室在单位压力变化下所引起的容积改变（dV/dp），与心室僵硬度成反比。心室舒张末期压力-容积（P-V）曲线可反映心室的顺应性和僵硬度，当顺应性下降（僵硬度增大）时，曲线左移，反之则右移（图 11－6）。如心肌肥大、心肌炎、心肌水肿、心肌纤维化等均可导致心室顺应性下降（僵硬度增大），心室的扩张充盈受到限制，进而导致心输出量减少。此外，心包炎和心包积液时，心室舒张受到限制，回心血量减少，导致心输出量减少。

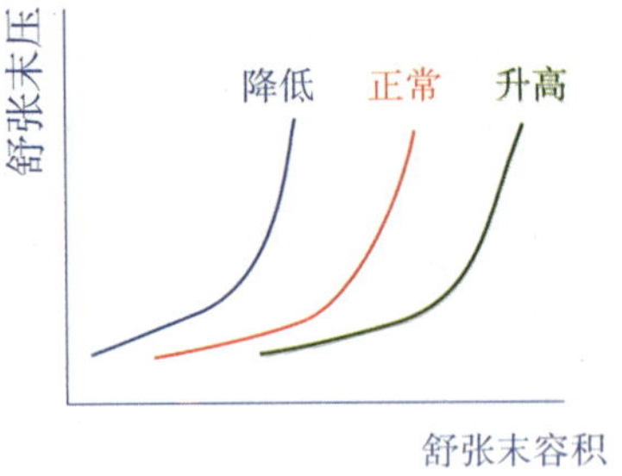

图 11－6　心室舒张末期压力-容积（P-V）曲线

四、心脏各部舒缩活动不协调

正常心功能的维持，依赖于心脏本身各区域的舒缩活动处于高度协调的工作状态。一旦心脏舒缩活动的协调性被破坏，将会引起心脏泵血功能紊乱而导致心输出量下降。常见原因为心律失常，可引起心输出量降低。此外，心肌炎、高血压性心脏病、肺源性心脏病、冠心病心肌梗死患者，心肌各部分的病变区和非病变区的心肌都存在差异，易发生心律失常，使心脏各部分舒缩活动的协调性遭到破坏，导致心输出量下降。有人估计，房室活动不协调时，心输出量可下降 40%。两侧心室不同步舒缩时，心输出量也有明显下降。

综上所述，心力衰竭的发生过程中，有心肌收缩性减弱、心室舒张功能异常、心脏各部分舒缩活动不协调等多种机制共同参与（图 11－7）。

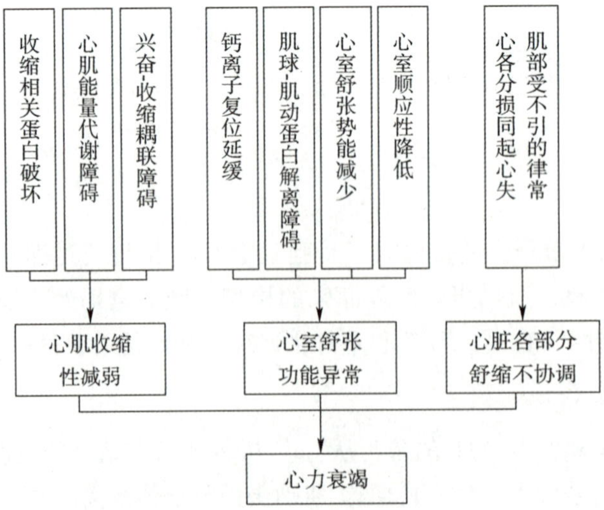

图 11－7　心力衰竭的发生机制

第四节 心功能不全时临床表现的病理生理学基础

在临床上，心功能不全的患者心泵功能进行性降低时，可出现心输出量降低所致的组织器官血液灌流量不足；也可因心室内压升高，静脉回流障碍，出现肺循环淤血、体循环淤血相应症候群。

一、心泵功能降低

心力衰竭最具特征性的血流动力学变化是心输出量绝对或相对减少。心输出量明显下降后，出现一系列外周血液灌注不足的症状与体征，严重时将发生心源性休克。

（一）心输出量减少

心输出量是评价心脏泵血功能的重要指标之一，成人心输出量的正常值为3.5～5.5L/min，心力衰竭时常低于2.5L/min。心脏指数（cardiac index，CI）是以单位体表面积（m^2）计算的心输出量，横向可比性更好，正常值为2.5～3.5L/(min·m^2)。心力衰竭时，心脏指数降低，低于2.2L/(min·m^2)。

（二）左室射血分数降低

左室射血分数（left ventricular ejection fraction，LVEF）是指心脏每搏输出量（stroke volume，SV）占左心室舒张末期容积（left ventricular end diastolic volume，LVEDV）的百分比，在静息状态下，其正常值为0.56～0.78，是评价左心射血效率的常用指标。

（三）心率增快

心率加快在临床上主要表现为心悸。这主要是由于心泵功能障碍、心输出量减少，神经-体液机制激活，主要为交感-肾上腺髓质系统兴奋，继而出现心率加快，这也是最快速反应的代偿机制。因此心悸是心衰患者最早期、最突出的症状。

（四）器官血流量重新分配

心力衰竭时，心输出量减少，交感神经兴奋，皮肤、内脏等外周血管收缩。由于骨骼肌血流量减少，能量代谢水平降低，易疲劳及对体力活动的耐受力降低是心力衰竭患者的早期症状之一。皮肤血流量减少，可使患者表现为皮肤苍白、皮肤温度降低。严重时，患者肢端皮肤呈现斑片状或网状青紫，这是由于循环障碍出现淤血性缺氧所致。肾血流量减少，肾小球滤过率下降，肾小管重吸收功能增强，尿量减少。尿量在一定程度上可反映心功能状况，心功能改善时，尿量增加。轻度心力衰竭时，由于机体代偿，血液重新分布，可使脑血流仍保持在正常水平。随病情加重，代偿失调，脑供血不足可引起头晕、头痛、失眠、记忆力减退、烦躁不安等表现，严重者甚至出现昏迷。

二、静脉淤血

慢性心力衰竭发展过程中，泵血功能障碍，不仅心输出量减少，同时因心室舒张末期残留血量增多导致压力显著升高，造成静脉血流回流受阻，出现静脉淤血综合征。静脉淤血的主要部位可分为体循环淤血和肺循环淤血。

（一）体循环淤血

体循环淤血见于右心衰竭及全心衰竭，主要表现为体循环静脉系统的过度充盈、静脉压升高、内脏淤血和水肿等（图11-8）。

1. 静脉淤血和静脉压升高 右心衰竭时，上下腔静脉回流受阻，静脉异常充盈，临床上以受重力影响最大的部位出现最早或最显著，表现为下肢和内脏的淤血。右心淤血明显时出现颈静脉怒张。按压肝脏后颈静脉异常充盈，称为肝颈静脉反流征阳性。

2. 水肿 这是右心衰竭以及全心衰竭的主要临床表现之一。根据水肿液的分布可以表现为皮下水肿、腹水以及胸水等，通常统称为心源性水肿，其发生主要与毛细血管血压增高和钠、水潴留有关。此外，低蛋白血症也是导致心源性水肿的因素。

3. 肝大及肝功能损害 由于下腔静脉回流右心受阻，血液淤积于肝小叶静脉。致使小叶中央和肝窦扩张淤血、出血及水肿，临床表现为肝大、局部有触痛。慢性肝淤血时，肝细胞变性、萎缩甚至坏死，纤维增生，甚至形成淤血性肝硬化，临床表现为黄疸、转氨酶升高、白蛋白合成减少等肝功能损害症状。

4. 胃肠功能改变 心力衰竭时，由于胃肠道慢性淤血，心输出量减少，导致动脉血液灌流不足，可出现胃肠功能紊乱，临床表现为消化不良、食欲不振、恶心、呕吐、腹泻等。

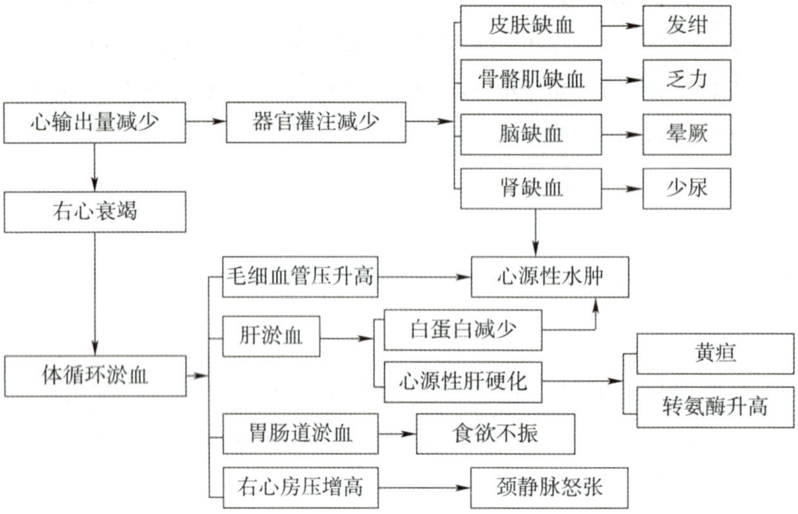

图 11-8　右心衰竭临床表现的病理生理学基础

（二）肺循环淤血

肺循环淤血主要见于左心衰竭患者。其病理生理学基础主要是左室收缩功能减弱、泵血减少，引起左室舒张末期血容量增加、压力上升，并使左房压升高，肺静脉回流障碍，肺毛细血管压升高，出现肺循环淤血。

当肺淤血严重时，可出现肺水肿，使呼吸急促而费力，即呼吸困难。其发生机制与组织缺氧、酸中毒刺激化学感受器兴奋呼吸中枢；肺淤血水肿使肺的顺应性降低，呼吸肌做功增加，患者感觉呼吸费力；以及肺间质水肿和压力升高，刺激肺毛细血管旁 J 感受器，发生反射性浅快呼吸有关。

根据肺淤血和水肿的严重程度，呼吸困难可有不同的表现形式。

1. 劳力性呼吸困难 体力活动时出现呼吸困难，休息后呼吸困难症状消失，称为劳力性呼吸困难（dyspnea on exertion）。劳力性呼吸困难是左心衰竭患者最早出现的症状。其主要机制有：①体力活动时心率加快，心室舒张期过短，左心室充盈减少，导致肺淤血进一步加重；②体力活动时肌肉收缩，回心血量增加，肺淤血加重；③体力活动时需氧量增加，使机体缺氧进一步加重，刺激呼吸中枢，出现呼吸困难。

2. 端坐呼吸 患者在静息时已出现呼吸困难，平卧时加重，故需被迫采取端坐位或半卧位以减轻呼吸困难的程度，称为端坐呼吸（orthopnea）。其主要机制有：①端坐时双下肢水肿液吸收减少，回流到心脏的血量减少，肺淤血减轻；②端坐时膈肌下移，胸腔容积扩大，肺活量增大。

3. 夜间阵发性呼吸困难　患者夜间入睡后因突感气闷而被惊醒，在坐起咳嗽和喘气后有所缓解。这是左心衰竭患者夜间突然发作的呼吸困难，是左心衰竭造成严重肺淤血的典型表现。其主要机制有：①入睡平卧时膈肌上移，胸腔容量减小，肺活量下降；②入睡平卧时下肢血液回流和组织水肿液的吸收入血增多，肺淤血加重；③入睡后中枢神经系统对传入刺激的敏感性降低，在肺淤血和肺水肿较为严重，动脉血氧分压明显降低时，才会刺激呼吸中枢，使通气增强，患者随之被惊醒，并感到气促，若发作时伴有哮鸣音，则称为心源性哮喘（cardiac asthma）；④患者入睡后迷走神经兴奋性增高，小气道收缩，呼吸道阻力增加。

严重急性左心衰竭或慢性心力衰竭在一定诱因作用下均可出现急性肺水肿。急性肺水肿患者常突然感到极度呼吸困难，端坐呼吸、发绀、气促、频频咳嗽，咯大量白色或血性泡沫状痰液。严重时可有大量泡沫样液体由口鼻涌出，两肺满布湿啰音。其发生机制为：左心室输出量急剧减少，肺淤血，毛细血管压力增高，血管壁通透性增加，血浆大量渗出到肺间质和肺泡，引起急性肺水肿（图 11－9）。

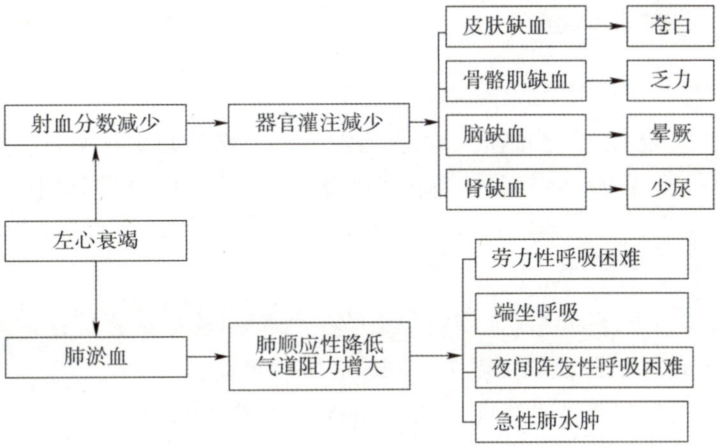

图 11－9　左心衰竭临床表现的病理生理学基础

综上所述，心力衰竭发生后可分别累及左心或者右心功能，病情严重时甚至导致全心功能衰竭，对机体的影响也进一步加重（图 11－10）。临床上应根据发生心衰的不同作用机制来采取有针对性的措施进行治疗。

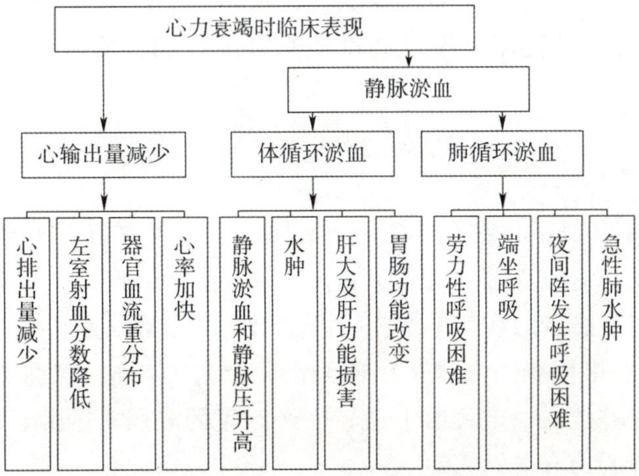

图 11－10　心力衰竭时临床表现的病理生理学基础

第五节　心功能不全防治和护理的病理生理学基础

近年来，心力衰竭的治疗方式已从过去的短期血流动力学/药理学措施转变为长期的、修复性策略，目的是防止和延缓心肌重塑的发展，提高患者的生活质量和延长寿命，降低心力衰竭的死亡率和住院率。

一、防治基本病因和诱因

必须采取积极有效的措施防治心力衰竭的病因。例如，采用冠脉搭桥术或放置支架来解除冠脉堵塞、高血压患者接受适当的药物治疗，另外还包括戒烟、限酒、控制肥胖、纠正血脂异常、有规律地运动等。与此同时，及时消除诱因也是一个不可忽视的治疗环节。例如，控制感染、避免过度紧张和劳累、合理补液、纠正水电解质和酸碱平衡紊乱等。

二、改善心肌的舒缩功能

1. 改善心室收缩性能　针对心肌收缩性减弱，可采用各类强心药物，如洋地黄类药物（地高辛）、拟交感胺类（多巴胺）、磷酸二酯酶抑制剂（如米力农）等，增强心肌收缩力。

2. 改善心室舒张性能　改善心室舒张性不良的药物有钙拮抗剂、β 受体阻断剂、硝酸酯类等。

三、调整心室前后负荷

1. 降低心脏后负荷　心力衰竭时，合理使用血管扩张剂如动脉血管扩张剂、血管紧张素转换酶抑制剂（ACEI）、钙拮抗剂等，可降低周围阻力，减轻心脏后负荷。

2. 调整心脏前负荷　心力衰竭时，前负荷可出现过高或过低的情况，在血容量扩大，回心血量增多时，前负荷会增大，使用静脉血管扩张剂（如硝酸甘油），可减少回心血量，减轻心脏负担。前负荷过低时，在对中心静脉压或肺毛细血管楔压的严密检测下，适当补充血容量，有利于心输出量增加。

四、改善心肌细胞的代谢

心力衰竭时，可出现循环性缺氧和低张性缺氧，吸氧可提高氧分压和血中溶解的氧量，改善组织器官供氧。而缺氧造成的心肌能量代谢障碍可通过补充能量合剂、葡萄糖、氯化钾、肌苷等能源物质改善。

五、干预心室重塑

神经-体液系统的功能紊乱对于心室重塑和心力衰竭的发生发展起重要作用，β 受体阻断剂可通过抑制交感神经的紧张性活动，对抗心脏 β 受体兴奋产生的心脏毒性作用，对改善慢性心力衰竭患者的心脏功能，提高生存质量和降低患者的病死率发挥积极作用。血管紧张素转换酶抑制剂（ACEI）、血管紧张素Ⅱ受体阻断剂（ARB）、醛固酮拮抗剂等可抑制循环系统肾素-血管紧张素-醛固酮系统（RAAS）作用，延缓心室重塑的发展，并能在一定程度上逆转已经改建的心肌。因此，阻断神经-体液系统过度激活，是防止心室重塑、治疗心力衰竭的关键。

六、心力衰竭患者护理

（一）休息与活动

根据患者心功能分级决定活动量，尽量保证患者体力、精神和休息，以减轻心脏负荷。一般情况下，对于心功能Ⅰ级患者，不限制一般的体力活动，但避免剧烈运动和重体力劳动。心功能Ⅱ级者，可进行适当轻体力工作和家务劳动。心功能Ⅲ级者，日常生活可以自理或在他人协助下自理，严格限制一般的体力活动。心功能Ⅳ级者，必须绝对卧床休息。

（二）病情观察

1. 注意观察水肿的变化情况，每日测量体重。

2. 监测患者呼吸困难的程度、发绀情况、肺啰音的变化。

3. 密切观察体温、咳嗽、咳痰、呼吸音等的变化。

4. 饮食中需增加粗纤维食物，必要时口服缓泻剂或开塞露置肛，保持大便通畅。注意不能使用大剂量液体灌肠，以防增加心脏负担。

5. 定期监测血电解质及酸碱平衡情况。

6. 观察肢体远端是否出现局部肿胀、发绀等。

（三）输液的护理

严格控制输液量和速度，以防诱发急性肺水肿。

（四）饮食护理

给予高蛋白、高维生素的易消化、清淡饮食。少量多餐，避免过饱；限制水、钠摄入，限制含钠量高的食品如腌制品、海产品、发酵面食、罐头、味精、啤酒、碳酸饮料等。每日食盐摄入量少于5g。

（五）皮肤、口腔护理

加强患者皮肤护理，预防压疮及皮肤感染的发生。帮助重度水肿患者翻身或改变体位时，要避免拖、拉等增加皮肤摩擦的动作，防止皮肤损伤。对于阴囊水肿的男性患者，可使用阴囊托，防止阴囊皮肤破溃、感染。

（六）用药护理

1. 使用利尿剂的护理 遵医嘱正确使用利尿剂，并注意有关不良反应的观察和预防。

2. 使用洋地黄类药物的护理

（1）严格遵医嘱给药，当患者脉搏 <60 次/分或节律不规则时，应暂停服药并通知医生。如果是婴幼儿使用洋地黄，当心率小于 80 次/分应立即停药。

（2）应严密观察患者用药后毒性反应，必要时监测血清地高辛浓度。

（3）洋地黄类药物毒性反应的处理：立即停用洋地黄类药物；停用排钾利尿剂；观察血钾浓度，积极补充钾盐；快速纠正心律失常，如果血钾不低可使用利多卡因或苯妥英钠；对缓慢心律失常者，可使用阿托品 0.5～1mg 治疗或安置临时起搏器。

3. 使用血管扩张剂的护理 应用硝酸酯制剂应注意观察和预防不良反应发生，如头痛、面红、心动过速、血压下降等。

答案解析

目标检测

一、单项选择题

1. 能直接引起心肌损害导致心脏舒缩功能障碍的因素是（　）
A. 二尖瓣关闭不全　B. 室间隔缺损　C. 高血压
D. 心肌梗死　E. 维生素 B_1 缺乏

2. 下列导致心力衰竭的原因中，其机制不是能量代谢障碍的为（　）
A. 严重贫血　B. 心肌过度肥大　C. 维生素 B_1 缺乏
D. 冠脉粥样硬化　E. 肌钙蛋白与 Ca^{2+} 结合障碍

3. 心力衰竭发病过程的关键环节是（　）
A. 心输出量减少　B. 心肌收缩性减弱　C. 心肌舒张功能异常
D. 心脏各部分舒缩活动不协调　E. 心肌细胞凋亡坏死

4. 心力衰竭患者最具有特征性的心功能指标变化是（　）
A. ATP 生成减少　B. 射血分数减少　C. 心脏储备功能降低
D. 有效循环血量不足　E. 心输出量绝对或相对减少

5. 使用血管紧张素转换酶抑制剂治疗心力衰竭的病理生理学基础是（　）
A. 减轻心脏前后负荷　B. 降低心脏后负荷　C. 增强心肌收缩功能
D. 改善心肌舒张性能　E. 清除自由基

6. 肝-颈静脉反流征阳性可见于（　）
A. 高血压　B. 胸腔积液　C. 右心衰竭
D. 甲状腺功能亢进　E. 主动脉瓣关闭不全

7. 临床上心功能不全最常见的诱因是（　）
A. 呼吸道感染　B. 严重心律失常　C. 过度体力劳动
D. 补液过快过多　E. 贫血或大出血

8. 导致左心室压力负荷过重的病因是（　）
A. 二尖瓣狭窄　B. 肺动脉瓣狭窄　C. 主动脉瓣狭窄
D. 甲状腺功能亢进　E. 三尖瓣关闭不全

9. 下列不属于左心衰引起的呼吸困难的是（　）
A. 端坐呼吸　B. 潮式呼吸　C. 心源性哮喘
D. 劳力性呼吸困难　E. 夜间阵发性呼吸困难

10. 左心室前负荷过重的病因是（　）
A. 高血压　B. 二尖瓣狭窄　C. 主动脉瓣狭窄
D. 肺动脉高压　E. 二尖瓣关闭不全

11. 急性心力衰竭发生时，机体起效最快的代偿反应的是（　）
A. 心率加快　B. 心肌肥大　C. 血液重新分配
D. 血管紧张素Ⅱ增多　E. 心脏紧张源性扩张

12. 在慢性心力衰竭过程中，最有效且持久的代偿形式是（　）

A. 心率加快　　B. 心肌肥大　　C. 血液重新分配

D. 交感神经兴奋　　E. 心脏紧张源性扩张

13. 患儿，4 个月，因支气管肺炎入院。6 小时后突然烦躁不安，呼吸急促，三凹征明显，心率 188 次/分，心音低钝，肝至肋下 4cm，肝颈静脉反流征（+）。该患儿可能并发了（　）

A. 肺水肿　　B. 肺栓塞　　C. 呼吸道感染

D. 急性右心衰竭　　E. 感染性心内膜炎

14. 患者，男，78 岁。因“呼吸困难伴全身水肿 3 天”入院。查体：端坐呼吸，双肺可闻及湿啰音。心脏界向两侧扩大，心率 120 次/分，律绝对不齐，心音低钝。颈静脉怒张，双下肢重度水肿。心脏彩超：左右心房、心室扩大，左心室射血分数 $<35\%$。该患者可能发生的心功能障碍类型是（　）

A. 左心衰　　B. 右心衰　　C. 全心衰

D. 心肌肥大　　E. 高输出量性心力衰竭

15. 患者，男性，65 岁，因急性广泛前壁心肌梗死入院，入院后常出现夜间阵发性呼吸困难，查体：颈静脉无怒张，心率 122 次/分，心尖部闻及舒张早期奔马律，两肺底闻及散在湿啰音，下肢无水肿。首先考虑的诊断是（　）

A. 心肌肥大　　B. 右心衰竭　　C. 左心衰竭

D. 全心衰竭　　E. 支气管哮喘发作

二、简答题

1. 简述心力衰竭的概念及其基本病因？
2. 心肌肥大有哪两种类型？各有何特点？为何具有代偿意义？
3. 左心衰竭为什么会导致呼吸困难？主要有哪些类型？

三、案例分析题

患者，男，55 岁。有冠心病史。数天前出现感觉乏力及胸部不适。30 分钟前，突发心前区剧痛，含用硝酸甘油未见缓解。入院时检查：患者烦躁、出汗、恐惧。冠状动脉造影显示左冠状动脉前降支闭塞，随即进行冠状动脉内支架植入术及溶栓术。术后患者自觉疼痛好转，5 小时后，疼痛再度发作，伴气喘、胸闷、呼吸困难、端坐呼吸、大汗。检查：两肺布满湿啰音、室性心动过速。7 小时后患者呼吸困难加剧，口鼻出现白色泡沫样分泌物，后又变成粉红色，当日因抢救无效死亡。

请问：

该患者的病情演变及其临床表现的发生机制是什么？

（刘永明）

书网融合……

本章小结　　微课　　题库

第十二章　肝功能不全

PPT

学习目标

1. **掌握**　肝功能不全和肝功能衰竭的概念；肝性脑病的概念、发病机制和诱因。
2. **熟悉**　肝功能不全对机体的影响；肝肾综合征的发病机制。
3. **了解**　肝性脑病和肝肾综合征防治和护理的病理生理学基础。

案例引导

案例： 患者，男，52 岁。大量呕血、便血后突然昏迷 1 天急诊入院。患者于 8 年前自觉田间劳动后疲乏无力，休息后疲惫感仍不能缓解。家人发现其面色及眼球发黄，随后在乡卫生所检查，发现肝大，肝功异常，诊断为“肝炎”。服用保肝药治疗 3 个月后，黄染消退，但仍觉疲乏无力。近 1 年来常感觉右肋区疼痛，食欲不振，嗜睡，记忆力下降。此次入院后及时行止血、输液、输血等抢救措施。体格检查：体温 36.4℃，脉搏 140 次/分，血压 85/67mmHg，呼吸 26 次/分。营养欠佳，重度贫血貌，皮肤、巩膜轻度黄染，肝掌，前胸见多处蜘蛛痣，腹壁静脉曲张。肝可触及、质硬、边缘较钝，腹部叩诊移动性浊音阳性。血常规：血红蛋白 86g/L，血小板 68×10^9/L，WBC 3.5×10^9/L，尿蛋白（+），RBC 少许，粪便潜血强阳性。肝功：ALT 502U/L，A/G = 1.8/3。血氨 140.3μmol/L，凝血酶原时间 23 秒。

讨论：

1. 该患者发生的主要病理过程是什么？
2. 患者昏迷的机制是什么？
3. 患者为何突然发生呕血、便血？

第一节　概　述

肝脏是人体内最大的代谢器官，具有肝动脉和门静脉双重血供系统，特别是胃肠道吸收的物质，几乎全部经肝脏处理后进入血液循环。肝脏由肝实质细胞（即肝细胞）和非实质细胞组成。肝非实质细胞包括 Kupffer 细胞、肝星形细胞（hepatic stellate cell，HSC）又称贮脂细胞（fat-storing cell）、窦内皮细胞（sinusoidal endothelial cell，SEC）和肝脏相关淋巴细胞等。肝脏具有代谢、分泌、合成、生物转化及免疫等多种生理功能，如糖、脂肪、蛋白质等物质的分解与合成；胆汁的分泌和排泄；药物的代谢或解毒；异物的排出；凝血、抗凝及纤溶等因子的合成；调节血液循环及参与免疫反应等。此外，肝脏还具有很强的代偿储备功能和再生能力。

一、肝功能不全的概念及分类

（一）肝功能不全的概念

各种致肝损伤因素损害肝脏细胞，使其代谢、分泌、合成、生物转化及免疫等功能严重障碍，机体可出现黄疸、出血、继发感染、肾功能障碍及肝性脑病等一系列临床综合征，称为肝功能不全（hepatic insufficiency）。肝功能衰竭（hepatic failure）一般是指肝功能不全的晚期阶段，临床上以肝肾综合征和肝性脑病为主要特征。

（二）分类

根据病情的发展过程，肝功能不全在临床上可分为急性和慢性两种类型。

1. 急性肝功能不全　起病急，进展快，预后差，死亡率高。发病数小时后出现黄疸，很快进入昏迷状态，有明显出血倾向，常伴有肾功能衰竭。多见于病毒及药物所致的急性重症肝炎。

2. 慢性肝功能不全　起病慢，进展缓慢，呈迁延性过程。临床上常因上消化道出血、感染、碱中毒、服用镇静剂等诱因使病情突然恶化，进而发生昏迷。慢性肝功能不全多见于各种类型肝硬化的失代偿期和部分肝癌的晚期，经治疗可缓解或转为肝功能衰竭。

二、肝功能不全的常见病因

1. 生物性因素　肝炎病毒感染是肝功能不全的最常见病因，我国是病毒性肝炎高发区，尤其是乙型病毒性肝炎。其发病率高、危害大。肝细胞被肝炎病毒感染后，可引起机体的细胞免疫和体液免疫反应，既可以杀灭肝炎病毒，也可攻击被感染的肝细胞，造成肝细胞损伤。

除肝炎病毒外，某些细菌、真菌可引起肝脓肿；某些寄生虫如肝吸虫、血吸虫、肝包虫等亦可累及肝脏，造成一定程度的肝损伤。

2. 药物及化学性因素　进入体内的药物或毒物，一般经肝代谢或解毒，主要通过与肝细胞内的 P_{450} 酶系及一些基团如葡萄糖醛酸、硫酸酯甲基、巯基等结合而被解毒。有些药物，如氯丙嗪、异烟肼、对氨基水杨酸、某些磺胺药物和抗生素（如四环素），即使治疗剂量也可以引起少数人的肝脏损害。乙醇的代谢与分解也主要在肝脏进行，乙醇可直接或经其代谢产物乙醛损伤肝脏，其中乙醛对肝细胞具有更强的毒性作用。酒精性肝病在一些发达国家是中青年人死亡的主要原因之一，在我国，随着生活水平的不断提高，酒精性肝病的发病率近年来呈上升趋势，应引起高度重视。另外，随食物一起摄入的毒物（如亚硝酸盐、黄曲霉素、毒蕈等）也可促进肝病的发生。

3. 免疫性因素　机体的免疫功能状态对肝病的发生、发展起着非常重要的作用。免疫反应不仅可以杀灭病毒，而且还可以攻击病毒感染的肝细胞，导致肝细胞受损。如由 T 淋巴细胞介导的细胞免疫在慢性活动性肝炎、原发性胆汁性肝硬化等的发生发展过程中所起的作用。

4. 营养性因素　单纯营养缺乏导致的肝病非常罕见。而长期营养缺乏对肝病的发生、发展可能有促进作用。如饥饿时，肝糖原、谷胱甘肽等减少，可降低肝脏解毒功能。

5. 遗传性因素　单纯遗传性肝病较少见，通常是指遗传性酶缺陷所致物质代谢紊乱而引起的疾病，但很多肝病的发生、发展却与遗传因素有一定的关系。某些遗传性代谢缺陷及分子病可累及肝脏导致肝炎、脂肪肝和肝硬化等。如肝豆状核变性时，过量铜在肝脏沉积，可致肝硬化。原发性血色病时，含铁血黄素在肝内沉积也可导致肝损害。遗传代谢障碍导致的肝功能障碍主要见于儿童。

三、肝功能不全对机体的影响

（一）代谢障碍

1. 糖代谢障碍　肝脏具有合成、储存及分解糖原的作用，对维持血糖浓度的相对稳定起重要作用。肝功能障碍时患者常表现为低血糖及糖耐量降低。肝糖原是血糖的主要来源，肝脏通过调节糖原的合成与分解、糖酵解与糖异生和糖类的转化来维持血糖浓度的相对稳定。其合成与分解受胰高血糖素和胰岛素的调节。肝细胞功能障碍导致低血糖，其机制与下列因素有关：①肝细胞大量死亡使肝糖原贮备明显减少。②受损肝细胞内质网葡萄糖-6-磷酸酶活性降低，肝糖原转变为葡萄糖过程障碍。③肝细胞对胰岛素的灭活功能降低，使血中胰岛素含量增加，出现低血糖。

2. 脂类代谢障碍 肝脏是脂类代谢的重要场所，参与脂类的消化、吸收、运输、分解与合成等过程，胆汁酸盐有助于脂类的消化与吸收，而肝脏合成的三酰甘油、磷脂及胆固醇则通过合成极低密度脂蛋白和高密度脂蛋白分泌入血。肝功能不全时，由于胆汁分泌减少引起脂类吸收障碍，患者可出现脂肪泻、厌油腻食物等临床表现。由于磷脂及脂蛋白的合成减少使肝内脂肪输出障碍而出现脂肪肝。因胆固醇酯化发生障碍，往往有血浆胆固醇酯/胆固醇的比值下降；同时由于肝脏将胆固醇转化为胆汁酸的能力下降，使血浆胆固醇总量升高。

3. 蛋白质代谢障碍 肝脏是人体合成和分解蛋白质的主要场所，除合成本身的结构蛋白质外，多种血浆蛋白也在肝细胞合成，尤其是白蛋白，约占肝合成蛋白的25%。肝细胞受损使白蛋白合成减少，导致低蛋白血症。出现血浆胶体渗透压降低，导致腹水形成；由于缺少造血原料，导致贫血；凝血因子合成减少，造成出血倾向；应激时急性反应期蛋白产生减少，使机体防御功能降低。此外，肝细胞多种运载蛋白（如运铁蛋白、铜蓝蛋白等）的合成障碍也可导致出现相应的病理变化。

4. 维生素代谢障碍 肝脏是体内多种维生素转化和贮存的场所，在维生素的吸收和转化方面均起着重要的作用。维生素A、D、E、K等主要储存在肝脏。因此，肝功能不全时，维生素代谢障碍较为常见，维生素A缺乏出现暗适应障碍（夜盲症）、维生素D缺乏出现骨质疏松、维生素K缺乏导致出血倾向等变化。

（二）水、电解质代谢紊乱

1. 肝性腹水 严重肝功能不全患者常有体液的异常积聚，被称为肝源性水肿（hepatic edema）。早期主要表现为腹水，其发生机制如下。

（1）门静脉高压 ①肝硬化时，由于肝内纤维组织增生和肝细胞结节状再生形成假小叶，压迫门静脉分支，使门静脉压增高；②肝内肝动脉-门静脉间异常吻合支的形成，使肝动脉血流入门静脉，也使门静脉压增高。门静脉压增高使肠系膜毛细血管压增高，液体漏入腹腔增多，形成腹水。

（2）血浆胶体渗透压降低 肝功能降低，肝脏合成白蛋白减少，引起低蛋白血症，使血浆胶体渗透压降低，促进液体漏入腹腔增多。

（3）淋巴生成和回流障碍 肝硬化时，肝静脉受挤压发生扭曲、闭塞，继而引起肝窦内压增高，淋巴液生成增多，同时，由于淋巴管受压等原因，导致淋巴回流的能力下降，组织间液便从肝脏浆膜及肠道浆膜表面渗漏入腹腔形成腹水。

（4）钠、水潴留 是肝腹水形成的全身性因素，肝损害及门脉高压等原因使血液淤滞腹腔脏器（脾、胃、肠等），使有效循环血量减少导致：①肾血流量减少，引起肾小球滤过率降低；②肾血流量减少，激活肾素-血管紧张素-醛固酮系统（RAS），同时肝功能不全对醛固酮灭活减少，使醛固酮过多，增加钠水重吸收；③抗利尿激素分泌增高、心房钠尿肽分泌减少，促进肾脏对钠、水的重吸收。

2. 电解质代谢紊乱

（1）低钾血症 肝硬化晚期患者易发生低钾血症，主要是由于食欲缺乏、厌食等导致钾摄入不足及因肝细胞对醛固酮的灭活作用减弱及继发性醛固酮增多，使肾脏排钾增多引起低钾血症。低钾可引起代谢性碱中毒，从而促进肠道对氨的吸收，可诱发或加重肝性脑病。

（2）低钠血症 长期限盐饮食，钠摄入不足；有效循环血量减少引起抗利尿激素分泌增加，同时肝脏灭活抗利尿激素减少，使肾小管及集合管对水重吸收增多；长期使用利尿剂或大量放腹水导致钠丢失过多，可造成稀释性低钠血症。

（三）胆汁分泌和排泄障碍

肝细胞负责胆红素的摄取、运载、酯化、排泄等功能。肝功能不全时，可发生高胆红素血症和肝内胆汁淤积。血红蛋白、肌红蛋白及其他含血红素蛋白分解产生的血红素，被吞噬细胞吞噬处理后，生成非酯型胆红素，经血浆中白蛋白运载至肝细胞，经谷胱甘肽S-转移酶（glutathione-s transferase，GST）转运至内质网，被胆红素-UDP葡萄糖醛酸基转移酶（bilirubin UDP-glucuronyl transferase，bilirubin-UGT）酯化为酯型胆红素，排泄入毛细胆管中。肝功能不全时，肝细胞对胆红素的摄取、运输、结合及排泄功能障碍，出现高胆红素血症（hyperbilirubinemia）或黄疸（jaundice）。

肝内胆汁淤积（intrahepatic cholestasis）是指肝细胞对胆汁酸摄取、转运和排泄功能障碍，以致胆汁成分（胆盐和胆红素）在肝内和血液中潴留。肝细胞可通过各种载体摄入、运载和排泄胆汁酸。胆汁酸一旦排入毛细胆管，Na^+随即移入毛细胆管内，形成渗透压梯度，促使水进入毛细胆管，驱动胆汁流动，有助于某些毒物随胆汁经肠道排出。某些药物如环孢素A、秋水仙碱、氯丙嗪、红霉素及雌激素等，可影响载体对胆汁酸的摄入、运载或排泄，导致肝内胆汁淤滞，体内毒性物质蓄积。

（四）凝血功能障碍

大部分凝血因子都在肝细胞内合成，重要的抗凝物质如蛋白C、抗凝血酶Ⅲ等也由肝细胞合成，肝细胞还合成纤溶酶原、抗纤溶酶等；此外，肝细胞还可灭活并清除很多激活的凝血因子和纤溶酶原激活物等，因此，肝功能障碍可致机体凝血与抗凝平衡紊乱，临床上常表现为自发性出血倾向，如鼻出血、皮下瘀斑等。严重时可诱发DIC。

（五）生物转化功能障碍

对于体内产生的多种活性物质（如激素等）、代谢终末产物，特别是来自肠道的毒性分解产物（如氨、胺类、酚类等），以及由外界进入体内的各种异物（如药物、毒物等），肝脏将其通过胆道排出体外，或先经过生物转化作用（氧化、还原、水解、结合等反应）将其转变为水溶性物质再从肾排出体外。肝脏在这种生物转化中居核心地位。肝细胞受损则会导致其生物转化功能障碍。

1. 药物代谢障碍 受损的肝细胞对药物的代谢能力降低，血液中只有游离型（未与血浆蛋白结合）的药物可被组织利用。肝功能降低时，由于白蛋白合成减少，药物与白蛋白结合率降低，从而使药物在体内的分布、代谢及排泄也发生改变。而肝硬化侧支循环的建立可使门静脉血中药物绕过肝脏，免于被肝细胞代谢，引起药物在血中的半衰期明显延长，药物的毒副作用增强，易发生药物中毒。因此，肝功能不全患者应慎重用药。

2. 解毒功能障碍 肝细胞损害，其解毒功能发生障碍。使正常时体内代谢产生和肠道吸收的蛋白质代谢终末产物（如氨、胺类、酚类等）因肝脏的生物转化功能降低而不能被转化，同时毒物也可经侧支循环绕过肝脏，直接进入体循环。毒物蓄积在体内引起中枢神经系统的功能障碍，以致发生肝性脑病。

3. 激素灭活功能减弱 肝细胞受损后，对激素的灭活功能发生障碍，并出现相应的临床症状。肝病患者的很多临床表现与激素灭活功能障碍有关。如醛固酮、抗利尿激素灭活减少导致钠、水潴留，雌激素灭活不足可产生月经失调、男性患者女性化及小动脉扩张，胰岛素灭活障碍引起患者低血糖等变化。

（六）免疫功能障碍

Kupffer细胞是存在于肝窦内的巨噬细胞，是肝脏抵御细菌、病毒感染的主要屏障，能吞噬、清除来自肠道的异物、病毒、细菌及毒素等；同时参与清除衰老、破碎的红细胞，以及监视、杀伤肿瘤细胞。肝功能不全时，Kupffer细胞功能障碍及补体水平下降，常伴有免疫功能低下，易发生肠道细菌移位及感染等。Kupffer 细胞功能严重障碍可导致肠源性内毒素血症，其主要原因如下。

1. 内毒素入血增加 结肠壁发生水肿时（常见于肝硬化门脉高压），使漏入腹腔内的毒素增多；同时，由于肠黏膜屏障功能障碍，内毒素被吸收入血增多。

2. 内毒素清除减少 严重肝病、肝硬化时，由于大量侧支循环的建立，来自肠道的内毒素可绕过肝脏不被 Kupffer 细胞清除，而直接进入体循环。此外，肝内淤滞的胆汁酸、胆红素等均可使 Kupffer 细胞功能受抑，对内毒素等清除减少。

第二节　肝性脑病

一、肝性脑病的概念与分期

肝性脑病（hepatic encephalopathy，HE）是指在排除其他已知脑疾病前提下，继发于肝功能障碍的一系列严重的神经精神综合征。早期可表现为人格改变、智力减弱、意识障碍等特征，并且这些特征为可逆的。肝性脑病晚期发生不可逆性肝昏迷（hepatic coma），甚至死亡。

肝性脑病在临床上按神经精神症状的轻重分为四期：一期（前驱期），轻微的神经精神症状，可表现为轻度知觉障碍、欣快或焦虑、精神集中时间缩短等，轻微扑翼样震颤（asterixis）；二期（昏迷前期），一期症状加重，出现嗜睡、淡漠、轻度时间及空间感知障碍、言语不清、明显的人格障碍及行为异常，明显的扑翼样震颤；三期（昏睡期），有明显的精神错乱、时间感知及空间定向障碍、健忘、言语混乱等症状，表现为昏睡但能唤醒；四期（昏迷期），神志丧失，不能唤醒，对疼痛刺激无反应，扑翼样震颤未引出（表 12 - 1）。

表 12 - 1　肝性脑病各期特点

各期名称	精神症状	神经症状	脑电图
一期 （前驱期）	性格改变：抑郁或欣快 行为改变：无意识动作 睡眠时间：昼夜颠倒	扑翼样震颤（+） 病理反射（-） 生理反射（+）	对称性 θ 慢波 （每秒 4 ~ 7 次）
二期 （昏迷前期）	一期症状加重，对时、地人的概念混乱 语言、书写障碍	扑翼样震颤（+） 病理反射（-）生理反射（+） 肌张力增强	同上
三期 （昏睡期）	昏睡但可唤醒 语无伦次 明显精神错乱	扑翼样震颤（+） 病理反射（-）生理反射（+） 肌张力明显增强	同上
四期 （昏迷期）	完全昏迷 对一切反应消失 可有阵发性抽搐	扑翼样震颤未引出 生理反射（-） 病理反射（±）	极慢 δ 波 （每秒 1.5 ~ 3 次）

二、肝性脑病的发病机制

对肝性脑病的认知已超过百年，但其具体机制目前尚不完全清楚，普遍认为严重肝功能障碍和门-体静脉之间侧支循环形成和（或）手术分流是发生肝性脑病的病理生理学基础。肝性脑病的发生主要是由于脑组织的功能和代谢障碍所引起，其神经病理变化多被认为是继发性变化。肝性脑病的发生是多种因素综合作用的结果，目前，解释肝性脑病发病机制的学说主要有氨中毒学说、假性神经递质学说、血浆氨基酸失衡学说及 γ-氨基丁酸（gamma aminobutyric acid，GABA）学说等。每个学说都能从一定角度解释肝性脑病的发生发展，并对肝性脑病的临床治疗提供了理论依据。因此，多个假说之间并非相互矛盾，而是互相补充，对肝性脑病进行更深入、更全面的理解。

（一）氨中毒学说（ammonia intoxication hypothesis）

19 世纪末研究发现，在给动物行门静脉-下腔静脉吻合术后，喂饲肉食可诱发肝性脑病，且尿中铵盐水平增高。随后研究发现，实验动物摄入含氨物质可致昏迷甚至死亡，其脑内氨水平比平时增加约 3 倍。据此提出脑病的发生与肝功能衰竭后血氨水平升高有关，首次提出肝性脑病。此后几十年间，大量临床研究证明氨与肝性脑病有关，临床上 60% ~80% 的肝硬化和肝性脑病患者可检测到血氨增高，经降血氨治疗后，其肝性脑病的症状明显得到缓解，这些研究结果提示血氨水平升高与肝性脑病发生有关，为氨中毒学说的确立提供了充分的依据。

氨在正常人体内的生成和清除之间维持着动态平衡，血氨浓度一般不超过 59μmol/L。当各种原因导致血氨的生成增多而清除不足时，引起血氨增高，过量的氨通过血-脑屏障进入脑内，干扰脑细胞的代谢和功能，通过多种机制诱发肝性脑病。

1. 血氨增高的原因　包括氨生成过多和清除不足，其中，氨清除不足是主要原因。

（1）氨的清除不足　肝内鸟氨酸循环合成尿素是体内清除氨的主要代谢途径，鸟氨酸循环有如下特点：①酶促反应速度随底物（鸟氨酸、瓜氨酸、精氨酸）浓度的增高而加快。②氨经鸟氨酸循环生成尿素过程中，消耗 2 分子氨，生成 1 分子尿素，最终消耗 3 分子的 ATP。

肝功能严重障碍时，由于肝细胞的能量代谢障碍，供给鸟氨酸循环的 ATP 不足；催化鸟氨酸循环有关酶的活性降低；鸟氨酸循环所需底物的严重缺乏等均可使由氨合成尿素明显减少；同时，由于肠道吸收的氨经门-体分流直接进入体循环等多个环节共同作用，使血氨清除障碍，也成为血氨增高的重要机制。

（2）氨的产生增多　血氨主要来源于肠道，肠道内氨的主要来源是：①肠道内的蛋白质经消化变成氨基酸，在肠道细菌氨基酸氧化酶作用下产氨；②经尿素的肠-肝循环弥散入肠道的尿素，在细菌尿素酶作用下也可产氨。正常时，肠道每天产氨约 4g，经门静脉入肝，转变为尿素而被解毒。

肝脏功能严重障碍时，多种因素可使产氨增加：①肝硬化时由于门脉高压，使肠黏膜淤血、水肿，肠蠕动减弱以及胆汁分泌减少等，食物的消化、吸收和排空均发生障碍；同时，因胆汁分泌减少，使胆汁酸盐的抑菌作用降低，导致肠道细菌活跃，可使细菌释放的氨基酸氧化酶和尿素酶增多，作用于肠道积存的蛋白质及尿素，使氨的产生明显增多。②肝硬化晚期合并肾功能障碍，尿素排除减少，经肠壁弥散入肠腔内的尿素显著增加。③如果合并上消化道出血，肠道内增多的血液中蛋白质经细菌分解，使产氨进一步增加。上述因素均使肠道产氨增加。④肾脏也可产生少量氨，主要是在肾小管上皮细胞的谷氨酰胺酶作用下分解产氨。如果尿 pH 偏低，进入管腔的 NH_3 与 H^+ 结合成 NH_4^+ 被排出。但肝功能障碍患者因伴有呼吸性碱中毒或应用碳酸酐酶抑制剂利尿，肾小管腔中 H^+ 减少，生成 NH_4^+ 减少，而 NH_3 弥散入血增加，血氨增高。⑤肝性脑病患者昏迷前，出现明显的躁动不安、震颤等肌肉活动增强的症状，肌肉的腺苷酸分解代谢增强，使肌肉产氨增多，也是血氨产生增多的原因之一。

肠道中 NH_3 的吸收也与肠道中 pH 的高低有关，当肠道中的 pH 较低时，NH_3 与 H^+ 结合成不易被吸收的 NH_4^+ 随粪便排出体外。因此，临床上常给患者口服不被小肠双糖酶水解的乳果糖，在肠道被细菌分解产生乳酸和醋酸，降低肠腔内 pH，减少氨的吸收。

2. 氨对脑的毒性作用　NH_3 属弱碱性，血中仅占 1%，且主要以铵离子（NH_4^+）形式存在，NH_4^+ 不易通过血-脑屏障，而增多的 NH_3 可自由通过血-脑屏障进入脑内。此外，细胞因子和自由基使血-脑屏障通透性增高，氨入脑增多，这也是部分病例血中氨浓度不高，但却发生严重肝性脑病的原因。随着对氨中毒理论的进一步研究，发现氨可通过多种途径干扰脑细胞的功能、代谢，并产生神经毒性作用，主要可能机制简述如下。

（1）氨使脑内神经递质发生改变　正常状态下，脑内兴奋性神经递质与抑制性神经递质保持平衡。而脑内氨水平升高则直接影响脑内神经递质的水平及神经传递。在肝性脑病的发生发展过程中，神经传递障碍所起的作用要早于且强于能量代谢障碍。

1）对谷氨酸能神经传递的作用　谷氨酸为脑内主要兴奋性神经递质，脑内氨水平增高可直接影响谷氨酸水平及谷氨酸能神经传递。在肝性脑病进展到昏迷前期以前，氨可明显抑制 α-酮戊二酸脱氢酶（α-ketoglutarate dehydrogenase，α-KGDH）活性，但对丙酮酸脱氢酶（pyruvate dehydrogenase，PD）作用相对较小，因而在葡萄糖代谢过程中造成 α-酮戊二酸蓄积，累积增多的 α-酮戊二酸在其他氨基酸提供氨基前提下经转氨基作用生成谷氨酸，患者早起表现为兴奋性增强。随着肝病的进展，脑内氨进一步增加，脑内生成的谷氨酸在谷氨酰胺合成酶（只表达于星形胶质细胞）作用下，与氨结合生成谷氨酰胺，以解除氨毒性作用。但这一解毒过程使脑内谷氨酰胺累积增多，发挥近似于抑制性神经递质的作用，同时诱导星形胶质细胞肿胀、大量自由基生成等变化。肝性脑病晚期，当脑内氨水平极度增高时，丙酮酸脱氢酶及 α-酮戊二酸脱氢酶活性均受到抑制，因而三羧酸循环过程受抑，谷氨酸生成减少，神经递质产生减少，出现传递障碍。

2）增强抑制性神经元活动　氨水平增高可介导抑制性神经元活动增强，如 γ-氨基丁酸（r-aminobutyric acid，GABA）、甘氨酸等神经活动变化等，有关 GABA 及其受体在肝性脑病发生发展过程中的作用将在 GABA 学说部分讨论。

3）对其他神经递质的影响　在肝性脑病晚期，由于氨抑制丙酮酸脱氢酶复合体活性，从而抑制了丙酮酸的氧化脱羧，使乙酰辅酶 A 生成减少，导致乙酰辅酶 A 与胆碱结合生成中枢兴奋性递质乙酰胆碱减少，兴奋性神经活动减弱。此外，脑内氨水平增高，可引起脑内去甲肾上腺素、多巴胺等神经递质水平发生变化，并与肝性脑病的发生发展相关。

综上所述，脑内氨增高，使谷氨酸、乙酰胆碱等兴奋性递质减少，而谷氨酰胺、GABA 等抑制性递质活动增强，脑内神经递质平衡失调，导致中枢神经系统功能紊乱。

（2）干扰脑细胞能量代谢　脑内贮存的糖原极少，脑内能量供应主要来源于入脑葡萄糖的有氧氧化过程。氨入脑增多可干扰脑细胞的能量代谢，导致脑细胞完成各种功能所需的能量严重不足，不能维持中枢神经系统的兴奋活动，从而引起昏迷。

肝性脑病发生发展过程中，尤其是肝性脑病晚期，脑内葡萄糖代谢率明显降低。主要表现为糖酵解增强，乳酸堆积，而 ATP 和磷酸肌酸水平降低。进入脑内的氨增多，可引起如下后果。①抑制丙酮酸脱氢酶复合体的活性，妨碍丙酮酸的氧化脱羧过程，使还原型辅酶Ⅰ（NADH）和乙酰辅酶 A 生成减少，进而三羧酸循环过程受抑制，可使 ATP 产生减少。②抑制 α-酮戊二酸脱氢酶，使三羧酸循环反应过程不能正常进行，ATP 产生减少。③α-酮戊二酸经转氨基生成谷氨酸过程，消耗了大量 NADH，NADH 是呼吸链中完成递氢过程的重要物质，其大量消耗使 ATP 产生减少。④大量的氨与谷氨酸结合生成谷氨酰胺时，消耗了大量 ATP。此外，脑内氨增高可抑制细胞质及线粒体天冬氨酸转氨酶和线粒体苹果酸脱氢酶活性，使细胞内谷氨酸水平明显降低，从而破坏苹果酸-天冬氨酸穿梭过程，使能量生成障碍；血氨增高还可引起线粒体内膜的膜通透转换孔（permeability transition pore，PTP）开放，导致线粒体跨膜电位（mitochondrialmembrane potential，$\Delta\Psi m$）下降或消失，线粒体肿胀，能量代谢障碍及大量氧自由基生成等，也参与了肝性脑病的发生发展（图 12－1）。

（3）氨对神经细胞膜的影响　血氨增高可干扰神经细胞膜上的 Na^+，K^+-ATP 酶活性，影响细胞内外 Na^+、K^+分布。NH_4^+ 与 K^+通过膜上的钠泵竞争入胞，但细胞膜对铵离子的选择性通透强于钾离子，结果细胞外钾离子浓度增高。以致影响细胞内外 Na^+ 和 K^+ 在神经细胞膜上的分布，进而影响膜电位、细胞的兴奋及传导等活动。

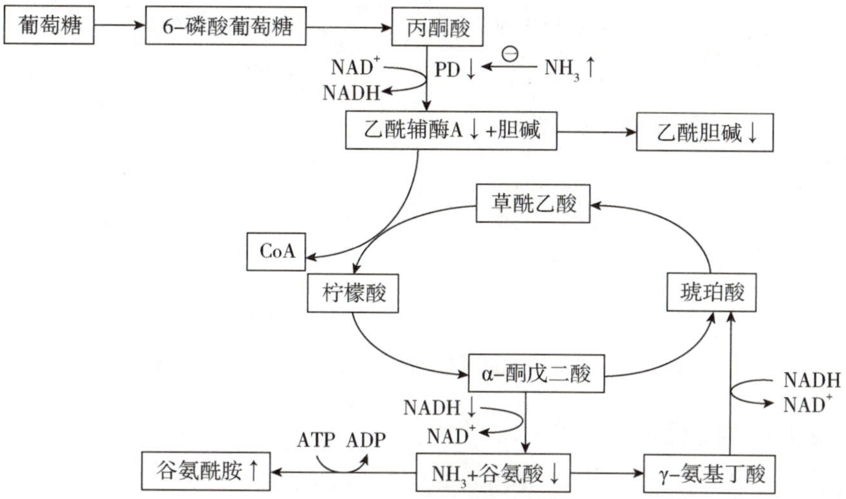

图 12－1　氨对脑内神经递质及能量代谢的影响

（二）假性神经递质学说（false neurotransmitter hypothesis）

氨中毒在肝性脑病发生中的作用还存在许多难以解释的事实，如约 20% 肝性脑病患者血氨是正常的；暴发性肝炎患者血氨水平与临床表现无相关性，降氨疗法无效等。20 世纪 70 年代 Fischer 等首先报道了应用左旋多巴成功治疗肝昏迷，进而对肝昏迷的机制提出了假性神经递质（false neurotransmitter）学说。该学说认为，肝昏迷的发生是由于假性神经递质在脑干网状结构中堆积，使神经冲动的传递发生障碍，引起神经系统的功能障碍而导致昏迷。

食物中的蛋白质在消化道中经水解产生氨基酸。其中，苯丙氨酸和酪氨酸在肠道细菌脱羧酶的作用下，被分解为苯乙胺和酪胺。正常情况下，苯乙胺和酪胺进入肝脏，在单胺氧化酶作用下，被氧化分解而解毒。当肝功能严重障碍时，由于肝脏的解毒功能降低，或苯乙胺和酪胺经侧支循环绕过肝脏直接进入体循环，使其血中浓度增高。尤其是当门脉高压时，由于肠道淤血，消化功能降低，使肠内蛋白分解过程增强时，将有大量苯乙胺和酪胺入血。

脑干网状结构上行激动系统的主要功能是保持清醒状态或维持唤醒功能，去甲肾上腺素和多巴胺等为脑干网状结构中的主要神经递质。肝功能严重障碍时，苯乙胺和酪胺不能被有效分解而入脑增加。在脑干网状结构的神经细胞内的 β-羟化酶作用下，生成苯乙醇胺（phenylethanolamine）和羟苯乙醇胺（octopamine）。苯乙醇胺和羟苯乙醇胺在化学结构上与正常（真性）神经递质——去甲肾上腺素和多巴胺相似，但生理效应极弱，被称为假性神经递质（图 12－2）。当脑干网状结构中假性神经递质增多时，与正常神经递质竞争取代，而被神经元摄取、储存、释放，但其释放后的作用效能远不及正常递质强，从而导致网状结构上行激动系统的功能障碍，出现意识障碍乃至昏迷状态。脑内的多巴胺主要由黑质产生，是调节肢体精细运动的锥体外系的主要神经递质，当假性神经递质取代多巴胺时，肢体出现运动的协调性障碍，引起扑翼样震颤。

假性神经递质学说的建立主要依据两个方面：第一，肝性脑病患者脑内多巴胺、去甲肾上腺素等神经递质减少。第二，应用左旋多巴可以明显改善肝性脑病患者的状况。由于多巴胺和去甲肾上腺素不能通过血-脑屏障，而左旋多巴可进入脑内，在脑内转变成多巴胺和去甲肾上腺素，使正常神经递质增多，并与假性神经递质竞争，使神经传导功能恢复，促进患者的苏醒。但大量研究结果发现，无论是否发生脑病，肝硬化患者死后的脑组织中多巴胺和去甲肾上腺素与非肝病患者并无明显差异，有时羟苯乙醇胺的浓度在非肝病患者更高。另外，向大鼠脑室内注入羟苯乙醇胺，虽然其浓度提高 20000 倍以上，且去甲肾上腺素和多巴胺量也分别减少 80% 和 92%，但动物的活动状态并无明显变化。因此，假性神经递

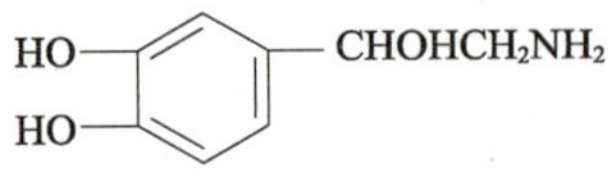

去甲肾上腺素

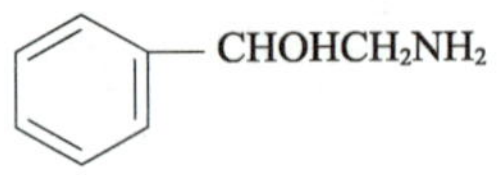

苯乙醇胺

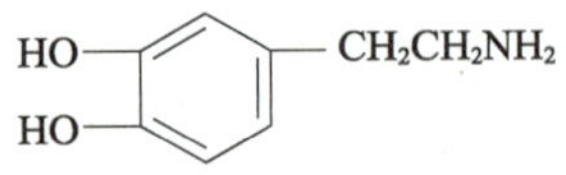

多巴胺

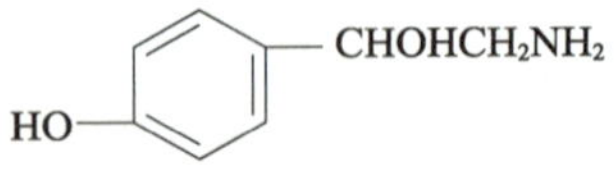

羟苯乙醇胺

图 12－2　正常递质和假性神经递质

质学说逐渐被氨基酸失衡学说所替代。

（三）氨基酸失衡学说（amino acid imbalance hypothesis）

正常情况下，血浆中支链氨基酸（branched-chain amino acids，BCAA，即亮氨酸、异亮氨酸、缬氨酸）与芳香族氨基酸（aromatic amino acids，AAA，苯丙氨酸、酪氨酸、色氨酸）的比值接近 3～3.5，肝功能不全时，两者比值可降至 0.6～1.2。

1. 血浆氨基酸失衡的原因　肝脏功能严重障碍时，肝细胞灭活胰岛素和胰高血糖素能力降低，使二者含量增高，但胰高血糖素升高更显著，导致血中胰岛素与胰高血糖素比值降低，使分解代谢增强。其中胰高血糖素使组织蛋白（肌肉和肝脏）分解代谢增强，大量芳香族氨基酸被释放入血，而芳香族氨基酸主要在肝脏分解，因此肝功能严重障碍时，对其分解能力降低；同时因肝脏的糖异生途径障碍，使芳香族氨基酸转变为糖的能力降低。这些均可使血中芳香族氨基酸含量增高。

支链氨基酸主要在骨骼肌中进行代谢，胰岛素可促进肌肉组织摄取和利用支链氨基酸。肝功能严重障碍时，血中胰岛素水平增高，支链氨基酸进入肌肉组织增多，因而使其血中含量减少。此外，在骨骼肌及脑组织，血氨增高可增强支链氨基酸代谢。当血氨水平升高时，支链氨基酸的氨基通过转氨基作用与α-酮戊二酸结合生成谷氨酸，进而与自由氨结合生成谷氨酰胺而发挥解毒作用。这一解毒过程中，由于大量支链氨基酸提供氨基而转化为相应的酮酸，造成支链氨基酸水平降低。

2. 芳香族氨基酸与肝性昏迷　生理情况下，芳香族氨基酸和支链氨基酸均为电中性氨基酸，两者借助共同的载体通过血-脑屏障并被脑细胞摄取。当血浆中 BCAA/AAA 比值下降时，则 AAA 竞争进入脑组织增多，其中以苯丙氨酸、酪氨酸、色氨酸增多为主。

正常神经递质的生成过程为：脑神经细胞内的苯丙氨酸在苯丙氨酸羟化酶作用下，生成酪氨酸；酪氨酸在酪氨酸羟化酶作用下，生成多巴；多巴在多巴脱羧酶作用下，生成多巴胺；多巴胺在多巴胺β-羟化酶作用下，生成去甲肾上腺素。

当进入脑内的苯丙氨酸和酪氨酸增多时，高水平的苯丙氨酸可抑制酪氨酸羟化酶的活性，从而使正常神经递质生成减少。同时苯丙氨酸可在芳香族氨基酸脱羧酶作用下，生成苯乙胺，进一步在β-羟化酶作用下生成苯乙醇胺。而高水平酪氨酸也可在芳香族氨基酸脱羧酶作用下生成酪胺，进一步在β-羟化酶作用下生成羟苯乙醇胺。因而，苯丙氨酸和酪氨酸进入脑内增多使脑内产生大量假性神经递质，抑制正常神经递质的合成及作用。进入脑内的色氨酸在羟化酶和脱羧酶的作用下，生成大量的 5-羟色胺（5-HT）及 5-羟吲哚乙酸。5-HT 是中枢神经系统中重要的抑制性神经递质，能抑制酪氨酸转变为多巴胺；同时，5-HT 也可作为假性神经递质被肾上腺素能神经元摄取、储存、释放，从而干扰脑细胞的功能（图 12－3）。由此可见，血中氨基酸的失平衡可使脑内产生大量假性神经递质，并使正常神经递质的产生受到抑制，使脑干网状结构的觉醒作用不能维持，最终导致昏迷。

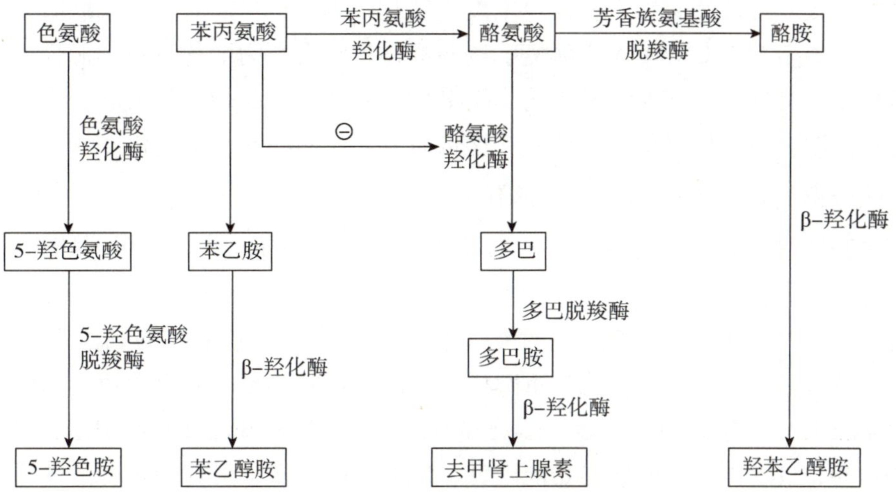

图 12－3　脑内假性神经递质的产生过程

可见，氨基酸失衡学说是对假性神经递质学说的补充和发展。氨基酸失衡学说的基础是患者脑内支链氨基酸减少而芳香族氨基酸增加，肝性脑病患者补充支链氨基酸可缓解患者的神经精神症状。但多数学者反对氨基酸失衡学说，认为 BCAA 与 AAA 比值降低并不是发生肝性脑病的原因，而可能是肝损害的结果，更可能是氨中毒所诱导支链氨基酸水平降低的结果。而补充支链氨基酸，只能缓解部分肝性脑病患者的症状，且不能改变患者存活率。总之，假性神经递质学说和氨基酸失衡学说，尚待进一步深入研究和验证。

（四）GABA 学说（GABA hypothesis）

GABA 是中枢神经系统中的主要抑制性神经递质，与突触后神经元的特异性受体结合。GABA 能神经元活动变化与肝性脑病的发生发展密切相关。GABA-A 受体由两个 α 亚单位和两个 β 亚单位组成的亲离子型受体，（又称 GABA/BZ 受体，GABA/苯二氮䓬类受体），其中 β 亚单位含 GABA 受体，而 α 亚单位含苯二氮䓬类（BZ）受体，GABA 和苯二氮䓬类物质可作为激动剂活化 GABA-A 受体。当突触前神经元兴奋时，GABA 从囊泡中释放，通过突触间隙与突触后膜上的 GABA 受体结合，使细胞膜对 Cl^- 通透性增高，由于胞外的 Cl^- 浓度比胞内高，因而，Cl^- 由细胞外进入细胞内，产生超极化，从而发挥突触后抑制作用。同时 GABA 也可发挥突触前抑制作用，当 GABA 作用于突触前轴突末梢时，可使轴突膜对 Cl^- 通透性增高，由于轴浆内的 Cl^- 浓度比轴突外高，因而，Cl^- 反向由轴突内流向轴突外，进而产生去极化，使末梢在冲动到来时，释放神经递质的量减少，从而产生突触前抑制作用。

血氨增高增强 GABA 能神经活动的具体机制如下。①氨促使 GABA-A 受体复合物与其配体结合能力增强，同时氨对脑内中枢抑制性递质介导的中枢功能抑制具有协同作用。②氨使星形胶质细胞对 GABA 的摄取降低、释放增加，使 GABA-A 受体活性增强。特别是脑内血氨浓度增高，可明显上调线粒体外膜的外周型苯二氮䓬受体（peripheral type benzodiazepine receptor，PTBR）水平，进而促使线粒体孕烯醇酮（神经类固醇前体）合成增加，使神经类固醇类物质如四氢孕烯醇酮（tetrahydropregnenolone，THP）和四氢脱氧皮质酮（tetrahydrodeoxycorticosterone，THDOC）水平增高，作为 GABA 受体的强激动剂可变构调节 GABA-A 受体活性，增强 GABA-A 受体复合物内源性配体的作用，使中枢抑制性作用增强。

GABA 学说是以 GABA 能神经元抑制性活动增强为基础提出的。脑内 GABA 浓度增加、GABA-A 受体复合物完整性及其与配体的结合能力变化、内源性 GABA-A 受体变构调节物质浓度增加等，都可能与 GABA 能神经元活动增强有关。既往认为，肝功能不全时，血-脑屏障通透性增高，血浆中 GABA 增加，GABA 入脑增多参与肝性脑病的发生发展。但最近大量研究表明，脑内 GABA、内源性苯二氮䓬类物质并不增加，同时 GABA-A 受体复合物完整性也未发生变化。因而，目前对肝性脑病时 GABA 能神经元抑制性活动增强的解释更多基于 GABA-A 受体复合物与配体的结合能力变化以及内源性 GABA-A 受体变构调节物质增加等方面。可见，与其他学说相比，GABA 学说主要从 GABA 和相应受体之间相互作用上探讨肝性脑病的发病机制，而不仅仅局限于神经活性物质及其代谢物的含量变化。

（五）其他神经毒质在肝性脑病发病中的作用

研究发现，在肝性脑病的发生发展过程中许多神经毒质也可能参与其中。主要有硫醇、脂肪酸、酚、锰等物质。蛋氨酸经肠道细菌作用后，产生毒性较强的一些含硫化合物，由于肝功能严重障碍时解毒能力降低，而产生毒性作用。蛋氨酸还可经肠道代谢产生硫醇。硫醇可抑制尿素合成而干扰氨的解毒；抑制线粒体的呼吸过程等。肝脏功能严重障碍对脂肪酸清除不足，使血中短链脂肪酸增多，抑制脑内 Na^+, K^+-ATP 酶活性，干扰膜离子转运，影响神经传导。酪氨酸和酪胺在肠道经大肠埃希菌的腐败作用可生成有毒产物酚，肝功能不全时解毒功能降低，使血中酚增多，可抑制多种酶的活性，并与氨、硫醇有协同作用。肝功能不全时肝胆管对锰的排出减少，血锰升高，锰中毒可导致星形胶质细胞病变，影响谷氨酸摄取及能量代谢。此外，色氨酸经肠道细菌作用可产生吲哚、甲基吲哚等，可抑制脑细胞呼吸过程。这些由于肝解毒功能障碍而产生的毒性作用，与肝性脑病的发生也可能有一定关系。

肝性脑病发病机制复杂，多因素间相互关联又相互作用。氨中毒学说已成为解释肝性脑病发病机制的中心环节，与其他学说之间的联系越来越密切。

第一，脑内氨浓度增高，可诱导突触间隙 GABA 水平增高，使 GABA-A 受体复合物与其配体结合能力增强，通过 PTBR 诱导神经类固醇类物质生成增多，变构调节 GABA-A 受体活性，从而增强中枢抑制作用。第二，高血氨导致血浆氨基酸的失衡。因为血氨增高可使胰高血糖素增多，进而促进胰岛素分泌增加，使血中芳香族氨基酸含量增高而支链氨基酸减少。第三，血氨增高使脑内谷氨酰胺增多，促进中性氨基酸进入脑内，入脑的支链氨基酸通过转氨基作用参与氨的解毒过程，而芳香族氨基酸则可能参与假性神经递质的生成，因而这一过程与氨基酸失衡及假性神经递质生成均相关。因此，对于不同类型肝性脑病患者应具体问题具体分析，研究其内在的发病机制，有助于指导临床治疗。

三、肝性脑病的诱发因素 微课

（一）氮的负荷增加

氮的负荷增加是诱发肝性脑病最常见的原因，常见于以下情况。

1. 上消化道出血 肝硬化患者由于食管下端和胃底静脉曲张，最易发生食管下端曲张静脉破裂，引起上消化道出血，是肝性脑病的重要诱因。上消化道大出血时除有大量血液呕出外，也会有很多血液流入胃肠道。每 100ml 血含有 15～20g 蛋白质，故消化道出血可导致血氨及其他有毒物质明显增高；加之出血造成血容量降低、血压下降、低氧血症，可加重肝脏损害和脑功能障碍，从而诱发肝性脑病。

2. 摄入蛋白质过多 肝功能不全时，尤其是伴有门体分流的慢性肝病患者，肠道对蛋白质的消化吸收功能降低，若一次摄入较多蛋白质食物，蛋白质被肠道细菌分解，产生大量氨及有毒物质，吸收入血增多，从而诱发肝性脑病。

3. 便秘 氨及其他毒性物质产生和吸收增加，诱发肝性脑病。

4. 氮质血症 肝功能障碍晚期常伴发肝肾综合征，一旦发生，则经肾脏排出尿素等毒性物质减少，血中尿素进入肠道转化为氨，诱发肝性脑病。

5. 感染 肝功能不全时，由于肝脏巨噬细胞功能减弱，常伴发严重感染及内毒素血症，如自发性细菌性腹膜炎、败血症以及各系统细菌感染等。严重感染诱发肝性脑病的主要原因为：细菌及其毒素加重肝实质损伤；体内分解代谢增强导致产氨增多及血浆氨基酸失衡。

（二）血-脑屏障通透性增强

一些神经毒质正常时不能通过血-脑屏障，但某些病理情况，如细胞因子水平增高，能量代谢障碍等可使血-脑屏障通透性增高，严重肝病患者合并的高碳酸血症、碱中毒、感染、内毒素血症、脂肪酸以及饮酒等也可使血-脑屏障通透性增高，此时可使神经活性物质（如 GABA）或毒素入脑增多，诱发肝性脑病。

（三）脑敏感性增高

严重肝病患者，体内各种神经毒素增多，在毒性物质的作用下，脑对药物或氨等毒性物质的敏感性增高，因而，当使用镇痛、镇静、麻醉以及氯化铵等药物时，则易诱发肝性脑病。感染、缺氧、电解质紊乱等也可增强脑对毒性物质的敏感性而诱发肝性脑病。

总之，凡能增加毒性物质的来源，提高脑对毒性物质的敏感性以及使血-脑屏障通透性增高的因素，均可成为肝性脑病的诱因，促进肝性脑病的发生。

知识链接

肝硬化的治疗

目前临床对肝硬化的治疗以处理肝硬化引发的并发症为主。门脉高压引起的上消化道出血是肝硬化最为严重的并发症，可导致患者迅速死亡。外科手术是治疗门脉高压的重要手段。我国对于门静脉高压症的外科治疗，早期以分流术为主，20 世纪 80 年代以后，逐步转变为断、分流术并存，且以断流术占主导地位。脾脏切除及胃底贲门周围血管离断术是治疗门脉高压引起的上消化道出血的有效方法，其止血效果明确，临床应用较广。

四、肝性脑病防治和护理的病理生理学基础

（一）防止诱因

临床上有些诱因是可避免或可治疗的，因此清除和预防诱因，避免肝性脑病的发生和进一步发展是最基本的策略，采用的措施如下。

1. 减少氮负荷 控制调整蛋白摄入量，减少组织蛋白质的分解，每日保证足够的以葡萄糖为主的热量摄入，减少氮负荷。

2. 预防上消化道出血 避免进食粗糙、坚硬或刺激性食物，防止上消化道大出血。一旦出血应及时止血，同时给予泻药或清洁灌肠，使积血迅速全部排出。

3. 防治便秘 灌肠或导泻，清洁肠道，以减少肠道有毒物质进入体内。

4. 注意 预防因利尿、放腹水、低钾血症等情况诱发肝性脑病。

5. 慎用镇静剂和麻醉剂 由于患者血-脑屏障通透性增强、脑敏感性增高，因此，肝性脑病患者用药要慎重，特别是要慎用镇痛、镇静、麻醉等药物，防止诱发肝性脑病。

（二）降低血氨

1. 口服乳果糖来酸化肠道，从而减少肠道产氨和有利于铵盐随粪便排出体外。
2. 应用门冬氨酸-鸟氨酸制剂降血氨。
3. 纠正水、电解质和酸碱平衡紊乱，特别是要注意纠正碱中毒。
4. 口服新霉素等抑制肠道细菌产氨。

（三）其他治疗措施

可口服或静注以支链氨基酸为主的氨基酸混合液，纠正氨基酸的不平衡。可给予左旋多巴，左旋多巴能透过血-脑屏障进入脑内，经脱羧酶作用生成多巴胺，取代假性神经递质，使神经系统功能恢复正常，促进患者清醒。应用苯二氮䓬受体拮抗剂，阻断 GABA 的毒性作用。此外，临床上也配合采取保护脑细胞功能、维持呼吸道通畅、防止脑水肿等措施。

（四）肝移植

肝移植是对终末期肝病患者唯一有效的治疗方法。肝移植对亚急性、暴发性肝衰竭具有较好的治疗效果，特别在早期实施肝移植，可明显提高患者的存活率。

总之，由于肝性脑病的发病机制复杂，应结合患者的具体情况，采取一些综合性治疗措施进行防治，这样才能获得满意的疗效。

第三节　肝肾综合征

肝肾综合征（hepatorenal syndrome，HRS）是指肝硬化失代偿期或急性重症肝炎时，继发于肝功能衰竭基础上的可逆性功能性肾功能衰竭，故又称肝性功能性肾衰竭。急性重症肝炎有时可引起急性肾小管坏死，也属于肝肾综合征。

一、肝肾综合征的病因和类型

各种类型的肝硬化、重症病毒性肝炎、暴发性肝衰竭、肝癌等均可导致肝肾综合征。根据肾损害和功能障碍的特点，近年来有学者把肝肾综合征分为功能性肝肾综合征（functional hepatorenal syndrome）和器质性肝肾综合征（parenchymal hepatorenal syndrome）两种。多数肝肾综合征表现为功能性肾功能衰竭，以严重的肾脏低灌流为特征，如果病情得到改善则肾功能可恢复。但如果持续时间较长，可因肾小管缺血、缺氧，或由于并发消化道出血引起休克等原因，也可引起急性肾小管坏死，产生器质性肝肾综合征。有些急性肝衰竭患者可直接发生肝性器质性肾功能衰竭，其机制可能与肠源性内毒素血症有关。

临床上肝肾综合征可分为Ⅰ型和Ⅱ型。Ⅰ型起病急，2 周内肾功能急剧下降，肝功能亦急剧下降，出现黄疸及肝性脑病。Ⅱ型属慢性型，病情相对稳定，但可出现顽固性腹水。

二、肝肾综合征的发病机制

肝肾综合征的发生机制较复杂，其典型特征为外周动脉扩张，肾血管收缩及血流减少，肾小球滤过率明显降低。其发生机制与肝硬化引起的门脉高压、腹水形成、消化道出血、感染及血管活性物质平衡紊乱而导致肾血管收缩、肾血流量减少有关。近年研究提出外周动脉血管扩张学说（peripheral arterial vasodilation hypothesis）。

急慢性肝脏疾病可导致门静脉高压，血液回流阻力增大，导致内脏动脉局部扩血管物质增加，使外周动脉扩张及外周阻力下降，血液在外周血管床淤积，表现为动脉压和有效循环血量下降。因此，HRS 患者发病初期表现为周围血管阻力降低、心率加快、心输出量增加。随着疾病的进展，出现 RAS、交感神经系统激活、ADH 分泌增加，维持外周血管阻力并促进肾脏水盐重吸收。RAS 等激活后，内脏动脉由于局部扩血管物质存在，并不发生动脉血管收缩，但肾动脉明显收缩，肾血流和肾小球滤过率明显下降，出现少尿、无尿等肾功能衰竭症状。HRS 的肾血管收缩可能与下列因素有关。

1. 肾交感神经张力增高 ①肝硬化晚期，由于周围血管扩张以及门静脉高压导致大量血液淤滞在门脉系统的血管床内，使有效循环血量减少。引起交感-肾上腺髓质系统兴奋，儿茶酚胺增多，导致肾血管收缩，肾血流减少，肾小球滤过率降低，加重钠水潴留，发生肾功能衰竭。②大量腹水形成或腹腔放液、消化道出血、大量利尿剂应用等均可使有效循环血量减少。

2. RAS 激活 有效循环血量减少，肾血流量减少可引起肾素释放增加，而肝功能衰竭可使肾素灭活减少。使肾素-血管紧张素-醛固酮系统活动增强，该系统激活导致肾血管收缩，GFR 降低，醛固酮增多使尿钠重吸收增加，在 HRS 的发病中有一定的作用。

3. ADH 释放 ADH 水平增高使肾对水的重吸收增加，同时明显增强肾血管阻力，肾血流减少，促进肾功能衰竭的发生。

4. 前列腺素合成不足 现已证明，肝硬化腹水患者在不伴肾功能衰竭时，肾素-血管紧张素系统和交感神经活动虽然增高，但因肾产生前列腺素增多，肾血液灌注仍可维持。因而，严重肝病伴有功能性肾衰竭时，肾小球滤过率下降和肾血流量减少可能是肾血管收缩增强和前列腺素合成不足的结果。近年发现，肝性功能性肾衰竭患者尿中 PGE_2 减少的同时 TXA_2 水平明显增高，而不伴有功能性肾衰竭的肝硬化腹水患者则无此种改变，推测 TXA_2 在发病中有重要作用。

5. 内毒素血症 在功能性和器质性肾衰竭的发病中具有重要作用。肝硬化伴有内毒素血症患者大多出现肾功能衰竭。其作用机制可能是：内毒素可直接引起肾血管阻力增大、肾血浆流量减少而导致肾缺血；损伤血管内皮，促进肾血管凝血，引起肾功能障碍及肾小管坏死。

综上所述，肝功能不全时引起肾血管收缩的因素可归纳为两大类：一类是肝功能严重障碍时，循环中有毒物质（内毒素）不能被清除；另一类由门静脉高压引起，如腹水、门静脉淤血所致的有效循环血量减少。两者主要是通过交感-肾上腺髓质系统的兴奋性增强、肾素-血管紧张素系统活动增强和其他血管活性物质发生综合作用，使肾血管收缩。由于肾血管持续收缩导致血液重新分布，肾皮质缺血与肾小球滤过率下降，进而发展为肾功能衰竭。

三、肝肾综合征防治和护理的病理生理学基础

（一）改善肾血流

1. 应用扩血管药物 山莨菪碱具有抑制 TXA_2 合成的作用，所以应用此药可使肾血管扩张，改善肾血流，增加肾小球滤过率。酚妥拉明为 α 受体阻断剂，可使肾血管扩张，同时还能降低门静脉压力，改善微循环，增加肾血流。

2. 应用抑制肾素分泌药 卡托普利是血管紧张素 Ⅰ 转化酶抑制剂，可降低血管紧张素 Ⅱ 水平，使肾血管阻力降低。

3. 应用八肽升压素 该药能激活血管舒缓素及激肽系统，抑制内皮素释放，改善肾内血液分流，从而增加肾小球滤过率。

（二）肾功能障碍的治疗

积极纠正水、电解质和酸碱平衡紊乱。当有氮质血症、高钾血症和酸中毒发生时，通常以高热量、高维生素、低盐、高糖饮食为宜，严格控制蛋白质摄入量。病情严重者应用人工透析治疗。

答案解析

目标检测

一、单项选择题

1. 肝功能不全的确切描述为（　）
   A. 肝脏分泌功能障碍
   B. 肝脏各种细胞功能障碍所致的临床综合征
   C. 肝脏合成功能障碍
   D. 肝细胞广泛坏死
   E. 肝脏解毒功能障碍
2. 肝功能障碍时，容易出血的原因主要是（　）
   A. 肝素产生太多
   B. 凝血因子产生减少
   C. 血小板减少
   D. 毛细血管壁受感染
   E. 纤溶酶产生增多
3. 肝脏激素灭活功能减弱时，与出现小动脉扩张有关的是（　）
   A. 甲状腺激素灭活减少
   B. 胰岛素灭活减少
   C. 雌激素灭活减少
   D. 抗利尿激素灭活减少
   E. 醛固酮灭活减少
4. 肝性脑病是指（　）
   A. 中枢神经系统疾患同时患有肝病
   B. 严重肝病所继发的昏迷
   C. 严重肝病所继发的神经精神综合征
   D. 肝功能衰竭合并脑水肿
   E. 严重肝病所继发的精神症状
5. 正常人体内血氨的主要来源是（　）
   A. 血内尿素进入肠腔分解产氨
   B. 肾小管上皮细胞产生氨
   C. 蛋白质食物在肠道分解产氨
   D. 人体组织蛋白分解产氨
   E. 肌肉活动产生氨
6. 肝性脑病时，血氨清除不足的最主要原因是（　）
   A. 谷氨酰胺合成障碍
   B. 鸟氨酸循环障碍
   C. 肠道细菌产生的尿素酶增多
   D. 肠道细菌产生的氨基酸氧化酶增多
   E. γ-氨基丁酸合成障碍
7. 血氨升高引起肝性脑病的主要机制是（　）
   A. 脑内神经递质改变
   B. 使乙酰胆碱产生过多
   C. 脑细胞的能量代谢增强
   D. 脑干网状结构活动增强
   E. 使去甲肾上腺素作用减弱
8. 肝性脑病的假性神经递质是指（　）
   A. 苯乙胺和酪胺
   B. 多巴胺和苯乙醇胺
   C. 苯乙胺和苯乙醇胺
   D. 苯乙醇胺和羟苯乙醇胺
   E. 酪胺和羟苯乙醇胺
9. 肝性脑病患者血浆支链氨基酸减少主要是由于（　）
   A. 肝脏对胰高血糖素灭活作用减弱

B. 肝脏对糖皮质激素灭活作用减弱

C. 肝脏对胰岛素灭活作用减弱

D. 肝脏对肾上腺素灭活作用减弱

E. 肝脏对甲状旁腺激素灭活作用减弱

10. 肝性脑病患者血浆氨基酸失衡表现为（　）

A. BCAA 含量降低，AAA 含量降低
B. BCAA 含量降低，AAA 含量增加
C. BCAA 含量增加，AAA 含量增加
D. BCAA 含量增加，AAA 含量正常
E. BCAA 含量正常，AAA 含量降低

11. 肝性脑病发病机制的中心学说是（　）

A. 氨中毒学说
B. 假性神经递质学说
C. 综合学说
D. γ-氨基丁酸学说
E. 血浆氨基酸失衡学说

12. 上消化道出血诱发肝性脑病的主要机制是（　）

A. 经肠道细菌作用而产氨增加
B. 引起失血性休克
C. 脑组织缺血缺氧
D. 血液苯乙胺和酪胺增加
E. 破坏血-脑屏障，假性神经递质人脑

13. 肝性脑病患者口服乳果糖的主要目的是（　）

A. 升高血糖
B. 预防肝胆系统感染
C. 减少肠道对氨的吸收
D. 防止腹水感染
E. 改善脑组织能力供应

14. 肝性脑病患者服用肠道抗生素的主要目的是（　）

A. 防治胃肠道感染
B. 抑制肠道细菌产氨
C. 抑制肠道对氨的吸收
D. 防治腹水感染
E. 预防肝胆系统感染

15. 下列关于肝肾综合征的描述中，错误的是（　）

A. 又称为肝性肾衰竭
B. 包括肝性功能性肾衰竭、肝性器质性肾衰竭
C. 肝性功能性肾衰竭时肾功能变化为可复性的
D. 器质性肾衰竭主要改变是肾小管坏死
E. 肝性功能性肾衰竭主要改变是肾小球病变

二、简答题

1. 肝性脑病时血氨升高的原因和机制是什么？
2. 简述高血氨对脑内能量代谢的影响。
3. 简述肝功能不全时钠、水潴留的发生机制。

三、案例分析题

患者，男，35 岁，5 年前曾诊断为急性乙型肝炎，经治疗后好转，以后经常出现乏力、厌油腻食物、腹胀、牙龈出血等症状。患者因工作繁忙生活不规律，熬夜并有大量吸烟饮酒史。体格检查：体温 36.5℃，心率 85 次/分，呼吸 24 次/分，血压 120/80mmHg，神志清楚，面色灰暗黝黑，眼睑无水肿，巩膜黄染。颈静脉无怒张，心肺正常，蛙形腹，以脐为中心腹壁静脉明显曲张，脐膨出，肝脏触不清，脾大，移动性浊音阳性，全腹无压痛，可见肝掌和蜘蛛痣，双下肢凹陷性水肿。辅助检查：血常规：血

红蛋白（Hb）100g/L，血小板（PLT）96×10^9/L，尿常规无异常，血尿素氮（BUN）26.5mmol/L，肌酐（Cr）186μmol/L，HBsAg、HBcAg、抗 HBc-IgM 均为阳性，血浆凝血酶原时间超过正常对照 3 秒。肝功化验结果：AST 468U/L，ALT 458U/L，TP 73g/L，A 35g/L，G 38g/L。B 超检查：可见肝脏体积明显缩小，表面不平，边缘钝，肝内回声增强，粗糙不均匀，腹水，脾大。

请问：

该患者的腹水是怎样产生的？该患者肾功能异常的机制是什么？

（冯　华）

书网融合……

本章小结　　微课　　题库

第十三章　肾功能不全

PPT

学习目标

1. 掌握　肾功能不全、急性肾衰竭、慢性肾衰竭、氮质血症、肾性高血压、肾性骨营养不良、尿毒症的概念；少尿型急性肾衰竭的发病机制及临床过程与表现；慢性肾衰竭的发病机制和对机体的影响。

2. 熟悉　肾脏的生理功能；急性肾衰竭的病因及分类；非少尿型急性肾衰竭的主要特点；慢性肾衰竭的病因与发展过程；尿毒症的主要临床表现及其发病机制。

3. 了解　急性肾衰竭、慢性肾衰竭及尿毒症防治和护理的病理生理学基础。

肾脏是人体重要的排泄和内分泌器官，在维持机体内环境稳定中发挥着重要作用。肾脏具有的生理功能。①排泄功能：又称泌尿功能，通过尿液的生成和排泄，排出体内代谢所产生的废物、毒物，包括许多药物的排出，调节机体水、电解质和酸碱平衡，调节血容量与血压。②内分泌功能：肾脏分泌肾素参与动脉血压的调节、分泌促红细胞生成素调节红细胞的生成、分泌激肽和前列腺素调节血管的扩张，肾脏的 1α-羟化酶可使 25-(OH)-D_3 转化为 1,25-$(OH)_2$-D_3，参与调节钙磷代谢，同时肾脏还能够灭活胃泌素、甲状旁腺激素等。

当各种病因引起肾功能严重障碍时，导致各种代谢产物、废物、药物在体内蓄积，出现水、电解质和酸碱平衡紊乱以及肾内分泌功能障碍等病理生理变化，这一病理过程称为肾功能不全（renal insufficiency）。肾功能不全与肾衰竭（renal failure）只是程度上的差别，没有本质上的区分。肾功能不全是指肾脏功能障碍由轻到重的全过程，肾衰竭则是肾功能不全的晚期阶段。在临床实际应用中，二者往往不加以严格区分。肾衰竭根据发病急缓和病程长短可分为急性肾衰竭和慢性肾衰竭。急性者往往由于病情进展迅速，机体来不及代偿，易引起代谢产物堆积的严重后果。慢性者病情进展缓慢，分期明显，内分泌功能紊乱较为突出。急、慢性肾衰竭发展到严重阶段均出现明显全身中毒症状，即尿毒症。

案例引导

案例： 患者，男，52 岁。患慢性肾小球肾炎 15 年，经常感觉腰部酸痛。2 年前尿量开始增多，夜间尤甚，偶有颜面部及下肢水肿，尿中时有蛋白、红细胞、白细胞及颗粒管型，伴有血压升高。近 1 周出现头痛、头晕、恶心、呕吐、进食困难急诊入院。入院体格检查：贫血貌，眼睑水肿，双下肢凹陷性水肿，体温 36.5℃，心率 89 次/分，呼吸 26 次/分，血压 170/99mmHg。实验室检查：血 pH 7.29，HCO_3^- 16.3mmol/L，K^+ 5.6mmol/L，Na^+ 141mmol/L，Cl^- 97.5mmol/L，Hb 70g/L，血肌酐 706.8μmol/L，血尿素氮 27.8mmol/L。24 小时尿量 390ml，尿检蛋白（+++），红细胞 8～10/HP，白细胞 1～2/HP，尿比重为 1.010～1.012。

讨论：

1. 该患者有无肾衰竭、酸碱平衡和钾代谢紊乱？判断依据是什么？
2. 该患者血压升高的主要机制是什么？
3. 试述患者发生贫血的主要原因。

第一节　急性肾衰竭

急性肾衰竭（acute renal failure，ARF）是指由各种原因短时间内引起双肾泌尿功能急剧障碍，导致代谢产物在体内迅速积聚，机体内环境出现严重紊乱的病理过程。ARF 临床常表现为尿量和尿成分的改变、水中毒、氮质血症、高钾血症和代谢性酸中毒等。

临床上多数患者伴有少尿或无尿，称为少尿型 ARF；一些患者尿量并不减少，但由于肾脏排泄功能障碍，氮质血症明显，称为非少尿型 ARF。近年研究资料显示，非少尿型 ARF 的发病率因病因不同而异，有些病因引起的 ARF 非少尿型的比例达 80%。无论少尿型或非少尿型 ARF，肾小球滤过率（glomerular filtration rate，GFR）均显著降低，故 GFR 降低被认为是发生急性肾衰竭的中心环节。ARF 病情凶险，临床较为常见。随着对 ARF 发病机制认识的深入以及治疗方法的进展，单纯的 ARF 死亡率大大降低，但如果 ARF 作为多器官功能衰竭的一部分，则死亡率明显升高。

知识链接

急性肾损伤的由来

近年临床研究显示，轻度的急性肾功能减退也可能导致严重不良后果，因此目前国际急救医学界及肾脏病学界趋向于将 ARF 改称为急性肾损伤（acute kidney injury，AKI），以期望在病程早期，甚至在肾脏出现损伤而肾小球滤过率尚正常阶段就能识别并早期干预，以提高患者生存率。

ARF 是临床较为常见的一种危重症，病情凶险，如果早期诊断、早期治疗，大多数 ARF 患者的肾脏功能可以完全逆转。因此，迅速正确的诊断、及时有效的治疗，对于降低 ARF 患者死亡率、挽救患者生命具有重要临床意义。

一、急性肾衰竭的原因与分类

引起 ARF 的病因很多，一般根据其发病环节和解剖部位可将其分为肾前性、肾性和肾后性三大类。这种划分不是绝对的，因为无论是肾前性或肾后性 ARF，如果持续时间过久或者病情严重，均可转化为肾性 ARF。

（一）肾前性急性肾衰竭

肾前性急性肾衰竭或肾前性氮质血症（prerenal azotemia）是指肾脏血液灌流量急剧减少所导致的 ARF。以肾脏低灌注为特征，肾小管功能尚属正常，

肾脏本身无器质性病变，若该阶段能及时抢救，尽快恢复肾脏灌流量，则肾功能也可迅速恢复，故这种肾衰竭又称功能性肾衰竭（functional renal failure）。

肾前性肾衰竭常见于各型休克早期导致的肾脏缺血，原因主要有：①血容量减少，如严重烧伤、创伤、外科手术、大出血、大剂量利尿等；②心输出量减少，如严重心律失常、心肌梗死、急性心肌炎、心包填塞等；③血管床容积增加，如严重的过敏反应、感染等。也可见于前列腺素抑制剂、血管紧张素转化酶抑制剂的大量使用引起的肾血管自身调节紊乱。

由于有效循环血量明显减少和肾血管强烈收缩，引起肾血液灌流量急剧减少，GFR 显著降低，继而导致醛固酮和抗利尿激素分泌增加，远曲小管和集合管重吸收钠、水增加，因而临床特点为少尿或无

尿、尿 Na^{+} 减少、尿比重增加及氮质血症等内环境紊乱。

（二）肾性急性肾衰竭

肾性急性肾衰竭是指由各种原因引起的肾实质器质性病变导致的急性肾衰竭，又称器质性急性肾衰竭（parenchymal renal failure），是临床常见的危重病症。其常见病因如下。

1. 急性肾小管坏死（acute tubular necrosis，ATN） 是引起肾性 ARF 最常见、最重要的原因，占所有 ARF 的40% ~50%。多见于肾缺血和缺血-再灌注损伤以及肾中毒。

（1）肾缺血和缺血-再灌注损伤 各类休克早期未及时抢救，持续的肾缺血即可引起肾小管坏死，此时，功能性 ARF 就转变为器质性 ARF。休克复苏后的再灌注损伤也是引起肾小管坏死的主要原因之一。

（2）肾中毒 引起肾中毒的毒物很多，常见的肾毒物包括：①生物性毒素，如蛇毒、蜂毒、蕈毒（毒蘑菇）和生鱼胆等；②重金属类，如铅、汞、砷、锑、铋制剂等；③药物，如新霉素、卡那霉素、多黏菌素、庆大霉素、万古霉素、巴龙霉素、先锋霉素等抗生素类；④有机化合物，如四氯化碳、氯仿、甲醇、三氧化二砷、甲苯、有机磷农药等；⑤其他，如碘造影剂、内毒素、肌红蛋白和血红蛋白等。溶血时从红细胞释放的血红蛋白、组织严重创伤时肌肉释放的肌红蛋白，均可经过肾小球滤过而进入肾小管，形成管型堵塞并损害肾小管，引起 ARF。

许多病理情况下，肾缺血与肾毒物常同时或相继发生作用，如肾缺血可导致毒性代谢产物的堆积，肾毒物作用于肾血管，引起局部血管收缩或痉挛而导致肾缺血，二者共同促进急性肾衰竭的发生。

2. 肾脏本身疾患 急性肾小球肾炎、急性间质性肾炎、急性肾盂肾炎、狼疮性肾炎、恶性高血压、肾动脉硬化、两侧肾动脉血栓形成或栓塞、肾移植引起的排斥反应等，均可引起急性弥漫性肾实质损害，导致 ARF。

知识链接

具有肾脏毒性的临床用药

药源性疾病应当引起高度重视。药物引起的 ARF 因早期不容易发现而使得治疗延误，导致严重后果。资料显示，能够引起肾脏 ARF 的药物种类繁多。①脱水剂：甘露醇。②中药制剂：含关木通、广防己、青木香制剂；含马兜铃酸制剂；龙胆泻肝丸；雷公藤等。③抗生素：庆大霉素、氨苄青霉素、阿奇霉素、环丙沙星、克林霉素、头孢唑林、哌拉西林、阿米卡星、淋必治、头孢他啶等。④抗病毒药：阿昔洛韦、磷甲酸钠。⑤血浆代用品：706 代血浆、右旋糖酐。⑥抗结核药：利福平。⑦解热镇痛药：双氯芬酸钠、阿司匹林等。⑧抗精神病药：氯氮平、氟哌啶醇等。⑨降压药：氯沙坦。⑩造影剂：泛影葡胺、欧乃派克。⑪抗肿瘤药：顺铂、丝裂霉素等。药物的肾脏毒性以静脉点滴发生率最高。

（三）肾后性急性肾衰竭

肾后性急性肾衰竭指由肾以下尿路（从肾盏到尿道口）梗阻引起的肾功能急剧下降。早期无肾实质损害，属于功能性急性肾衰竭，又称肾后性氮质血症（postrenal azotemia）。常见于双侧输尿管结石、盆腔肿瘤和前列腺肥大、前列腺癌等引起的尿路梗阻。尿路阻塞使梗阻上方的压力升高，引起肾盂积水，肾间质压力和肾小球囊内压升高，从而使肾小球有效滤过压降低，GFR 下降，患者出现少尿甚至无尿、氮质血症等。如果及时查明病因并解除梗阻，泌尿功能可很快恢复。

若肾后性梗阻持续较久或比较严重，管腔内压不断增高，压迫肾实质，可导致肾脏发生器质性病变转为肾性肾衰竭。

二、急性肾衰竭的发病机制

ARF 的发病机制十分复杂，目前尚未完全阐明。各种原因所致 ARF 发生机制不尽相同。对于少尿型 ARF，各种临床表现均源于 GFR 下降所致的少尿甚至无尿，故目前认为 GFR 降低是导致少尿型 ARF 的中心环节，现仅就急性肾小管坏死引起的少尿型 ARF 的发病机制加以阐述。

（一）肾缺血的损伤作用

大量的动物实验和临床观察证明，在 ARF 早期，许多病因都可以引起肾血流灌流不足以及肾血流发生重新分布，表现为肾皮质外层血流严重减少及肾髓质淤血，并且肾缺血严重程度、形态学异常改变与肾功能障碍呈平行关系。因此，多数学者认为，急性肾小管坏死时细胞损伤虽然以肾小管上皮细胞为主，但持续的血管收缩，肾缺血仍然是 ARF 早期的主要发病机制。

1. 肾灌注压降低 当肾动脉灌注压在 80～180mmHg 范围内变动时，肾脏能够通过自身调节使血流量基本保持不变，这种情况称为肾血流量的自身调节。在各种肾前性 ARF，由于血容量显著减少，全身平均动脉压降低，当动脉血压低于 80mmHg 时，肾血流失去自身调节功能，此时肾血管平滑肌收缩，血管阻力增加，肾血液灌注压显著降低，导致 GFR 降低。

2. 肾血管收缩 当各种病因导致机体有效循环血量减少时，均可引起肾血管收缩，其中，以皮质肾单位的入球小动脉收缩更为强烈，出现肾血流重新分布，皮质肾单位呈明显的缺血改变。

肾血管收缩与下列因素有关。①交感-肾上腺髓质系统兴奋：肾缺血和肾中毒，因有效循环血量减少或毒物的作用，可刺激交感-肾上腺髓质系统强烈兴奋，血中儿茶酚胺急剧增多，肾血管收缩，肾血流减少，GFR 降低。因肾皮质交感神经分布密集，故肾皮质血管收缩更强烈，缺血更明显。②肾素-血管紧张素系统的激活：有效循环血量减少及交感神经兴奋可刺激肾小球球旁细胞分泌肾素，使肾素-血管紧张素系统激活，肾脏血管紧张素Ⅱ生成增多，引起入球小动脉及出球小动脉收缩。因肾皮质的肾素含量较肾髓质更丰富，故肾皮质缺血更为明显。③前列腺素产生减少：肾小球内皮细胞合成的 PGI_2 和集合管上皮细胞合成的 PGE_2 具有抑制血管平滑肌收缩，扩张血管，增加肾血流量的作用。肾缺血和肾中毒损伤肾实质时，使前列腺素合成减少，引起肾血管收缩，肾血流减少，GFR 降低。④激肽释放酶-激肽系统的作用：激肽释放酶 90% 存在于肾皮质，具有活化激肽原释放激肽的作用。激肽能扩张血管，增加毛细血管壁的通透性。肾内合成的激肽仅作为肾血管扩张剂调节肾内血流。肾缺血或肾中毒可引起激肽释放减少，肾血管收缩。⑤内皮源性收缩与舒张因子失衡：肾缺血或肾中毒导致肾血管内皮细胞受损，释放的血管内皮源性收缩因子如内皮素增多，而内皮源性舒张因子如一氧化氮减少。收缩与舒张血管的物质失衡，导致肾小动脉收缩，肾血流减少，有效滤过压下降，GFR 降低。

3. 肾血管内皮细胞肿胀 肾缺血、缺氧或肾中毒时，肾脏细胞代谢发生障碍，ATP 生成不足，导致细胞膜上钠泵功能障碍，细胞内钠、水潴留而发生细胞水肿。肾血管内皮细胞肿胀，导致肾血流阻力增加；肾缺血再灌注损伤时，产生大量的氧自由基以及钙超载等，均可损伤血管内皮细胞，造成内皮细胞肿胀，血管管腔狭窄，肾血流量减少，GFR 降低。

4. 肾血管内凝血 部分 ARF 患者可发生肾脏 DIC，应用抗凝剂对某些急性肾衰竭患者有一定疗效。提示肾内 DIC 可能在 ARF 的发病机制中发挥一定的作用。肾脏 DIC 可能与肾衰竭时血液流变学异常有关：血液黏度升高，血中纤维蛋白降解产物增多，红细胞和血小板聚集，白细胞在内皮细胞上黏附、嵌顿。若肾脏发生 DIC，则加重肾缺血。

（二）肾细胞的损伤

肾细胞损伤而出现的代谢、功能和形态结构紊乱是 GFR 持续降低和内环境紊乱的基本机制。常见的肾细胞损伤包括肾小管上皮细胞损伤、内皮细胞损伤（血管内皮细胞肿胀使肾血流减少、肾小球内皮细胞损伤使内皮细胞窗变小以及释放舒血管因子减少）及系膜细胞损伤（滤过面积减少和肾小球超滤系数降低）。肾缺血和肾中毒等共同作用可导致肾小管细胞受损，使其功能、代谢及形态结构发生异常改变，是 GFR 持续降低和内环境紊乱的基本机制。

1. 细胞能量代谢障碍　肾小管上皮细胞的正常结构和功能代谢活动依赖于细胞能量代谢和膜转运系统的完整性，因此，代谢障碍或膜转运破坏是导致细胞损伤甚至死亡的主要机制。

肾缺血缺氧首先引起细胞线粒体功能障碍，ATP 产生不足，导致细胞膜、线粒体膜等生物膜的离子泵（如 Na^+,K^+-ATP 酶、Ca^{2+}-ATP 酶）失灵，活性降低，细胞内钠水潴留、细胞肿胀和细胞钙超载，这些又进一步妨碍线粒体的氧化磷酸化过程，使 ATP 生成更加减少，从而形成恶性循环，最终导致肾小管上皮细胞的变性和坏死。另外，有些肾毒物可以直接作用于基底膜，使基底膜完整性破坏，肾小管功能受损。

2. 自由基的损伤作用　肾脏是对缺氧较敏感的器官之一，持续的肾缺血以及缺血后再灌注均可使自由基生成增多与清除不足。一些肾毒物如氯化汞、丁烯二酸等也可促进自由基生成。自由基增多可引起膜脂质过氧化反应、蛋白质变性、细胞核酸及染色体破坏、细胞钙超载等，导致肾细胞受损。

3. 还原型谷胱甘肽（glutathione，GSH）减少　还原型谷胱甘肽是一种自由基清除剂，保护细胞免受氧化应激损伤。肾缺血和肾中毒时，肾组织中 GSH 显著减少，使细胞抗氧化应激能力减弱，生物膜稳定性降低，细胞易受损。

4. 磷脂酶活性增高　细胞内 Ca^{2+} 增加和 GSH 减少时，磷脂酶 A_2 活性增高，分解膜磷脂，使细胞骨架结构解体；同时还释放大量脂肪酸，影响血管张力和肾小管上皮细胞的功能。

5. 细胞凋亡的激活　ARF 时，肾小管细胞凋亡明显增加。肾缺血或肾中毒时，促凋亡因子激活细胞内多种信号转导系统，活化细胞凋亡相关的酶，导致细胞功能和结构破坏。

ARF 时，肾小管细胞损伤并不均一，除上述的凋亡性损伤外，还有坏死性损伤。肾小管上皮细胞损伤的程度，与致病因子作用时间和强度及肾内因素有关。正常细胞的增生分化可修复坏死脱落的上皮细胞，受损较轻的细胞其自身功能与结构恢复也较快，从而使肾小管作为功能单位的完整性得以修复。

（三）肾小管的损伤

1. 肾小管阻塞　ARF 患者病理组织切片可观察到肾小管内存在各种管型，患者尿液镜检也可发现各种管型。持续肾缺血和肾毒物引起肾小管上皮细胞坏死时的细胞脱落碎片、急性溶血时红细胞被破坏释放出大量的血红蛋白、肌肉大面积损伤释放的肌红蛋白以及磺胺结晶等，均可在肾小管腔内形成管型，大量管型的形成造成以下后果。①广泛阻塞肾小管腔，使原尿不易通过，直接引起少尿；②堵塞部位上端的管腔内压升高，肾小球囊内压增加，有效滤过压下降，导致 GFR 降低而发生少尿。

2. 原尿回漏　持续肾缺血和肾毒物作用下，肾小管上皮细胞变性、坏死、脱落，基底膜断裂。原尿通过受损肾小管壁处回漏入周围肾间质，一方面直接造成尿量减少，另一方面引起肾间质水肿，使间质压力升高，压迫肾小管，造成肾小球囊内压升高，并压迫肾小管周围毛细血管，加重肾缺血，形成恶性循环，使 GFR 较少。

3. 管-球反馈机制失调　管-球反馈（tubulo-glomerular feedback，TGF）是肾单位的自身调节活动之一，即当肾小管液中的溶质浓度和流量改变时，其信号通过致密斑和肾小球旁器感受、放大和传递，从而改变肾小球的灌流和 GFR，达到新的平衡。在 ATN 时，近端小管和髓袢受到损害，对 Na^+ 和 Cl^- 的重吸收减少，使远端小管内液中的 NaCl 浓度持续升高，刺激远端小管起始部位致密斑，从而引起肾小球旁器分泌肾素，促进血管紧张素Ⅱ生成，引起入球小动脉和出球小动脉收缩，GFR 持续降低。

总之，肾缺血和肾中毒等因素引起的肾血管及血流动力学改变和以肾小管损伤为主的广泛肾脏细胞功能代谢及形态结构紊乱，是急性肾小管坏死引起的少尿型急性肾功能衰竭的主要发病机制（图13－1）。

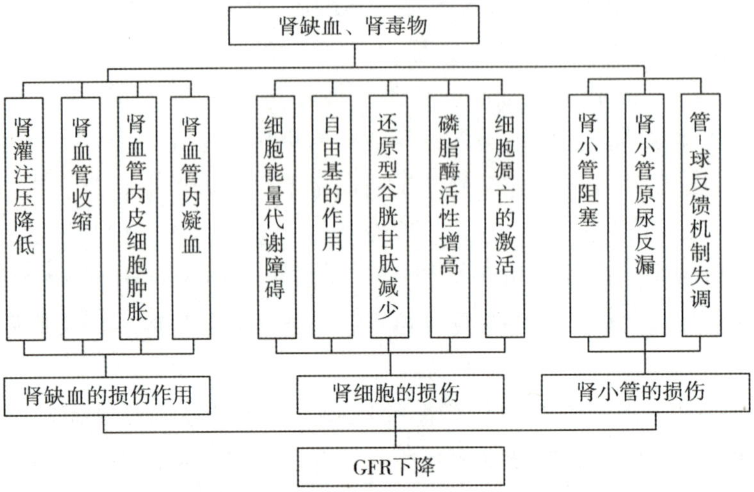

图 13－1　少尿型 ARF 发生机制示意图

三、急性肾衰竭的临床过程与表现

（一）少尿型急性肾衰竭 微课

根据少尿型 ARF 发展过程的临床表现特点，一般可分为少尿期、多尿期和恢复期。

1. 少尿期　是患者病情最危重的阶段，轻者持续 3～5 天，重者可持续 7～14 天，持续时间越长，预后越差。主要表现为少尿（尿量少于 400ml/24h）甚至无尿（尿量少于 100ml/24h），及尿成分的异常，并伴有严重内环境紊乱。

（1）尿的改变　①少尿或无尿：发病后患者尿量迅速减少，出现少尿或无尿，其发生与肾血流量减少、GFR 下降和肾小管阻塞及原尿回漏等因素有关（详见发病机制）。②低比重尿：肾衰时尿比重低，常固定于 1.010～1.020。这是由于肾小管器质性损伤，对原尿的浓缩稀释功能障碍所致。③尿钠含量高：患者尿钠含量常大于 40mmol/L，这是因为受损的肾小管对钠的重吸收功能障碍所致。④血尿、蛋白尿、管型尿：尿液镜检可发现红细胞、白细胞与蛋白质等；尿沉渣检查可见透明、颗粒和细胞管型等，与肾小球滤过膜通透性增加和肾小管受损有关。

功能性 ARF，由于肾小管上皮细胞并未受损，其少尿主要是由于 GFR 显著降低所致，而器质性 ARF 因同时有肾小球和肾小管受损而功能障碍。因此，区分功能性 ARF 与器质性 ARF，对于临床治疗方案的选择和预后的判断都有重要意义（表 13－1）。

表 13－1　功能性与器质性 ARF 少尿期尿液变化的比较

尿液的改变	功能性 ARF	器质性 ARF
尿比重	>1.020	<1.015
尿渗透压（mM）	>500	<350
尿钠含量（mmol/L）	<20	>40
尿/血肌酐比值	>40∶1	<20∶1
尿蛋白	阴性或微量	（+）～（++++）
尿沉渣镜检	正常或轻微异常	WBC（+）、RBC（+）、管型（+）、变形上皮细胞（+）
甘露醇利尿效果	佳	差

（2）代谢性酸中毒 肾脏是调节酸碱平衡的重要器官，ARF 时，患者常发生代谢性酸中毒。其主要原因如下。①GFR 显著降低，固定酸难以排出而在体内蓄积。②肾小管受损，排酸保碱（泌 H^+、泌 NH_4^+ 及重吸收 HCO_3^-）功能障碍。③ARF 患者机体分解代谢增强，体内固定酸产生增多。酸中毒抑制中枢神经系统，患者可发生乏力、迟钝、意识障碍，重者可嗜睡、昏迷等；代谢性酸中毒可引起血钾升高，严重高钾血症时，易出现心脏传导阻滞、心室纤颤甚至心脏停搏等各种心律失常；酸中毒还可以引起心肌收缩力减弱、血管对儿茶酚胺的反应性降低，导致患者动脉血压下降。

（3）水中毒 ARF 患者可发生水中毒，其主要原因为：①肾脏排水减少；②机体分解代谢加强，内生水增多；③如果治疗不当，摄入水分过多。体内水潴留，导致稀释性低钠血症，由于细胞外液呈低渗状态，故水分向细胞内转移引起细胞水肿。严重时可出现心功能不全、肺水肿和脑水肿，甚至危及生命。因此，对 ARF 患者，应严密观察和记录出入液量，按照“量出为入”的原则，严格控制补液速度和补液量。

（4）高钾血症 是 ARF 患者最危险的并发症。高钾血症对心肌有明显的毒性作用，可导致心律紊乱，严重时心脏停搏甚至死亡，常为少尿期致死原因。其主要原因为：①GFR 降低与肾小管损伤，使钾排出减少，钾在体内潴留。②机体分解代谢增强，细胞损伤，胞内 K^+ 大量释放到细胞外液。③代谢性酸中毒时，通过细胞的 H^+-K^+ 交换，使细胞内 K^+ 转移到细胞外。④低钠血症时，由于肾小球滤过的 Na^+ 减少，到达远曲小管的 Na^+ 浓度降低，远曲小管的 Na^+-K^+ 交换减少。⑤患者摄入过多含钾的食物、药物，或者潴钾利尿剂使用不当等。

（5）氮质血症 血中尿素、肌酐、尿酸等非蛋白氮含量显著升高称为氮质血症（azotemia）。ARF 患者出现氮质血症的主要原因如下。①肾脏排出非蛋白氮物质减少：血液中非蛋白质含氮物质如尿素、尿酸、肌酐、肌酸等为蛋白质的代谢终产物，由于泌尿功能障碍不能有效排出。②非蛋白氮生成增多：感染、中毒及创伤等导致机体分解代谢增强，蛋白质分解增加，非蛋白氮物质生成增多。血浆非蛋白氮浓度升高，以尿素增高为主，所以临床上常用血浆尿素氮（blood urea nitrogen，BUN）作为氮质血症的指标。

2. 多尿期 当尿量超过 400ml/24h 时，标志着进入多尿期。患者尿量逐日增加，典型者每日可以增加一倍左右。患者每天尿量平均在 1000～3000ml，有的甚至高达 10L。尿量的增加提示肾小管上皮细胞已开始再生修复，是肾功能开始好转的信号。多尿期一般持续 1～2 周。多尿发生的机制如下。①肾血流量增加，肾小球滤过功能逐渐恢复正常。②肾小管开始再生和修复，但新生的肾小管上皮细胞功能尚不完善，对钠、水的重吸收功能仍然低下，原尿不能充分浓缩。③肾间质水肿消退，对肾小管的压迫解除，以及肾小管管型被冲走，肾小管阻塞解除，尿路通畅。④少尿期潴留在体内的代谢产物，开始经肾小球大量滤出，因肾小管来不及重吸收，从而产生渗透性利尿。

在多尿期，患者尿量虽已增多，但早期由于肾功能尚未完全恢复，其排泄能力、调节水电解质和酸碱平衡的功能仍低于正常，因此，氮质血症、酸中毒和高钾血症等内环境紊乱不能立即得到改善，在多尿期后期才逐渐恢复正常。由于大量的水及电解质排出，易发生脱水、低钾血症和低钠血症，易合并感染，因此应高度重视，仍需密切观察病情，注意水、电解质的变化并有效控制感染。

3. 恢复期 此期尿量逐渐恢复正常，血中非蛋白氮含量也基本恢复正常，水、电解质和酸碱平衡紊乱得到纠正，各种临床症状亦基本消失。大多数患者肾功能可恢复到维持日常生活而不表现任何症状。但肾小管功能需要数月甚至更长时间才能完全恢复正常。在恢复期的初始阶段，应避免增加肾脏负荷（如感染、重体力劳动）。少数患者由于肾小管上皮细胞破坏严重，组织再生和修复不全而转变为慢性肾衰竭。

（二）非少尿型急性肾衰竭

非少尿型急性肾衰竭是指无少尿表现的急性肾衰竭。此类患者 GFR 也降低，不能充分排出体内的代谢废物而发生内环境紊乱，故也有氮质血症和代谢性酸中毒，部分患者可伴有高钾血症。与少尿型急性肾衰竭相比，GFR 下降程度相对轻，肾小管损害较轻，主要表现为尿浓缩功能障碍，使得终尿占原尿的比例高，因而患者虽然有 GFR 降低，但尿量减少不明显。其主要特点是：①尿量不减少，患者平均尿量约为 1000ml/d 。②尿比重低而固定，尿钠含量明显低于正常。③有氮质血症及代谢性酸中毒。非少尿型 ARF 可能由于肾内病变较轻，因而临床表现一般较轻，病程较短，并发症少，预后较好。但非少尿型 ARF 恶化时常向少尿型 ARF 转变，预后也比较差。

四、急性肾衰竭防治和护理的病理生理学基础

（一）积极治疗原发病，避免诱因

尽早识别并积极治疗原发病，消除病因。如抗休克、抗感染，尽早恢复肾血液灌注；及时解除尿路阻塞，清除肾的毒物；合理用药，避免使用对肾脏有损害作用的药物等。

（二）纠正内环境紊乱

1. 纠正水、电解质代谢紊乱

（1）在少尿期，应严格控制液体输入量，按照“量出为入”的补液原则进行补液，以防水中毒发生。一般每日补液量 = 前一日尿量 + 额外丢失量 + 生理需要量，额外丢失量指患者因呕吐、腹泻、发热以及胃肠引流等丢失的体液量。在多尿期注意补充水和钠、钾等电解质，防止脱水及低钠和低钾血症。

（2）处理高钾血症　高钾血症是少尿期患者死亡的主要因素，应尽早处理。密切观察血钾水平，并采取有效降钾措施：①限制含钾丰富的食物及药物；②静注 50% 葡萄糖溶液加胰岛素，促进细胞外钾进入细胞内；③给予钾离子拮抗剂如 10% 葡萄糖酸钙、5% 碳酸氢钠，对抗高钾血症的心脏毒性作用；④应用阳离子交换树脂口服或灌肠，使钠和钾在肠内交换，促使钾的排出；⑤严重高钾血症时，应用透析疗法。

2. 纠正代谢性酸中毒　改善缺氧，补充热量以减少机体的分解代谢。应用 5% 碳酸氢钠、11.2% 乳化钠或者三羟甲基氨基甲烷对抗酸中毒。

3. 控制氮质血症　①滴注葡萄糖以减轻蛋白质分解；②静脉内缓慢滴注必需氨基酸，促进蛋白质合成和肾小管上皮再生修复；③应用透析疗法以排出非蛋白氮等。

4. 透析治疗　是有效的治疗措施，可以使患者安全度过少尿期。严重高钾血症、代谢性酸中毒、容量负荷过重、对利尿剂治疗无效、严重脑病等都是透析治疗的指征。目前主要的方法如下。①腹膜透析：腹膜是具有渗透和扩散特性的生物性半透膜，将透析液注入腹腔，保留几小时后引流出体外，再更新透析液，如此反复进行，达到治疗目的；②血液透析：又称人工肾，是一种体外血液透析装置，将患者血液从动脉引出，通过透析膜进行弥散，血液和透析液分别在膜的两侧并以相反方向流动。在流动过程中，使血液中蓄积的代谢产物不断被清除。

（三）抗感染和营养支持

1. 抗感染治疗　ARF 极易合并感染，且感染也是 ARF 的原因之一。因此抗感染治疗极为重要，应根据细菌培养和药物敏感试验选用对肾脏无毒性或毒性低的抗生素。

2. 饮食与营养　补充营养可维持机体的营养供应和正常代谢，有助于损伤细胞的修复和再生。

（四）护理

急性肾功能衰竭的主要护理问题在于体液过多和潜在的并发症。

1. 一般护理　一般少尿期、多尿期均应卧床休息，恢复期逐渐增加适当活动。应用利尿剂时，密切观察尿量、有无电解质紊乱的表现。急性肾功能衰竭发病机制复杂，其治疗与护理需要多学科的协作，对患者健康教育有助于其充分了解病情，重视加强营养，适当锻炼，定期复查。

2. 并发症观察及护理

（1）高钾血症　①血钾 >5.5mmol/L、心电图显示 T 波高尖、出现四肢无力等高钾血症症状，及早汇报处理；②停用含钾制剂、保钾利尿剂、库存血等；③建立静脉通路，遵医嘱给予 10% 葡萄糖酸钙或 25% ~50% 葡萄糖溶液加入胰岛素，必要时行血液透析治疗。

（2）代谢性酸中毒　严重的代谢性酸中毒可有恶心、呕吐、头痛、心率加快、血压下降、嗜睡、昏迷等表现，给予吸氧，急查血生化、血气等，必要时行血液透析治疗。

（3）预防感染　严格执行无菌操作，加强皮肤护理及口腔护理等。

（4）密切观察病情变化　注意体温、呼吸、脉搏、心率、心律、血压等变化。

第二节　慢性肾衰竭

慢性肾衰竭（chronic renal failure，CRF）是指各种慢性肾脏疾病引起肾单位进行性、不可逆性破坏，以致残存有功能的肾单位不足以充分排出代谢废物和维持内环境恒定，导致代谢废物和毒物在体内积聚，水、电解质和酸碱平衡紊乱以及内分泌功能障碍等，并伴有一系列临床症状的病理过程。

CRF 呈慢性发展并进行性加重，严重影响患者的生命质量，晚期进展为尿毒症，若不进行透析疗法或肾脏移植手术，患者死亡率可达 100%。

一、慢性肾衰竭的病因

凡能引起肾脏实质进行性、不可逆行性破坏的疾病，均可引起慢性肾衰竭。近年来的资料显示，继发性肾病如糖尿病肾病和高血压性肾损害所致的 CRF 逐年增多。

（一）原发性肾脏疾患

慢性肾小球肾炎、慢性肾盂肾炎、肾结核、肾肿瘤、多囊肾等，其中慢性肾小球肾炎最为常见，占 CRF 患者总数的 50% ~60%。

（二）继发性肾脏疾病

全身性疾病如高血压，代谢性疾病如糖尿病、痛风，免疫性疾病如系统性红斑狼疮、结节性多动脉炎、妊娠期肾病等。

（三）尿路慢性阻塞

尿路结石、肿瘤压迫、前列腺肥大等。

（四）其他

药物性肾损害、肾外伤等，急性肾衰竭可转为慢性。

知识链接

CRF 常见的诱因

CRF 早期肾功能可长期稳定，但是可以因某些诱因而病情加重甚至发生急性肾衰竭，及时采用有效措施消除之，可延缓疾病的进程。CRF 常见的诱因有：①感染：这是导致病情加重的最主要因素。CRF 由于应用糖皮质激素、蛋白质大量丢失、胃肠道功能紊乱而营养不良等致使机体免疫功能低下，抵抗力下降而继发感染。②血压波动：血压过高或过低。③药物：如前所述，某些抗菌药物、某些中药制剂等。④水、电解质酸碱平衡紊乱。

二、慢性肾衰竭的发展进程

肾脏具有非常强大的代偿适应能力，各种疾病导致的 CRF 是一个缓慢而渐进的发展过程，是一个由代偿走向失代偿的动态发展过程。因此，早期发现和早期干预可以显著降低 CRF 患者的并发症，显著提高生存率。根据病变发展和肾功能损害程度，可将 CRF 分为四期。

（一）代偿期（肾储备功能降低期）

内生肌酐清除率在正常值的 30%（50ml/min）以上，余血液生化指标无异常。内生肌酐清除率 = 尿中肌酐浓度 × 每分钟尿量 ÷ 血浆肌酐浓度，正常为 90 ~ 140ml/min。内生肌酐清除率与 CRF 的变化呈平行关系，因此可以用来反映肾功能以及残存肾单位的量。在慢性肾疾患的开始阶段，肾实质破坏尚不严重，未受损的肾单位尚能充分发挥其代偿作用。因此泌尿功能基本正常，能维持内环境的稳定，无临床症状。但肾脏储备能力降低，不能耐受额外的负担，在发生感染或水、钠、钾负荷突然增加以及创伤和休克等情况时，会出现内环境紊乱。

（二）肾功能不全期

内生肌酐清除率降至正常的 25% ~30%。肾实质进一步受损，肾储备功能与代偿功能逐渐降低，不能维持内环境的稳定。患者即使在正常饮食条件下，也可出现多尿、夜尿，轻度氮质血症、食欲减退、乏力及轻度贫血等，症状一般较轻。在感染、手术等应激情况时症状加重。

（三）肾衰竭期

内生肌酐清除率降至正常的 20% ~25%。肾单位继续受损，临床症状明显，患者出现明显的氮质血症、代谢性酸中毒、高磷血症、低钙血症、严重贫血、多尿和夜尿等，并伴有头痛、头晕、恶心、呕吐、乏力、嗜睡等部分尿毒症的症状。

（四）尿毒症期

内生肌酐清除率降至正常的 20% 以下。内环境严重紊乱，大量毒性物质在体内蓄积。患者有明显的水、电解质和酸碱平衡紊乱，神经系统、心血管系统、消化系统等多系统器官功能障碍，出现一系列尿毒症症状。

CRF 是各种慢性肾脏病持续进展的共同结局，发展呈渐进性，病程迁延，病情复杂，常以尿毒症为结局而导致死亡。2002 年美国肾脏病基金会定义了慢性肾脏病（chronic kidney disease，CKD）。CKD 是指肾脏结构和（或）功能的慢性损害，持续 3 个月以上，其中肾脏损害是指肾脏结构和功能异常，包括肾脏影像学检查异常、肾脏病理形态学异常、血和（或）尿成分异常。目前国际公认的 CKD 分期依据美国肾脏病基金会制定的指南分为五期（表 13 -2）。

表 13 -2　慢性肾脏病（CKD）的分期

分期	描述	GFR（ml/min）
Ⅰ期	有肾损伤表现（蛋白尿、镜下血尿）	≥90（正常）
Ⅱ期	有肾损伤表现（蛋白尿、镜下血尿）	60 ~ 89
Ⅲ期	有肾损伤表现（蛋白尿、镜下血尿）	30 ~ 59
Ⅳ期	有肾衰竭表现及尿毒症部分中毒症状	15 ~ 29
Ⅴ期	终末期肾病或肾衰竭最后阶段，需要透析	<15

三、慢性肾衰竭的发病机制

CRF 的发病机制，迄今仍不十分清楚，目前认为，CRF 进行性发展中有多种病理生理过程的参与，这些病理生理过程相互影响，导致肾单位进行性破坏，肾功能进行性减退，最终发展为尿毒症。现主要有下列几种学说。

（一）健存肾单位学说

1960 年 Bricker 提出健存肾单位学说（intact nephron hypothesis）。该学说认为，由于各种损害肾脏的病因持续不断地作用，肾单位不断遭受损害致使功能丧失，残存的部分肾单位损伤较轻或仍属正常，称之为健存肾单位。这些健存肾单位通过超滤、肥大等方式加倍工作以进行代偿，维持肾功能在正常范围，从而适应机体需要。随着疾病的发展，受损肾单位越来越多，健存肾单位日益减少，即使加倍工作也无法完成肾脏的排泄和调节功能时，可出现代谢废物和毒物潴留，水、电解质及酸碱平衡紊乱等内环境紊乱的症状。

（二）矫枉失衡学说

1972 年 Bricker 又发展了矫枉失衡学说（trade-off hypothesis）。该学说认为，随着健存肾单位日益减少，GFR 进行性下降，体内某些代谢产物潴留，机体就会发生相应的代偿反应促排泄，减少其在体内潴留，此为"矫枉"。但随着健存肾单位日益减少，这种代偿反应反而对机体产生不良影响，甚至加重对机体的损害，此为"失衡"。以钙磷代谢失衡为例说明。肾脏是排磷的主要器官，当 CRF 时，由于 GFR 降低，肾排磷减少，血磷升高。血磷与血钙的乘积是一个常数，随着血磷的升高，血钙便会降低，继而刺激 PTH 继发性分泌增多。PTH 具有促使肾脏排磷的作用，随着磷从肾脏的大量排出，血磷恢复正常，起到"矫枉"的作用。但随着健存肾单位进行性减少，GFR 极度低下，磷从肾脏排出严重减少，血磷明显升高，血钙明显降低，刺激 PTH 过度分泌。由于此时肾脏滤过功能已严重受损，不能充分排磷，血磷显著升高。PTH 的过度分泌却引起患者甲状旁腺功能亢进，导致肾性骨病及自体中毒，此即矫枉失衡。

（三）肾小球过度滤过学说

1982 年 Bricker 与 Brenner 等又在健存肾单位学说和矫枉失衡学说基础上提出肾小球过度滤过学说（glomerular hyperfiltration hypothesis）。健存肾单位学说主要强调原发性疾病对肾单位进行性破坏，而忽略了代偿反应过度对肾单位的破坏及对肾功能的影响。肾小球过度滤过学说则强调部分肾单位破坏后，健存肾单位进行功能代偿，表现为"三高"状态，即单个健存肾单位的血流量增高、血管内流体静压增高、GFR 相应增高。"三高"导致肾小球相继纤维化和硬化，健存肾单位进行性减少，最终导致代偿失调。

（四）肾小管-肾间质损伤学说

通过对慢性肾病患者肾形态学的研究发现，肾小管-肾间质损伤与 CRF 发生发展具有密切相关性，因此提出肾小管-肾间质损伤学说（tubule-interstitium injury hypothesis）。肾小管-肾间质损伤的主要病理变化为肾小管肥大或萎缩，肾小管上皮细胞显著增生、堆积、堵塞管腔，间质炎症与纤维化。肾小管-间质损伤是多种病理因素综合作用的结果。例如炎症、感染、血管病变等可导致部分肾小管上皮细胞受损、坏死脱落，肾小管萎缩；部分肾小管细胞增生、肥大；肾间质炎性细胞浸润、纤维化等。肾小管-间质损伤将导致肾单位损伤持续发展，肾功能进一步恶化。

四、慢性肾衰竭对机体的影响

（一）尿的改变

1. 尿量的改变 慢性肾衰竭患者早期，常出现夜尿、多尿。在晚期，由于肾单位大量破坏，GFR 极度降低，则出现少尿。

（1）夜尿　正常成年人每日尿量约1500ml，其中白天尿量约占总尿量的2/3，夜间尿量约占1/3。慢性肾衰竭患者早期即有夜间排尿增多的症状，夜间尿量和白天尿量相近，甚至超过白天尿量，这种情况称之为夜尿（nocturia），目前夜尿的发生机制尚不清楚。尿量昼夜颠倒是慢性肾衰竭的一个重要标志。

（2）多尿　是慢性肾衰竭早期较常见的变化。正常摄入量的成人24小时尿量超过2000ml称为多尿（polyuria）。多尿发生的机制如下。①残存肾单位的代偿：慢性肾衰竭时，由于肾单位不断遭受破坏，健存肾单位发生代偿性肥大而加强工作，肾血流也大量流向这些肾单位，使这些肾单位的血流量增高，GFR明显增加，尿量明显增多。②原尿流速快：由于原尿生成明显增多，流经肾小管时流速增快，与肾小管接触时间过短，使得肾小管上皮细胞来不及充分吸收而排出增多，导致多尿现象。③渗透性利尿：健存肾单位滤出的原尿中溶质成分（如尿素等）代偿性增多，产生渗透性利尿作用。④肾小管的尿液浓缩功能障碍：肾小管髓袢血管少，供氧环境相对较差，较易受损，导致髓袢升支粗段主动重吸收 Na^{+}、Cl^{-} 减少，髓质高渗环境形成障碍，使尿液浓缩功能降低，尿量增多。某些疾病如慢性肾盂肾炎导致慢性肾衰竭时，常有肾小管上皮细胞对ADH的反应性降低，对水的重吸收减少，导致多尿。

（3）少尿　是慢性肾衰竭晚期较常见的变化，尽管每一个有功能的肾单位代偿性地生成尿液仍多，但由于肾单位不断遭受破坏，健存肾单位极度减少，每日总尿量还是少于400ml。

2. 尿成分的变化

（1）蛋白尿　肾小球滤过膜通透性增高以及肾小管上皮细胞受损，导致蛋白滤出过多而重吸收减少，出现蛋白尿。

（2）血尿、脓尿　肾小球受损，肾小球基底膜完整性被破坏，红细胞、白细胞可从肾小球滤出，肾小管内还可形成各种管型，随尿排出。尿中混有红细胞称为血尿，尿中含有变性白细胞称为脓尿。

3. 尿渗透压的变化

（1）低渗尿　慢性肾衰竭早期，肾小管浓缩功能障碍而稀释功能尚正常，尿比重最高只能达到1.020，称为低渗尿（正常范围在1.001～1.035）。

（2）等渗尿　慢性肾衰竭晚期，肾小管浓缩与稀释功能均发生障碍，使尿的溶质接近血浆渗透压，尿比重固定在1.008～1.012，终尿渗透压固定在266～300mmol/L，称为等渗尿。

（二）水、电解质和酸碱平衡紊乱

1. 水代谢障碍　慢性肾衰竭患者对水和渗透压的调节能力减退。当水的摄入量增加时，肾脏不能相应地增加水的排泄而发生水潴留，引起肺水肿、脑水肿和心力衰竭等；若严格限制水的摄入或者机体因呕吐、腹泻、发热等导致水丢失过多时，肾脏因不能相应地减少水的排泄而发生脱水。

2. 钠代谢障碍　慢性肾衰竭时，由于水代谢障碍以及肾脏对钠平衡的调节适应能力降低，患者可发生血钠过高或过低。表现为：①随着病情的进展，有功能的肾单位被进一步破坏，肾脏保钠功能降低，过多地限制钠的摄入以及渗透性利尿引起的钠排出增多都易导致低钠血症；②钠摄入过多时，因GFR显著降低，不能及时排泄多余的钠，易造成钠水潴留，引起水肿、高血压及心力衰竭等严重后果。

3. 钾代谢障碍　慢性肾衰竭早期尿量并不减少，而且健存肾单位代偿性分泌钾增多，醛固酮代偿性分泌增多，促使肾小管泌钾以及肠道代偿性排钾增多，因此，血钾可在很长一段时间内保持正常水平。但由于肾脏对钾的调节功能差，当异常情况发生时则可导致血钾的异常。发生低钾血症的原因包括：厌食，摄入钾不足；呕吐、腹泻、长期应用排钾利尿剂使钾丢失过多。慢性肾衰竭晚期可发生高钾血症，原因包括：①肾脏GFR极度低下，钾排出明显减少；②酸中毒；③钾摄入过多；④感染；⑤溶血；⑥长期应用保钾利尿剂。低钾血症和高钾血症均可影响神经-肌肉的应激性，并可导致严重的心律失常，甚至心脏骤停。

4. 镁代谢障碍 慢性肾衰竭晚期，肾脏 GFR 极度低下，镁排出障碍而引起高镁血症。患者表现为全身乏力、恶心、呕吐、血管扩张、中枢神经系统抑制，严重时出现神经反射消失、呼吸麻痹甚至心搏骤停等临床表现。

5. 钙、磷代谢障碍

（1）高磷血症 慢性肾衰竭早期，由于 GFR 降低，磷通过肾脏排出减少，血磷暂时性升高，导致血游离钙浓度降低，刺激甲状旁腺分泌 PTH 增多，PTH 通过抑制肾小管对磷的重吸收，促进磷的排出，血磷恢复正常水平。但随病情加重，健存肾单位越来越少，GFR 极度降低，磷的排出明显减少，血游离钙浓度进一步降低，继发性增多的 PTH 已不能使磷从肾脏大量排出，导致血磷显著增高。PTH 的分泌增多还具有溶骨作用，促使骨质溶解，骨磷释放入血，血磷进一步升高，形成恶性循环。

（2）低钙血症 引起低钙血症的原因主要有：①血液中钙磷乘积为常数，血磷升高，则血钙浓度必然降低；②血磷升高促使肠道磷酸根分泌增多，与食物中的钙结合成难溶解的磷酸钙，妨碍肠道对钙的吸收；③肾实质破坏，肾脏合成的 1-α 羟化酶不足，导致维生素 D 羟化障碍，肠道钙吸收减少；④滞留在体内的毒物损伤胃肠道，影响胃肠道钙的摄取与吸收。

虽然慢性肾衰竭患者血钙降低，但很少出现神经-肌肉应激性增高的临床表现，这是因为患者常伴有代谢性酸中毒。酸中毒时，一方面血液中结合状态的钙趋向于转化为游离钙，另一方面，H^+增高可以直接抑制神经-肌肉的应激性。在纠正酸中毒时要注意防止低钙血症引起的手足搐搦。

6. 代谢性酸中毒 当肾小球滤过率下降到正常的 1/3 时，可出现代谢性酸中毒。其主要原因为：①GFR 降低，体内酸性代谢产物磷酸、硫酸等固定酸排出减少；②肾小管受损，排酸保碱的功能降低；③患者感染、发热等可导致机体分解代谢增强，机体产酸增加，加重酸中毒。酸中毒除对神经和心血管系统有抑制作用外，还可影响体内多种代谢酶的活性，并促使细胞内钾外流和骨盐溶解。

（三）氮质血症

慢性肾衰竭早期，由于健存肾单位的强大代偿作用，血中非蛋白氮升高并不明显。如果患者摄入大量蛋白质或因感染、发热等体内分解代谢增强时，非蛋白氮会明显升高。肾衰竭发展到晚期，因肾单位的大量破坏和 GFR 的极度低下，血中非蛋白氮明显升高，出现氮质血症。

尿素氮是体内最主要的含氮代谢产物，经肾排泄。血浆尿素氮（BUN）浓度与 CRF 密切相关，但非平行关系。例如，肾小球滤过率降至正常值的 40% 之前，BUN 浓度虽有升高，但仍然维持在正常范围。只有在较晚期，BUN 浓度的变化才能明显反映肾功能的损害程度。还应注意到，血浆尿素氮水平还与外源性蛋白质摄入量和内源性尿素（感染、胃肠道出血、应用肾上腺皮质激素等）负荷的大小有关。因此，BUN 浓度的变化不是反映肾功能的敏感指标。血肌酐浓度与蛋白质摄入量无关，主要与肌肉中磷酸肌酸分解产生的肌酐量及肾脏排泄肌酐的功能有关。由于肌酐能通过肾小球滤过，而肾小管并不重吸收，因此临床上常采用内生肌酐清除率来判断肾功能不全的严重程度。

（四）肾性高血压

肾性高血压（renal hypertension）指各种肾脏疾病所引起的高血压。肾性高血压是继发性高血压中最常见的类型，也是慢性肾衰竭患者常见的并发症。其发病机制可能与下列因素有关。

1. 钠水潴留 慢性肾衰竭时，GFR 显著降低，钠水排出明显减少，大量钠水潴留在体内，导致血容量显著增多，心输出量增加，血压升高。对该类型的患者，限制钠盐摄入并合理使用利尿剂，可以收到较好的降压效果。临床研究证明，通过血液透析来控制细胞外液容量而达到液体平衡可以有效控制血压。

2. 肾素-血管紧张素-醛固酮系统活性增强 慢性肾衰竭患者肾缺血时，可激活肾素-血管紧张素-醛固酮系统，血管紧张素Ⅱ形成增多，血管紧张素Ⅱ使血管广泛收缩，血管外周阻力增加。醛固酮又可促进肾小管对钠水的重吸收，导致钠水潴留，加重高血压的形成。对此类患者仅限制钠盐摄入和应用利尿剂，降压效果并不理想。若应用血管紧张素转化酶抑制剂，则能较好地控制血压。

3. 肾脏舒血管物质生成减少 肾脏能产生 PGE_2、PGI_2、激肽及 NO 等舒血管物质。PGE_2 和 PGI_2 一方面可通过扩血管降低外周阻力，另一方面可增加肾血流量和抑制肾小管对钠、水的重吸收，减少血容量，使血压下降。肾单位大量破坏，其产生激肽和 PGE_2、PGI_2 等降压物质减少，也是促进肾性高血压发生的原因之一（图 13－2）。

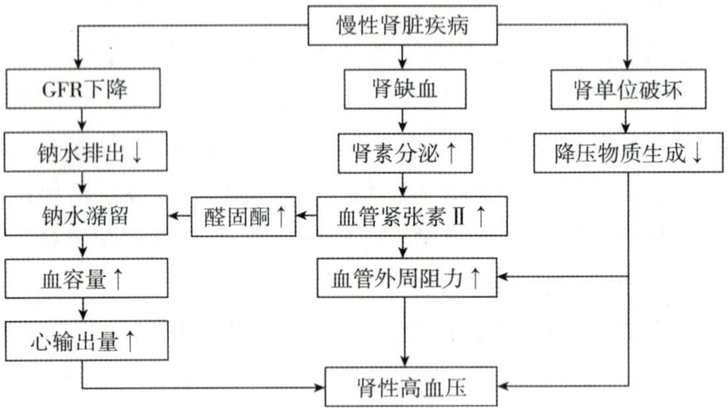

图 13－2 肾性高血压发生机制示意图

（五）肾性骨营养不良

肾性骨营养不良（renal osteodystrophy）是指 CRF 时，由于机体的钙磷代谢障碍、维生素 D 代谢障碍、继发性甲状旁腺功能亢进和酸中毒等引起的骨病，又称肾性骨病，是 CRF 严重的并发症。儿童患者主要表现为肾性佝偻病，成人患者表现为骨软化症、纤维性骨炎、骨质疏松等。发生机制如下。

1. 钙磷代谢障碍与继发性甲状旁腺功能亢进 由于晚期患者发生高磷血症与低钙血症，血钙降低导致骨质钙化障碍；继发性 PTH 分泌增多，PTH 具有溶骨作用，导致骨质脱钙、骨质疏松。

2. 维生素 D_3 活化障碍 CRF 时，肾实质受损，产生的 1-α 羟化酶减少，使活性维生素 D_3 生成减少，活化的维生素 D_3 具有促进肠钙吸收和骨盐沉积的作用。肠钙吸收减少，出现低钙血症和骨质钙化障碍。低钙血症又加重继发性甲状旁腺功能亢进，促进骨质疏松和纤维性骨炎。

3. 酸中毒 CRF 时，常伴有代谢性酸中毒。酸中毒可使骨动员来缓冲体内过多的氢离子，因此导致骨盐溶解，骨质脱钙；同时酸中毒干扰 $1,25\text{-}(OH)_2\text{-}D_3$ 的合成，抑制钙在肠道的吸收。

4. 铝蓄积 CRF 时，肾排铝功能减弱，铝可直接抑制骨盐沉积、抑制 PTH 分泌，干扰骨质形成，导致骨软化。另外，铝在骨内沉积可抑制成骨细胞的功能，使骨质形成受阻，引起骨病发生（图 13－3）。

（六）肾性贫血

肾性贫血（renal anemia）指由于肾脏疾病引起的贫血。97% 的 CRF 患者都伴有不同程度的贫血。贫血程度常与肾功能损害程度一致，随着肾功能的恶化而加重。有关肾性贫血的发生机制仍未完全阐明，目前认为是多种因素综合作用的结果。

1. 促红细胞生成素生成减少 CRF 时，由于肾实质破坏，产生促红细胞生成素明显减少，导致骨髓红细胞生成减少。

2. 红细胞破坏增多 CRF 时，体内潴留的多种毒素如精胺、PTH 等可抑制血红蛋白合成和直接损伤红细胞，甚至发生溶血。

3. 骨髓造血功能受抑制 CRF 或尿毒症患者血浆中 PTH、酚类、胺类、甲基胍等，直接抑制骨髓造血功能；体内蓄积的毒素通过破坏造血微环境而抑制骨髓造血功能。

4. 出血　CRF 患者常出现腹泻和胃肠道出血，使铁、叶酸和蛋白质等吸收减少，丢失过多，以致造血原料不足。

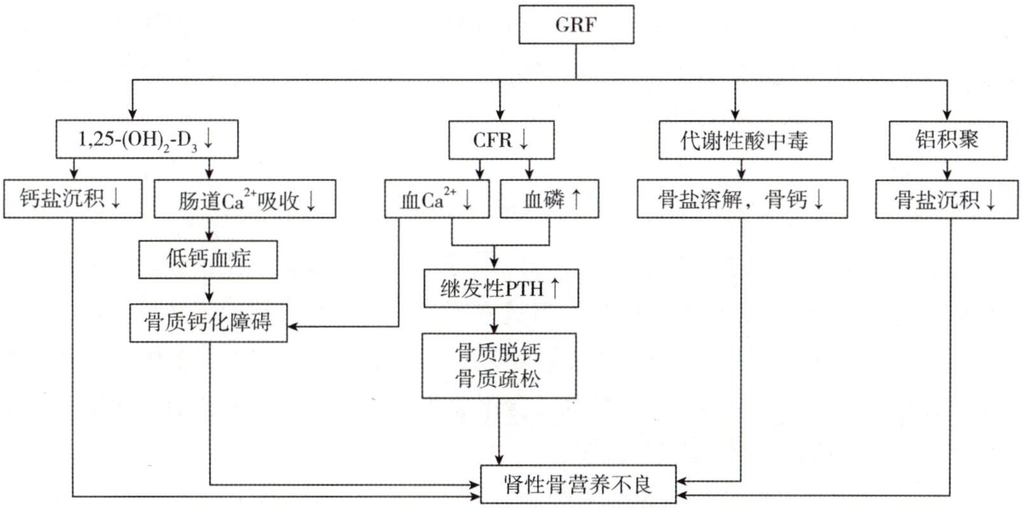

图 13 - 3　肾性骨营养不良发生机制示意图

（七）出血倾向

17% ~20% CRF 患者可伴有出血倾向，表现为皮下瘀斑和黏膜出血及鼻衄、牙龈出血、月经过多、胃肠道出血，甚至颅内出血。目前认为出血倾向主要是由于血小板功能障碍所致。尿素、胍类化合物等蓄积在体内的毒性物质可抑制血小板聚集和血小板第 3 因子释放，使血小板黏附性和聚集性降低。

第三节　尿毒症

尿毒症（uremia）是指急性和慢性肾功能衰竭发展到最严重阶段，肾单位大量破坏，除存在水、电解质、酸碱平衡紊乱和肾脏内分泌功能失调外，还出现内源性毒性物质在体内蓄积而引起的一系列自体中毒症状的综合征。尿毒症是多种肾脏疾患发展的最终结局，患者需要通过透析或肾脏移植来维持生命。

一、尿毒症的发病机制

尿毒症的发病机制非常复杂，目前认为可能是毒性物质在体内蓄积，水、电解质和酸碱平衡紊乱以及某些内分泌功能障碍等多因素综合作用的结果，其中毒性物质蓄积在尿毒症的发病中起重要作用。近年来，已从尿毒症患者血液中分离出 200 多种代谢产物或毒性物质。目前尚无发现哪一种毒性物质可以引起尿毒症的所有症状，其中有 20 多种具有明确的毒性反应，下面介绍几种公认的尿毒症毒性物质。

（一）尿毒症毒性物质来源

1. 外源性毒物　人体每日从食物中摄入的铝大部分经肾脏排出。CRF 时因肾脏无法正常排泄而导致铝在体内潴留，引起铝中毒。

2. 潴留体内的毒性物质经代谢生成新毒物　氰酸盐是体内尿素的天然转化产物，氰酸盐具有多种毒性反应。

3. 正常代谢产物在体内蓄积　如胍类化合物、尿素、胺类等。

4. 正常生理活性物质浓度持续升高 如 PTH 是机体的一种内分泌激素。尿毒症时，PTH 浓度异常增高，对机体产生明显毒性反应。

（二）常见的尿毒症毒素

1. 甲状旁腺激素 正常人血液中存在生理剂量的 PTH，尿毒症时，患者 PTH 浓度异常增高。持续增高的 PTH 能引起尿毒症的大部分症状和体征，切除甲状旁腺可使尿毒症的多种症状减轻或消失，说明 PTH 在尿毒症的发生中发挥重要作用。①引起皮肤瘙痒：钙盐沉积在皮肤和神经末梢引起皮肤瘙痒，切除甲状旁腺后，瘙痒症状可减轻；②刺激胃泌素释放，胃酸分泌增多，促进溃疡形成；③引起肾性骨营养不良；④促进钙离子进入施万细胞或轴突，引起周围神经损害；⑤破坏血-脑屏障，引起钙与铝在脑内蓄积，导致尿毒症痴呆；⑥物质代谢紊乱：PTH 促进蛋白分解导致低蛋白血症及氮质血症；抑制胰岛素分泌而使葡萄糖耐量降低；⑦引起高脂血症与贫血等；⑧抑制免疫功能，使机体易感染。

2. 尿素 尿素的毒性作用与其代谢产物氰酸盐有关。氰酸盐可使蛋白质发生氨基甲酰化，多种酶活性降低及蛋白功能异常，影响细胞功能。例如，突触膜蛋白发生氨基甲酰化后，可导致高级神经中枢的整合功能障碍，产生嗜睡、乏力、头痛等症状。

3. 胍类化合物 包括甲基胍、胍基琥珀酸和肌酐等，是体内精氨酸的代谢产物。甲基胍是一种小分子物质，正常血浆中含量甚微。尿毒症时含量明显升高，毒性增强，引起肌肉痉挛、恶心、呕吐、腹泻、意识障碍、溶血和心律失常等。胍基琥珀酸毒性较甲基胍弱，能抑制血小板功能，促进红细胞溶解，引起出血和贫血。

4. 胺类 包括脂肪族胺、芳香族胺（苯丙胺、酪胺）和多胺（精胺、精脒、尸胺和腐胺）。脂肪族胺可引起精神异常、肌肉痉挛、溶血、扑翼样震颤；芳香族胺抑制脑细胞的琥珀酸氧化及多巴羧化酶的活性；多胺可引起厌食、恶心、呕吐、共济失调、癫痫发作等，还能引起溶血，抑制细胞膜 Na^+,K^+-ATP 酶的活性，增加微血管通透性，促进肺水肿和脑水肿的发生。

5. 中分子物质 指分子量在 500～5000 的一类物质，化学结构不明，可能为多肽类物质。有研究表明，中分子物质对白细胞的吞噬作用、成纤维细胞及淋巴细胞增生、细胞对葡萄糖的利用等存在抑制作用。

6. 其他 除上述毒物外，晚期糖基化终末产物、尿酸、酚类、铝等毒素对机体也有一定的毒性作用。最近发现，尿毒症患者血浆中的 β_2-微球蛋白是一种重要的毒性物质，它的沉积可引起腕管综合征、骨囊肿、破坏性脊椎关节病、渗出性关节炎等一系列临床症状。

必须指出，尿毒症是一类综合征的表现，很难归因于某一种毒素的作用，尿毒症的毒性表现往往是多种毒素综合作用的结果，而且毒素之间可能存在着毒性的叠加效应。这方面还需要进一步研究和探讨。

二、尿毒症的主要临床表现

尿毒症时，除泌尿系统功能障碍和内分泌功能失调进一步加重外，还出现全身多个系统的功能障碍和物质代谢紊乱。

（一）神经系统

1. 中枢神经系统功能紊乱 是尿毒症的主要表现，早期常表现为头晕、头痛、疲劳乏力、记忆力和理解力减退、失眠等，严重时出现烦躁不安、抑郁、惊厥、嗜睡和昏迷等，称为尿毒症性脑病（uremic encephalopathy）。病理变化可见脑实质出血、水肿，神经细胞变性，胶质细胞增生等。以大脑皮质与脑干网状结构病变较为严重。

2. 周围神经系统病变　常为多发性的周围神经功能普遍丧失，其特征是从远端向近端发展，先下肢后上肢，先感觉后运动再混合性的神经功能损害。患者表现为下肢麻木、刺痛和烧灼感。进一步可出现肢体无力、步态不稳、腱反射减弱甚至消失、肌肉麻痹等。病理变化可见神经脱髓鞘和轴索变性。

神经系统异常改变的发生机制不甚清楚，可能与下列因素有关：①毒素的蓄积引起神经细胞变性。②水、电解质代谢和酸碱平衡紊乱。③肾性高血压导致脑血管痉挛、缺氧和毛细血管通透性增高，引起脑神经细胞变性和脑水肿。④神经递质释放障碍。

（二）心血管系统

尿毒症患者心血管系统损害也较为常见。主要表现为充血性心力衰竭、心律失常和尿毒症性心包炎、尿毒症性心肌病等，是尿毒症患者死亡的重要原因。其发生与钠水潴留、肾性高血压、酸中毒、高钾血症、贫血及毒性物质大量堆积等有关。晚期可发生纤维素性心包炎，多为尿素和尿酸渗出引起。患者有心前区不适感、疼痛及心包摩擦音。随着透析疗法的广泛应用，尿毒症性心包炎的发生率逐渐降低。

（三）消化系统

消化系统的症状往往是尿毒症患者最早出现和最突出的症状。早期表现为食欲减退或消化不良，随着病情加重，则出现厌食、恶心、呕吐、腹泻、口腔黏膜溃疡、消化道出血等。其发生与肠细菌尿素酶分解尿素产氨增多、氨刺激胃肠黏膜发生炎症甚至溃疡有关；肾脏灭活胃泌素减少，PTH 增多又可刺激胃泌素释放，胃泌素刺激胃酸分泌，导致胃肠道溃疡的形成。

（四）呼吸系统

尿毒症伴有酸中毒时可引起呼吸加深加快、深大呼吸，甚至潮式呼吸。尿素经唾液酶分解生成氨，故呼出气可有氨味。患者可出现纤维素性胸膜炎、肺水肿或肺钙化等病变。尿素渗出，刺激胸膜引起纤维素性胸膜炎；肺水肿的发生与心力衰竭、毒物损伤肺毛细血管壁、低蛋白血症、钠水潴留等有关；磷酸钙在肺组织内沉积引起肺钙化。

（五）免疫系统

尿毒症时，患者免疫功能障碍，极易发生严重感染，也是导致死亡的主要因素之一。皮肤和器官移植物存活期延长，迟发性变态反应降低。以细胞免疫功能障碍为主，血中性粒细胞吞噬和杀菌能力减弱，T 淋巴细胞数量减少。

（六）皮肤变化

皮肤瘙痒是尿毒症患者的常见症状，此外还表现有皮肤干燥、脱屑和色素沉着等。瘙痒可能与毒物刺激皮肤感觉神经末梢及继发性甲状旁腺功能亢进所致皮肤钙沉积有关。当切除大部分甲状旁腺后，瘙痒症状减轻。当尿素随汗液排出，可在汗腺开口处形成细小的白色结晶，称为尿素霜。

（七）内分泌系统

尿毒症患者除肾脏本身的内分泌功能障碍外，还可诱发多种性激素紊乱。女性患者可发生月经不规律甚至闭经，不孕、易流产；男性患者可发生阳痿、少精或精子活力降低、血浆睾酮水平减低；患者其他内分泌功能也常常紊乱。

（八）代谢变化

1. 糖代谢紊乱　约 50% 的尿毒症患者伴有葡萄糖耐量降低，可能与胰岛素分泌减少、生长素分泌增多拮抗胰岛素的作用、胰岛素与靶细胞受体结合障碍以及肝糖原合成酶活性降低有关。上述变化可能与血中尿素、肌酐及其他毒物的作用有关。

2. 蛋白质代谢紊乱 常为负氮平衡，患者常出现消瘦、恶病质、低蛋白血症等症状，可能与患者厌食、恶心、呕吐、腹泻等导致蛋白摄入不足及丢失过多，肝脏合成蛋白障碍有关；此外，甲基胍等毒物以及合并感染时组织蛋白分解加强；尿蛋白以及出血使蛋白丢失。

3. 脂肪代谢紊乱 尿毒症患者常发生高脂血症，主要是血中甘油三酯含量增高。其机制可能是由于胰岛素拮抗物使肝脏合成甘油三酯增多，脂蛋白酶活性降低，清除甘油三酯减少所致。

三、慢性肾衰竭和尿毒症防治和护理的病理生理学基础

CRF 和尿毒症的防治措施主要包括非透析治疗、替代治疗（腹膜透析和血液透析等）以及肾移植三部分。

（一）治疗原发病、消除增加肾功能负担的诱因

积极治疗原发病，包括各种原发性肾脏疾病（原发性肾小球疾病、肾小管-间质疾病、肾血管疾病），防止肾实质的继续破坏是 CRF 防治的基础。消除和控制导致肾功能恶化的因素（如糖尿病、高血压病、自身免疫性疾病），是保护肾功能和延缓慢性肾脏病进展的关键。还要控制感染，避免使用肾毒性药物。

（二）纠正水、电解质与酸碱平衡紊乱

严格控制水钠的入量，根据患者血压、水肿情况、体重和尿量调节水钠的摄入。对出现严重肺水肿及急性左心衰竭患者，需及时给予透析治疗。注意补充钙剂，纠正钾代谢紊乱和代谢性酸中毒。

（三）饮食控制与营养疗法

饮食控制与营养疗法是非透析治疗最基本、最有效的方法。要求给予优质低蛋白高热量和高必需氨基酸的饮食，保证能量的足够供给，减少蛋白质分解。

（四）透析疗法

通过腹膜透析和血液透析（人工肾），清除体内蓄积的毒素。血液净化还包括血液滤过、血液透析滤过等特殊血液净化技术。这些治疗方法各有优缺点，在临床上互相补充，成为终末期肾病患者的重要替代疗法。

（五）肾移植

血液净化疗法能部分替代肾脏的排泄功能，但无法代替肾脏的内分泌和代谢功能，因此，肾移植是目前治疗终末期肾病的最佳办法。在器官移植中，肾移植是最成功的。目前我国移植肾存活率已达世界先进水平。

（六）护理

1. 饮食护理 要注意 CRF 患者的饮食护理，在保证热量供应的基础上，合理调节蛋白质、水、电解质的平衡。

2. 皮肤护理 因尿素霜沉积对皮肤的刺激作用，患者常有瘙痒症状，因此要加强 CRF 患者的皮肤护理，以免瘙抓破损引起感染。

3. 并发症的护理 对肾性贫血、肾性出血、肾性骨病患者，要防止意外受伤或出血。

4. 心理护理 CRF 和尿毒症患者面临长期的精神压力和经济负担，多伴随有焦虑、抑郁情绪，在

治疗护理中要进行有针对性的观察与心理护理，争取家庭与社会支持，鼓励患者正确面对疾病，提高生活质量。

答案解析

目标检测

一、单项选择题

1. 引起肾前性急性肾功能衰竭的病因是（　）

A. 重金属中毒　B. 急性肾炎　C. 肾脏 DIC

D. 尿路梗阻　E. 休克早期

2. 对肾性急性肾衰竭的论述，错误的是（　）

A. 肾实质未发生器质性病变　B. 急性肾小管坏死是最常见的原因

C. 补液要量出为入　D. 缺血-再灌注损伤可引起肾性急性肾衰竭

E. 持续的肾缺血可转变为肾性急性肾衰竭

3. 引起肾后性急性肾衰竭的病因是（　）

A. 严重休克　B. 汞中毒　C. 严重挤压伤

D. 前列腺肥大　E. 严重溶血

4. 导致肾缺血损伤的因素不包括（　）

A. 肾灌注压降低　B. 交感神经兴奋　C. 肾血管内皮细胞肿胀

D. 肾血管内凝血　E. 肾素-血管紧张素系统活性降低

5. 急性肾衰时，引起肾小管原尿回漏的直接原因是（　）

A. 尿量增多　B. 肾小管基膜断裂　C. 原尿流速缓慢

D. 肾小管阻塞　E. 间质水肿

6. 下列不属于肾功能衰竭少尿期常见临床表现的是（　）

A. 无尿　B. 高钾血症　C. 代谢性碱中毒

D. 氮质血症　E. 少尿

7. 急性肾衰竭少尿期患者最危险的变化是（　）

A. 水中毒　B. 高钾血症　C. 少尿

D. 代谢性酸中毒　E. 氮质血症

8. 下列关于非少尿型急性肾衰竭的描述中，错误的是（　）

A. GFR 下降程度不严重，无氮质血症　B. 肾小管损伤较轻

C. 肾小管浓缩功能障碍，尿量较多　D. 尿相对密度较低

E. 尿钠含量较低

9. 导致慢性肾衰竭最常见的病因（　）

A. 慢性肾小球肾炎　B. 高血压肾动脉硬化　C. 糖尿病肾动脉硬化

D. 狼疮性肾炎　E. 慢性肾间质肾炎

10. 下列不属于慢性肾衰竭发病机制的是（　）

A. 健存肾单位学说　B. 矫枉失衡学说　C. 肾小球过度滤过学说

D. 氨基酸失衡学说　E. 肾小管-肾间质损伤学说

11. 慢性肾衰竭患者出现等渗尿，标志着（ ）
A. 肾小管浓缩功能降低 B. 肾小管稀释功能降低 C. 肾小管重吸收钠减少
D. 肾小管泌钾减少 E. 肾小管浓缩和稀释功能均丧失

12. 下列不属于慢性肾衰竭患者尿改变的是（ ）
A. 早期少尿、夜尿 B. 早期多尿、夜尿 C. 晚期少尿
D. 早期低渗尿 E. 晚期等渗尿

13. 慢性肾功能衰竭晚期，钙磷代谢表现为（ ）
A. 高磷血症、高钙血症 B. 低磷血症、高钙血症 C. 低磷血症、低钙血症
D. 高磷血症、低钙血症 E. 血钙血磷不变

14. 下列关于肾性贫血的描述中，错误的是（ ）
A. 毒物抑制骨髓造血功能 B. 肾性贫血发生率一般为 17% ~20%
C. 肾性贫血与肾脏严重程度相平行 D. 肾脏 EPO 生成异常增多
E. 失血时加重贫血

15. 下列不属于肾性骨营养不良机制的是（ ）
A. 血钙降低 B. 继发性 PTH 分泌增多 C. 维生素 D_3 活化障碍
D. 酸中毒 E. 碱中毒

16. 慢性肾衰竭患者的尿相对密度固定在 1.010 左右，说明肾脏（ ）
A. 浓缩功能下低 B. 稀释功能降低 C. 重吸收功能降低
D. 滤过与重吸收功能受损 E. 浓缩与稀释功能障碍

17. 尿毒症患者呼出气体有臭味的原因是（ ）
A. 细菌在口腔繁殖产生臭气 B. 酮体生成增多而丙酮呼出
C. 产生硫醇从呼吸道排出 D. 过度换气时呼出 CO_2
E. 尿素在口腔分解产生氨

18. 各种慢性肾脏疾病产生慢性肾衰竭的共同发病环节是（ ）
A. 肾缺血 B. 肾单位广泛破坏 C. 肾血管梗死
D. 肾小管阻塞 E. 肾小管坏死

19. 尿毒症患者出现 Kussmaul 呼吸是由于（ ）
A. 呼吸性酸中毒 B. 代谢性酸中毒 C. 呼吸性碱中毒
D. 代谢性碱中毒 E. 呼吸性酸中毒合并代谢性碱中毒

20. 尿毒症时，引起皮肤瘙痒的主要原因是（ ）
A. 尿素霜形成 B. 皮肤色素沉着
C. 胆汁酸盐沉着 D. 继发性甲状旁腺功能亢进
E. 胍基琥珀酸增加

二、简答题

1. 少尿型急性肾衰竭的发生机制有哪些？
2. 少尿型急性肾衰竭少尿期有哪些功能代谢变化？
3. 慢性肾衰竭患者尿液有哪些改变？为什么会有这些改变？

三、案例分析题

患者，女，35 岁。因呕吐、腹泻和无尿 3 天而急诊入院。患者于 3 天前服鱼胆 5 只，服后不久即出现腹痛、腹泻水样便 5 次和呕吐 4 次，同时合并肾区痛和无尿（每天尿量 30 ~ 50ml）。体检：体温

37℃，呼吸 28 次/分，脉搏 90 次/分，血压 70/34mmHg。神志清楚，皮肤和巩膜无黄染，心音低钝，腹胀，两肾区叩击痛阳性。实验室检查：尿蛋白（++），尿沉渣镜检有红细胞、白细胞和颗粒管型。BUN 12.4mmol/L，血钾 11.8mmol/L，pH 7.24，HCO_3^- 19.3mmol/L，BE 8mmol/L。入院后经输液等治疗后，呕吐、腹泻停止，血压回升至 110/78mmHg，但尿量不增加。继续使用利尿剂，并加用低分子右旋糖酐和甘露醇，尿量仍少，BUN 上升至 35.6mmol/，血压进行性下降，逐渐出现昏迷后而死亡。

请问：

1. 引起患者发生急性肾衰竭的原因是什么？
2. 该患者为何持续少尿？

（张丽丽）

书网融合……

本章小结　　微课　　题库

第十四章　全身炎症反应综合征与多器官功能障碍

PPT

学习目标

1. **掌握**　SIRS、MODS 的概念、病因和发生机制。
2. **熟悉**　MOF 和 MSOF 的概念；SIRS 的分期和诊断标准；MODS 的分型、发病经过及重要器官（系统）功能障碍表现。
3. **了解**　MODS 防治和护理的病理生理学基础。

案例引导

案例：患者，男，33 岁，驾车时突发车祸致严重多发伤，昏迷入院。体格检查：体温 37℃，脉搏 140 次/分，呼吸 26 次/分，血压 65/50mmHg，少尿，CT 显示颅内有 4 处血肿，X 线胸片显示两侧多发性肋骨骨折伴有气胸，腹腔检查脾破裂伴有大量积血。行脾切除、止血、腹腔置管引流，胸腔闭式引流，引出积血，给予相应治疗后，血压和尿量有所回升，腹痛、腹胀稍有缓解。入院第 10 天，患者开始出现高热、躁动、呼吸窘迫、双肺布满湿啰音、口唇发绀。血常规白细胞计数 $22.5\times10^9/L$，SaO_2 70%，血压突降至 55/30mmHg，心电图示心律失常，巩膜黄染，无尿，尿蛋白 ++++，血尿素氮 28mmol/L，血肌酐 409μmol/L。虽经积极救治，病情仍继续恶化。

讨论：

1. 患者经治疗后病情有所缓解，又突然加重的机制是什么？
2. 该患者出现了哪些器官（系统）功能障碍？

第一节　概　述

机体因感染而失控的宿主反应所致的危及生命的器官功能障碍，称为脓毒症（sepsis）。20 世纪 80 年代以来，随着临床诊断技术的进步，发现除了感染以外，一些强烈的非感染性致病因素也能够诱发与脓毒症表现相同的全身性炎症反应，同样可在血浆中见到大量炎症介质的增加，因此人们意识到感染并非引起全身性炎症反应的唯一条件。同时大量研究表明，临床上经历创伤、感染、休克等危重病理过程的机体，其转归不仅与病因对机体的损害程度有关，还与机体对损伤因素的反应强度密切相关。当炎症反应异常放大或反应失控时，炎症反应对机体的保护作用将转变为损害，这是致病因素对机体的直接损伤甚至继发引起多器官功能衰竭的共同途径。1991 年，美国胸科医师学会和危重病医学会（The American College of Chest Physicians & Society of Critical Care Medicine，ACCP & SCCM）在芝加哥会议上联合提出了全身炎症反应综合征（systemic inflammatory response syndrome，SIRS）的概念。

20 世纪 60 年代末 70 年代初，外科领域提出了有关急救的新概念，这是危重病救治史上的里程碑。当机体遭受到严重创伤或打击后，原来正常的器官可相继出现功能衰竭。1973 年，美国医生 Tilney 首先报道了 18 例成功实施了手术的腹主动脉瘤破裂患者，在病情较稳定后不久相继出现了多个器官和系统的衰竭，最终约90%患者死亡，被称为序贯性器官衰竭（sequential organ failure），并形象称之为多米诺骨牌现象。随后 Eiseman 又将其命名为多器官衰竭（multiple organ failure，MOF）。此时，不仅有心、肺等重要器官受损，还可累及血液和消化等系统，因此，Border 又称其为多系统器官衰竭（multiple system organ failure，MSOF）。之后，学者们逐渐认识到，器官功能从早期轻度障碍到晚期衰竭是一个进行性动态变化、连续发展的过程，在器官只有轻度功能障碍时，如果早期干预，病情可逆转而不一定衰竭；显然，MOF 或 MSOF 过于强调器官衰竭这一终点，未反映衰竭之前的状态，至诊断成立时已经病情危重，不利于早期预防和治疗。故 ACCP & SCCM 联合会议建议将 MSOF 更名为多器官功能障碍综合征（multiple organ dysfunction syndrome，MODS）。MODS 的提出更能反映器官损害从轻到重的过程，有利于临床医护人员重视器官系统衰竭之前的早期治疗，从而在一定程度上降低死亡率。

事实上，SIRS 和 MODS 是同一病理过程的不同阶段。SIRS 时，机体炎症细胞过度地活化，产生大量内源性炎性因子，通过“瀑布效应”，造成广泛自身组织破坏及机体机能、代谢紊乱，严重者导致 MODS，甚至死亡。感染或创伤对机体的打击是起因，终点是 MODS，贯穿始终的是 SIRS。SIRS 是 MODS 的共同途径。

第二节 全身炎症反应综合征

一、全身炎症反应综合征的概念

全身炎症反应综合征指在严重创伤、感染、休克等急性危重病时发生的机体失控的、自我持续放大、自我破坏的全身性炎症反应。

细菌、真菌、原虫、病毒等的严重感染均可诱发 SIRS。临床常见于细菌及毒素引起的肠道感染、胆道感染、创面感染等。近期有研究表明，致病菌为真菌的感染率明显上升。有些 SIRS 患者血中细菌培养阳性，有感染症状，但找不到感染灶，可能是急性应激状态时肠屏障功能下降引起的肠道细菌移位。

严重创伤（如大面积烧伤、多发性骨折、大手术等）、缺血-再灌注损伤、休克等均可诱发或促进 SIRS 的发生。除此以外，机体免疫缺陷（如自身免疫性疾病）、恶液质状态、治疗措施不当（如输液过多、吸氧浓度过高等）及药物中毒等情况也可诱发或促进 SIRS 的发生。

二、全身炎症反应综合征的分期

从病因作用于机体，发展到 SIRS，直至 MODS 出现，是一个动态规律的变化过程。典型的 SIRS 可分为三个阶段。

（一）局限性炎症反应阶段

各种致病因素作用于机体，可通过细菌、毒素、变性坏死的组织细胞及其产物等多种因素激活体内的炎症细胞，趋化其大量聚集在受损组织局部，诱导释放炎症介质、氧自由基、溶酶体酶等，形成局部炎症反应。受损局部发生的反应有助于杀死细菌、中和毒素、清除坏死组织，促进组织修复，防止炎症扩散，对机体发挥保护作用。

（二）有限性全身炎症反应阶段

当致病因素强烈或长时间作用于机体时，局限性反应不足以限制病情发展，导致炎症扩展至全身。此时，单核-巨噬细胞、中性粒细胞、淋巴细胞及其他一些实质细胞均处于活化状态，释放大量的炎症介质（表 14－1），同时亦释放一定的内源性抗炎介质（表 14－2），用以拮抗炎症反应失控对机体造成的损害。如果炎症反应与抗炎反应强弱相当，则机体在全身炎症反应的病理状态下呈现暂时的平衡，SIRS 的进展受限。此期若进行积极有效的干预，SIRS 可向好转的方向发展。

表 14－1　SIRS 过程中主要的促炎介质及其作用

促炎介质	主要作用
TNF-α	活化内皮细胞、中性粒细胞及巨噬细胞，发热
IL-1	活化内皮细胞、巨噬细胞，发热
IL-2	活化 T 淋巴细胞、巨噬细胞
IL-6	活化内皮细胞、巨噬细胞
IL-8	趋化中性粒细胞，释放整合素
IFN	活化巨噬细胞，抗病原微生物
活性氧	损伤血管内皮细胞，杀灭病原微生物
溶酶体酶	损伤弹性纤维、胶原纤维
TXA_2	聚集和活化血小板，收缩血管

表 14－2　CARS 过程中主要的抗炎介质及其作用

抗炎介质	主要作用
IL-4	抑制巨噬细胞产生细胞因子
IL-10	抑制巨噬、粒细胞产生细胞因子
IL-13	抑制巨噬细胞产生细胞因子
PGI_2、PGE_2	刺激 IL-10、对抗 TXA_2
NO	舒张血管

（三）SIRS/CARS 失衡阶段

若强烈的致病因素持续存在或无法控制，炎症细胞过度活化，通过瀑布式级联放大效应，可导致促炎因子泛滥，而增多的内源性抗炎介质不足以抑制其作用，引起炎症的扩大化，导致全身组织的损伤，出现 SIRS。若内源性抗炎介质过度表达和释放，则可引起免疫功能的抑制，机体对感染的易感性增加，导致炎症扩散。1996 年，Bone 针对感染和创伤时导致的机体免疫功能降低的内源性抗炎反应，提出了代偿性抗炎反应综合征（compensatory anti-inflammatory response syndrome，CARS）的概念。SIRS 与 CARS 是此期的两个极端，当二者并存又互相加强时，导致炎症反应和免疫功能严重紊乱，称为混合性拮抗反应综合征（mixed antagonist response syndrome，MARS）。SIRS 和 CARS 的失衡是机体炎症反应失控的表现，不但破坏局部组织器官结构功能，同时损伤远隔部位脏器，导致 MODS 的出现。

三、全身炎症反应综合征的发病机制

（一）播散性炎症细胞活化

各种感染性或非感染性致病因素作用于机体，可直接或间接引起组织细胞损伤，而活体组织对损伤的突出反应是炎症反应，表现为炎症细胞的活化。炎症细胞主要包括单核-巨噬细胞、中性粒细胞、嗜酸性粒细胞、内皮细胞及血小板等。正常情况下，血管内皮细胞及白细胞仅表达少量黏附分子。一旦受到刺激，炎症细胞会发生黏附、聚集、脱颗粒及释放等反应，趋化因子和黏附分子表达增加，大量的中性粒细胞及单核细胞等炎症细胞经历“滚动→牢固黏附→穿出血管进入组织”的激活过程。局限性炎症反应时，炎症细胞活化只限于感染或创伤局部。而 SIRS 时，被激活的炎症细胞产生大量的促炎介质，进一步激活更多的炎症细胞，形成恶性循环，使炎症细胞活化发生于全身各组织器官，因此又称为播散性炎症细胞活化（disseminated activation of inflammatory cell）。

（二）炎症介质泛滥

炎症介质是在炎症过程中由炎症细胞或其他组织细胞产生释放的化学物质，可引起或参与炎症反应过程。SIRS 时，活化的炎症细胞释放的炎症介质，通过激活细胞内信号转导通路及炎症相关转录因子而使炎症细胞广泛活化、炎症介质表达调控机制发生紊乱，从而导致炎症介质的泛滥，形成炎症瀑布（inflammatory cascade）。SRIS 时，体内增加的、对组织损伤起主要作用的炎症介质如下。

1. 细胞因子 与炎症的发生、发展有关的主要有肿瘤坏死因子、IL-1、IL-2、IL-6、IL-8、干扰素、IL-5、趋化因子等，主要参与的过程有：①启动瀑布式炎症级联反应；②参与创伤后高代谢反应过程；③直接损伤组织细胞。

2. 脂类炎症介质 ①二十烷类炎症介质：是花生四烯酸的衍生物，含二十个碳原子。主要有前列腺素（prostaglandins，PGs）、血栓烷类（thromboxanes，TXs）和白三烯类（leukotrienes，LTs）。②血小板活化因子（platelet activating factor，PAF）：是一种具有广泛生物活性的磷脂类介质，可由白细胞、血小板、内皮细胞及肺、肝和肾等多种细胞和器官产生。PAF 可以引起血小板黏附、聚集，释放组胺，使中性粒细胞活化聚集，产生大量活性氧等炎症介质，促进内皮细胞表达黏附分子。小剂量的 PAF 可增加炎症细胞对炎症介质的敏感性，大剂量则可引起低血压和急性肺损伤。

3. 黏附分子（adhesion molecule） 是位于细胞表面或细胞基质中的糖蛋白，介导细胞间或细胞与细胞外基质间相互作用，如介导白细胞与血管内皮细胞的黏附（即滚动）反应，使大量激活的白细胞释放氧自由基和溶酶体酶，导致内皮细胞和其他组织细胞损伤。

4. 氧自由基（OFR） 是炎症时造成组织损伤的重要介质，主要在组织缺血-再灌注损伤及白细胞大量激活时产生。氧自由基可以攻击细胞的脂质、蛋白质和核酸，从而使细胞生物膜损伤、酶失活、染色体基因突变和细胞死亡等。

5. 血浆源性炎症介质 是一类具有活性的肽类物质，由血浆中无活性的某些蛋白质在致炎因素的作用下裂解而成，如 C3a、C5a、缓激肽、凝血酶、纤维蛋白降解产物等。它们作用于全身各个组织器官，引起功能紊乱。C3a、C5a 能吸引中性粒细胞到达炎症部位，促进其呼吸爆发，从而释放大量氧自由基和溶酶体酶；还可刺激嗜碱性粒细胞和肥大细胞释放组胺。组胺具有很强的扩张血管、增加血管通透性的作用，造成血管损害。组织损伤时，内、外源性凝血途径均被激活，导致微血栓形成；纤溶系统活化，产生纤维蛋白（原）降解产物（FDP），后者可激活白细胞、增加毛细血管通透性，并促进组胺和激肽的致炎作用。

四、全身炎症反应综合征的临床表现

SIRS 的主要临床特征是继发于各种严重打击后所出现的持续高代谢、高动力循环状态以及过度的炎症反应。持续高代谢本质上是一种防御性应激反应，其主要原因是交感-肾上腺髓质系统过度兴奋。患者表现出静息时能量消耗增加、耗氧量增加、糖原分解和糖原异生作用增强，肌肉蛋白分解增强，血中支链氨基酸（BCAA）减少、芳香族氨基酸（AAA）增多等。高动力循环状态表现为心率加快、心输出量增加、外周阻力下降、血压降低、微循环灌注不足、组织细胞缺血缺氧。过度炎症反应表现为多种炎症介质和细胞因子的失控性释放，导致细胞功能障碍，甚至出现全身组织器官的损伤而产生 MODS。

1991 年 ACCP & SCCM 在芝加哥会议上提出 SIRS 的同时还建议，在机体遭受严重打击后具备下述四项指标中的两项或两项以上者即可诊断为 SIRS：①体温 >38℃或 <36℃；②心率 >90 次/分；③呼吸频率 >20 次/分或 $PaCO_2<32$mmHg；④白细胞计数 $>12\times10^9$/L 或 $<4\times10^9$/L，或幼稚粒细胞 $>10\%$。但人们一直对此标准持有异议，指出这一诊断标准过于宽松、特异性差。重症监护病房中，2/3 以上的患者具有 SIRS 表现，几乎是危重症的同义词，临床指导意义有限。故 2001 年代表欧美 5 个相关学会的多位专家建议，增加 C 反应蛋白等炎症指标、高排低阻的血流动力学指标、高糖血症等有关代谢变化指标和组织灌注改变及器官功能障碍指标等。

第三节　多器官功能障碍综合征

一、多器官功能障碍综合征的概念

多器官功能障碍综合征（MODS）是机体在遭受严重感染、创伤、烧伤、休克等严重打击后，短时间内（一般指 24 小时后）原无器官功能障碍的患者同时或相继出现两个或两个以上器官和（或）系统功能障碍甚至衰竭的临床综合征。

值得注意的是，原有某些器官功能障碍的慢性病患者，在病因打击下又继发了其他器官功能障碍，如肺源性心脏病、肝性脑病、慢性心力衰竭引起肾衰竭等，都不属于 MODS。MODS 发病的特点是继发性、顺序性和进行性，一般先受累的是肺，其次为肝、肾、胃肠、心血管系统、中枢系统、免疫系统和凝血系统功能障碍，受累器官（系统）越多，死亡率越高。非到终末期，MODS 还是可以逆转的，一旦发病环节被阻断，器官功能可恢复而不留后遗症。

知识链接

MODS 的死亡率

MODS 的死亡率很高，并随衰竭器官的数目及年龄增加而增高。

1. 累及两个器官：死亡率为 50% ~60%。
2. 累及三个器官以上：死亡率为 72% ~80%。
3. MODS 一旦成立且累及四个器官以上：几乎 100% 死亡。
4. >65 岁：死亡率在 60% 基础上增加 20%。

尽管 MODS 的临床表现很复杂，但在很大程度上取决于器官受累的范围及损伤的严重程度。MODS 的临床表现个体差异很大，一般情况下，MODS 病程大约 14 ~21 天，并经历 4 个阶段，包括休克、复苏、高分解代谢状态和器官衰竭阶段。发展速度很快，患者可能死于 MODS 的任一阶段。因此对危重患者应严密监护，早期发现 MODS 先兆，在功能受损初期即采取措施，阻断其恶性发展的病理生理过程。

二、多器官功能障碍综合征的分类

MODS 是各种病因导致的机体内环境稳态失衡的状态，根据临床发病经过可分为两种类型。

（一）单相速发型（rapid single-phase）

单相速发型又称原发型。此型在创伤、感染等打击后短时间内出现，由损伤因素直接引起。如多发性创伤直接引起两个以上的器官功能障碍；或原发损伤先引起一个器官功能障碍，随后又导致其他器官功能障碍，如严重挤压伤引起肺挫伤致呼吸衰竭后，骨骼肌细胞溶解又引起急性肾功能衰竭。此型病情发展较快，器官功能障碍出现得早，病变的进程只有一个时相，即病程中只有一个高峰。

（二）双相迟发型（delayed two-phase）

双相迟发型又称继发型。此型并非损伤的直接后果，而与 SIRS 引起的自身性破坏关系密切。机体在受到原发损伤（第一次打击）后，引起 SIRS，过度的炎症反应作为第二次打击继发地造成远隔器官发生功能障碍甚至衰竭。该型 MODS 与原发损伤之间存在一定的间歇期，数天至数周不等。第一次打击可能是较轻的、可以恢复的，可出现病情缓解，但随后的第二次打击常失控，导致明显的器官损伤，因此病情发展呈双相，即病程中出现两个高峰；如休克复苏后出现的肾功能衰竭等。此型 MODS 病情较重，可能有致死的危险。

三、多器官功能障碍综合征的发病机制

MODS 的发病机制非常复杂，人们对 MODS 发病机制的认识还在不断深入，目前主要通过几个重要的学说来解释其发病对机体造成损伤的机制。

（一）炎症失控学说 微课

炎症失控学说是 MODS 发病机制的基石。从本质上说，MODS 是一个自我失控的、自我破坏的、强烈的全身炎症反应过程。大量研究表明，感染或创伤引起的毒素释放和组织损伤并不是导致器官功能障碍的直接原因，而细菌、毒素和组织损伤所诱导的全身性炎症反应是引起器官功能衰竭的根本原因。

当严重的感染或非感染性因素作用于机体时，大量的炎症细胞过度激活，从而释放过量的炎症介质，进而产生全身炎症瀑布反应，引起 SIRS。与此同时，为了拮抗过度炎症对机体的损害，内源性抗炎介质亦相应增加，表现为 CARS。若二者保持平衡，则内环境暂时得以维持，不会引起器官功能损伤。一旦发生 SIRS 和 CARS 失衡，将导致内环境严重紊乱、组织器官损伤，发生 MODS。当 SIRS 与 CARS 并存且互相加强时，即发生 MARS，此时即使促炎介质和抗炎介质在高水平上达到平衡，SIRS 与 CARS 持平，也非生理性稳态，会导致炎症反应和免疫功能更为严重的紊乱，对机体产生更强的损伤。因此就其本质而言，MODS 是 SIRS 和 CARS 免疫失衡的严重后果。

（二）二次打击和双相预激学说

1985 年 Deitch 提出 MODS 的二次打击学说，1995 年胡森等提出了 MODS 双相预激学说。将创伤、感染、烧伤、休克等直接损伤作为第一次打击，此时所造成的组织器官损伤是轻微的，虽不足以引起明显的临床症状，但是激活了机体免疫系统，炎症细胞已经动员起来，甚至出现肠屏障损坏、组织变性坏死、抗炎机制削弱以及过度的应激反应，机体处于“预激状态”。此后如病情稳定，则炎症反应逐渐缓解，损伤组织得以修复。如病情进展恶化或继发感染、休克等情况，则构成第二次或第三次打击，使处于“预激状态”的机体免疫炎症系统暴发性激活，大量炎症细胞活化、炎症介质释放，结果炎症反应失控，导致组织器官的致命性损害。第二次打击强度本身可能不如第一次打击，但导致炎症反应的暴发性激活，往往是致命的。当第一次打击足够强大时，可直接激活机体炎症反应引起原发型 MODS。但大多数 MODS 的发生是多因素影响、序贯性损伤的结果，并不是单一打击的结果，这类 MODS 属于继发型 MODS（图 14－1）。

（三）肠道动力学说

1986 年，Meakins 首先提出肠道是发生 MODS 的原动力的学说，认为肠道功能障碍可能是引起 MODS 的启动因子。肠道是机体最大的细菌和毒素库，而肠黏膜具有高效选择性屏障功能，能有效地防止肠道内细菌及内毒素进入血液，是机体非特异性免疫系统的重要组成部分，对维持内环境稳定起重要作用。研究发现，没有明显感染病灶的 MODS 患者菌血症时血中的细菌往往与肠道菌群一致。提示肠道有可能是 MODS 患者菌血症的来源。

在创伤、感染和烧伤等应激状态下，肠壁血管收缩，黏膜血流减少，造成肠黏膜糜烂、溃疡、出

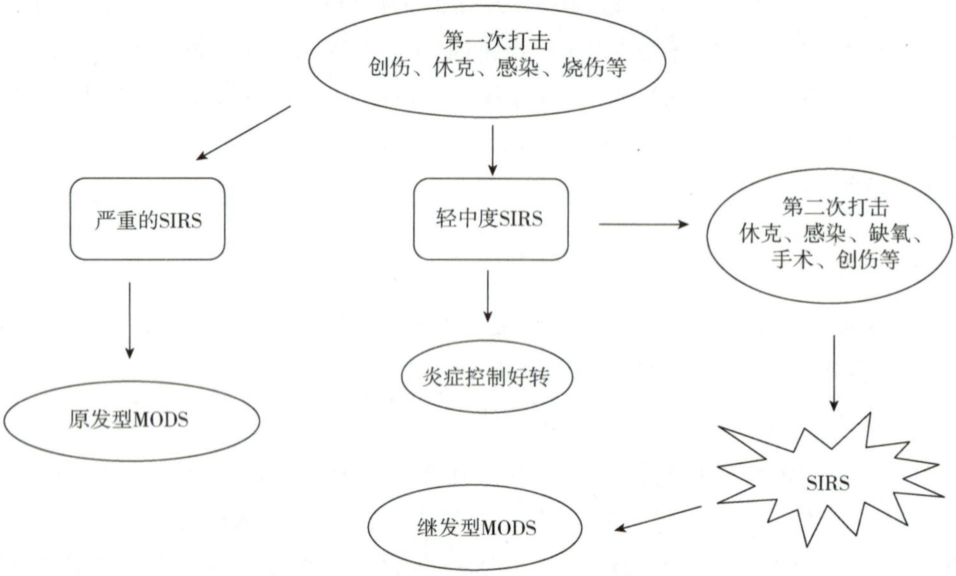

图 14－1　MODS 的二次打击和双相预激学说

血、通透性增高，使肠黏膜的屏障功能减弱，大量细菌和内毒素通过门脉系统入血，形成细菌、内毒素移位，激活肠道及相关的炎症细胞，导致大量炎症介质的释放，通过级联反应引起 SIRS。继而体内过多的炎症介质又可加重肠道血流的低灌注，加重肠黏膜损伤，即通过“肠屏障功能减弱→肠道细菌移位→SIRS→肠屏障功能进一步减弱”的因果转化形成恶性循环，使炎症反应不断放大。因此，肠道既是炎症细胞激活、炎症介质释放的重要场地，也是炎症反应失控的策源地，肠功能紊乱在病因和 MODS 发生之间起重要的“枢纽”作用。

（四）缺血-再灌注和自由基学说

创伤、失血或感染时，均可出现有效循环血量不足、微循环障碍，导致组织缺氧和代谢性酸中毒，继而激活凝血机制、微血栓形成，加重组织器官缺氧，形成恶性循环。当组织恢复血液灌流后，氧自由基大量产生和释放。氧自由基通过膜脂质过氧化、抑制蛋白功能、破坏核酸和染色体等导致细胞损害。另外，缺血-再灌注后，白细胞聚集，通过与内皮细胞的互相作用，导致组织和器官损伤，最终发生 MODS。归纳起来主要包括三方面：①氧供应不足导致组织细胞直接的缺血缺氧性损害；②缺血-再灌注引起氧自由基大量释放；③白细胞与内皮细胞的互相作用，扩大炎性反应。从根本上来看，自由基学说也是炎症反应学说的重要组成部分。

（五）细胞凋亡

研究发现，创伤、休克及 MODS 的患者中，其胸腺、肠系膜淋巴结、脾、肝、肺、肾、结肠和骨髓等处均可检测到大量凋亡细胞，尤其以淋巴组织和肠上皮细胞最为显著。内皮细胞凋亡增强，直接导致早期血管内皮的损伤，引起脏器微血管损伤和中性粒细胞在实质脏器微血管床中的积聚，从而导致多脏器损伤；淋巴细胞凋亡增强直接导致机体免疫反应能力的下降；而自发的中性粒细胞凋亡过程却被延迟，导致其在多种组织内数量增加。失控的活化中性粒细胞可通过释放毒性代谢产物而损伤内皮细胞。能导致 MODS 的病因能影响几乎所有类型细胞发生凋亡。因此，MODS 的发生也可能是免疫炎症细胞程序紊乱及靶器官细胞大量凋亡的结果。

（六）应激基因假说

缺血-再灌注和 SIRS 可促进应激基因的表达，通过热休克反应、氧化应激反应、急性期反应等加强创伤、感染、休克、手术等过程中应激反应强度，从而造成组织器官广泛而严重的损伤。

四、多器官功能障碍综合征的临床表现

MODS 临床表现的个体差异很大，发生过程中几乎全身各个重要器官系统均可受累，主要临床表现和实验室检查（表 14 - 3）。现将几个重要器官的变化叙述如下。

（一）肺功能障碍

肺是 MODS 中最易受累和最早累及的器官。据统计，其发生率可达 83% ~100%，一般在发病 2 ~3 天出现。如损伤较轻可称为急性肺损伤（acute lung injury，ALI），病情进一步发展可导致急性呼吸窘迫综合征（acute respiratory distress syndrome，ARDS），过去又称为休克肺（shock lung）。其临床表现为进行性加重的呼吸窘迫、难纠正的低氧血症、发绀及肺水肿。

肺功能易受损伤的原因有：①肺是全身静脉血液的过滤器。来源于全身各器官组织的许多代谢产物、活性物质、血中的异物和活化的炎症细胞都要经过、滞留在肺，引起肺的损伤；②血中活化的中性粒细胞和单核-巨噬细胞易在此与内皮细胞黏附，释放活性氧、溶酶体酶及其他炎症介质，引起肺损伤；③肺富含巨噬细胞，巨噬细胞活化后释放许多细胞因子，并引起级联反应，导致肺损伤。

ARDS 的主要病理变化为急性炎症导致的呼吸膜损伤，有四个特征：①Ⅱ型肺泡上皮细胞数目及分泌的肺泡表面活性物质减少，出现肺泡微萎陷；②血浆蛋白透过毛细血管沉着在肺泡腔，形成透明膜；③小血管内中性粒细胞聚集、黏附，内皮细胞受损，肺毛细血管内可有微血栓形成；④活化的中性粒细胞释放氧自由基、弹性蛋白酶和胶原酶，损伤内皮细胞，使毛细血管壁通透性增强，出现间质性肺水肿，当损伤累及肺泡上皮细胞时，肺泡上皮的屏障功能降低，引起肺泡性肺水肿。其结果为 $\dot{V}_A/\dot{Q}$ 比值严重失调，气体弥散障碍，肺顺应性降低，表现为进行性低氧血症和发绀。

（二）肝功能障碍

由于肝脏的解剖结构和组织学特征，MODS 时肝功能障碍发生率也很高，可达 95% 左右。肝功能受损在临床上主要表现为黄疸。但由于肝脏的代偿能力较强，肝性脑病的发生率并不高。有时肝虽有形态改变，但生化指标仍可正常，所以肝功能障碍常不能及时被临床和常规检查所发现。

易发生肝功能障碍的原因包括：①由肠道移位入血的细菌和毒素，经门脉系统首先到达肝脏，并损伤肝细胞；②肝脏的巨噬细胞，即 Kupffer 细胞数量多，比其他部位的巨噬细胞更易被来自肠道的 LPS 活化；③Kupffer 细胞与肝细胞直接接触，分泌的 TNF、IL-1 和产生的氧自由基可直接损伤相邻的肝细胞；④肝脏富含黄嘌呤氧化酶，在肝脏缺血-再灌注损伤时可产生大量氧自由基，损伤肝细胞。

（三）肾功能障碍

MODS 易发生急性肾功能衰竭，过去称为休克肾（shock kidney），其发生率为 40% ~55%，仅次于肺和肝。患者一旦发生急性肾衰竭，预后较差。休克引起的急性肾衰竭多发生在休克后 1 ~5 天内，多属于原发型。而继发型肾衰竭多发生在原发致病因素作用后 5 ~10 天，一般经临床积极治疗，病情稳定或有所好转，但之后再次恶化而出现急性肾衰竭。病理表现上出现急性肾小管坏死，临床表现为少尿或无尿、氮质血症、水电解质和酸碱平衡紊乱。但近年来由于临床上非少尿型急性肾衰竭的发生有增多的趋势，少尿或无尿并不是肾功能障碍的关键表现。

MODS 患者非少尿型急性肾衰竭的发病率增高的主要原因有：①抗生素的大量应用，某些抗生素可引起肾功能障碍，发生非少尿型肾衰竭；②甘露醇等利尿剂的早期使用，使一些少尿型肾衰竭转变为非少尿型肾衰竭；③对重症患者的监护条件改善及实验室检测水平的提高，增加了非少尿型急性肾衰竭的检出率。

（四）胃肠道功能障碍

内镜检查证实，在很多急性创伤、脑外伤和大面积烧伤患者中，有急性糜烂性胃炎或应激性溃疡存在，临床表现为消化不良、腹胀、腹痛、肠麻痹、消化道出血等。病变早期出现黏膜糜烂，如果损伤穿透到黏膜下层甚至破坏血管，可引起溃疡和出血。

导致胃肠黏膜损伤、胃肠道功能障碍的主要原因有：①严重创伤、感染、休克时的应激反应中，神经-体液机制的激活，引起胃肠缺血缺氧；②胃肠道富含黄嘌呤氧化酶，激活时产生大量氧自由基；③SIRS 产生的炎症介质泛滥；④长期静脉高营养，缺乏食物对消化道的刺激而引起胃肠黏膜萎缩。

上述黏膜损伤导致肠黏膜通透性增高，肠道屏障功能障碍，引起细菌移位（bacterial translocation）或内毒素移位（endotoxin translocation），即肠道中的细菌及内毒素越过被破坏的肠道黏膜屏障进入门脉系统。因此，MODS 患者如果出现胃肠黏膜损害，则内毒素血症的发生率增高。

（五）心功能障碍

MODS 时，心功能障碍发生率为 10% ~23%。除了心源性休克外，在其他各型的休克早期，心功能损伤一般较轻，在晚期才发生心功能障碍。患者表现为低血压，心脏指数低于正常人的 1/2 以下，对正性肌力药物无反应。亦可见到心动过速、心动过缓甚至心搏骤停，血浆心肌酶学指标可升高。病理检查常见到心肌局灶性坏死，线粒体减少和心内膜下出血。

心功能障碍发生的可能原因有：①细菌毒素、炎症介质及心肌抑制因子等对心肌的抑制作用；②MODS时出现了心肌供血不足与心肌高代谢、高耗氧需求的矛盾；③酸中毒和高钾血症对心肌的损害。

（六）其他

1. 免疫系统功能障碍 MODS 早期，免疫系统被激活。患者血浆补体 C3a 和 C5a 水平升高。C3a 和 C5a 可增加微血管壁通透性，激活白细胞和组织细胞。此外，G^- 菌产生的内毒素具有抗原性，能形成免疫复合物（immune complex，IC），激活补体，产生过敏毒素等一系列血管活性物质。IC 可沉积于多个器官微血管内皮细胞上，吸引多形核白细胞，释放多种毒素，从而导致细胞变性坏死及器官功能障碍。

MODS 晚期，体内中性粒细胞的吞噬和杀菌功能下降，单核-巨噬细胞功能受抑制，辅助性 T 细胞/抑制性 T 细胞比例降低，B 淋巴细胞分泌抗体能力减弱，机体免疫系统处于全面抑制状态，炎症反应无法局限化，感染容易扩散至全身，加重病情，甚至死亡。

2. 凝血功能障碍 血小板计数进行性下降，凝血酶时间及凝血酶原时间均延长，纤维蛋白原 < 200mg/dl，并有纤维蛋白降解产物增多，出现 DIC 的临床表现，甚至出现急性贫血危象。

3. 中枢神经系统功能障碍 当血压降低到 50mmHg 以下时，中枢神经系统血液灌流明显减少；如脑血管内出现 DIC，可加重脑组织缺血缺氧；神经毒质的生成增多也增加了脑组织的损伤。以上机制共同导致中枢神经系统功能障碍。患者表现为反应迟钝、意识和定向力障碍，甚至出现昏迷。

表 14-3 MODS 时患者的临床表现和实验室检查

类型	临床表现	客观指标
肺功能障碍	进行性呼吸困难伴发绀，严重时需吸氧并借助机械通气	PaO_2 < 50mmHg（6.7kPa）或吸入 50% 以上氧才能维持 PaO_2 > 45mmHg（6.0kPa）
肝功能障碍	黄疸或肝功能不全表现	血清总胆红素 > 34.2mmol/L 肝脏血清酶谱在正常值上限的 2 倍
肾功能障碍	尿量可多可少，利尿剂反应差，严重时需用人工肾透析维持	血清肌酐持续 > 177mmol/L 血清尿素氮 > 18mmol/L（50mg/dl）

续表

类型	临床表现	客观指标
胃肠功能障碍	腹痛、消化不良、呕血和黑便，通常还伴有麻痹性肠梗阻	内镜检查确定有胃肠出血 24 小时内失血超过 600ml
心功能障碍	突然发生的低血压，对正性肌力药物无反应	平均动脉压 <60mmHg（8.0kPa） 心脏指数 <3.0L/（min·m^2） 血浆心肌酶学指标可升高
凝血功能障碍	出血	血小板进行性下降（<50×10^9/L） 凝血时间、凝血酶原时间延长达正常 2 倍 纤维蛋白原 <200mg/dl 可检测到纤维蛋白（原）降解产物
中枢功能障碍	反应迟钝，意识和定向力障碍，昏迷	颅内压增高，头颅 CT 异常

五、多器官功能障碍综合征防治和护理的病理生理学基础

MODS 是一种以系统损害为主的严重临床综合征，一旦发生，不易控制。尽管救治手段在不断地改进，但 MODS 病死率仍高居不下，死亡率可达 50%～80%，其治疗是当今医学界研究的热点。在去除病因的前提下进行综合治疗，最大限度地保护各器官系统功能，切断可能存在的恶性循环，是 MODS 的基本防治原则。

（一）治疗

1. 一般支持疗法 MODS 患者机体可由于短期内大量蛋白质被分解而导致重度营养不良，组织器官结构及功能重度受损。因此，营养支持治疗是 MODS 防治中一个重要方面。近年来，国内外学者均认识到，长期完全性肠外营养，机体难以充分发挥自身代谢调节，反而加重并发症的出现，从而提倡尽早、优先予以肠内营养支持，缩短患者禁食时间，及早经口饮食。经胃肠道进食可以促进其恢复血供，对维持和保护肠黏膜的屏障功能有积极作用，可在一定程度上减轻病情、改善预后。

对一般患者应作营养支持，确保热量平衡；对危重患者则应作代谢支持，确保正氮平衡。针对体内出现的高代谢状态，应提高患者蛋白质和氨基酸（特别是支链氨基酸）摄入量，提高机体对创伤的耐受力。

2. 防治感染和创伤 防治感染和创伤以消除产生过度炎症反应的条件是 MODS 防治的关键。如有明确感染病灶，要引流脓液，正确及时使用有效的抗生素，防止和治疗脓毒症。临床研究表明，低血压发生后 1 小时内接受有效抗生素治疗者，可提高存活率。另外，可采用不易被肠道吸收的抗生素（如多黏菌素、新霉素等）抑制肠道细菌，达到降低肠源性感染的目的；严重创伤者应彻底清除创面坏死组织和血肿以去除炎症病灶，骨折要早期固定以减少进一步的组织创伤及限制炎症反应；烧伤要尽早切痂植皮以及尽早去除炎症和感染源，减少促炎细胞因子产生。

3. 防治休克和缺血-再灌注损伤 对休克、大量失血的患者要尽早输液进行复苏，保持充分的有效循环血量。2021 版《脓毒症与感染性休克治疗国际指南》（SSC）指出，对于脓毒症和感染性休克患者，早期（发病 3 小时内）要立即启动治疗和复苏，首选晶体溶液，建议 3 小时内至少按 30ml/kg 静脉输注晶体液。3 小时内液体复苏治疗目标包括：平均动脉压≥65mmHg，乳酸正常化。对于 MODS 患者，若低血压不能由输液纠正时，则需应用血管活性药物。目前常通过中心静脉给予去甲肾上腺素和多巴胺，若患者对两者反应较差，则可选用血管加压素进一步提升血压。

延迟复苏易发生再灌注损伤。使用山莨菪碱、多巴胺可改善内脏低灌注状态。在输液的同时，宜给予抗氧化剂和细胞保护剂，对防治缺血-再灌注损伤有一定效果。

4. 阻断炎症级联反应 炎症反应失控是 MODS 的发病基础。SIRS 时，多种炎症介质释放，适当使用炎症介质的拮抗剂（如 TNF 单克隆抗体和 IL-1 受体拮抗剂）和阻断剂（如肾上腺皮质激素、非类固醇性抗炎药），可阻断炎症瀑布反应，减轻组织损伤。近年来，还采用血液净化疗法，来清除或下调血循环中的炎症介质、内毒素和应激激素。CARS 时，则运用免疫刺激因子（如 IFN-γ）治疗。

知识链接

预防医源性并发症

1. 输液不宜过多过快，以防发生心力衰竭、肺水肿等。

2. 避免输入库存血，因为库存 6 天以上的血液含有大量已凝集变性的血小板、纤维蛋白及其他纤维蛋白沉淀物等，易引起微血栓形成及高钾血症。

3. 避免使用具有器官毒性的药物，机械通气时注意避免气压伤及肺部感染。

5. 器官支持 及早发现和治疗首发的器官功能衰竭，阻断随后的连锁反应，防止多系统器官功能障碍。密切监控各器官功能的变化，及时采取相应的措施，如发生肾功能障碍时应尽早利尿、透析；发生 ARDS 时应通畅气道并行小潮气量通气；发生急性心功能不全时应减少或停止输液，并强心利尿；对于并发应激性溃疡患者，可采用组胺 H_2 受体拮抗剂或质子泵抑制剂；提倡尽早经口饮食，缩短患者禁食时间；谷氨酰胺（Glutamine，Gln）是肠道黏膜细胞代谢必需的营养物质，对维持肠道黏膜上皮结构的完整性起着十分重要的作用。在摄入营养中补充 Gln 可有效地防止肠道黏膜萎缩，防止胃肠道功能障碍，减少肠道细菌及内毒素的移位。

6. 连续性血液净化 近年来，采用连续血液净化疗法预防和治疗 MODS 取得很大的进展，该疗法可清除或减少血液循环中的炎症介质、内毒素和应激激素，调节水、电解质及酸碱平衡，排出代谢产物，维持内环境稳定。

（二）护理

1. 一般护理 ①严格无菌操作：患者进行临床诊治及护理操作时，应严格执行各项无菌操作规程。②加强基础护理：包括口腔与皮肤护理；应保持病床干燥、平整、清洁，定时协助患者翻身、局部按摩，防止压疮的发生；注意活动下肢，避免下肢深静脉血栓形成。③心理护理：由于发病突然、病情危重及进行性呼吸困难等，使患者感到极度不安、恐慌，甚至绝望。多关心、爱护、鼓励患者，增强他们战胜疾病的信心，有利于疾病的好转。

2. 呼吸功能障碍护理 尽量卧床休息，减少耗氧量，慎用镇静剂，禁用吗啡类药物；保持气道通畅，鼓励排痰或体位引流，同时配合拍击振荡胸背部以促进排痰；使用呼吸机者，应严密监测各项指标，根据病情及血气分析及时调整给氧浓度、潮气量及呼吸频率等。

3. 心功能障碍护理 定时翻身，被动活动四肢，以防静脉血栓形成；按病情需要可采取卧位、高枕位或半卧位及坐位。监测血中电解质含量，尤其是血钾浓度，以防高钾血症引起心律紊乱或心脏停搏；心功能Ⅳ级者应绝对卧床休息，急性左心衰竭患者应给予氧疗，连续心电监护，观察心率、心律及 ST 段、T 波变化。详细记录患者用药前后的病情波动。

4. 肾功能障碍护理 准确记录出入量，留置导尿管者，应定期冲洗膀胱，防止逆行感染；透析治疗者，应做好透析护理，防止发生感染及电解质紊乱等并发症。

5. 肝功能障碍护理 限制蛋白摄入量，防止便秘，减少血氨的生成；注意观察患者意识改变及黄疸情况，以判断病情发生与发展；避免使用损害肝脏的药物，定时监测电解质、血氨等变化，发生肝性脑病昏迷时按昏迷患者护理。

6. 脑功能障碍护理　注意观察患者的意识状态、瞳孔大小以及血压、脉搏、呼吸等生命体征变化；护理昏迷的患者，要注意加床栏、取下假牙、保持侧卧位、定时吸痰等；应用高渗脱水剂时要保证用药速度和时间，同时监护用药后颅压的变化。

7. 胃肠功能障碍护理　宜进流食或无渣、无刺激性半流质饮食；呕吐或呕血时应暂时禁食，注意观察有无头晕、心悸、出冷汗、脉搏加快及血压下降等急性消化道大出血现象，记录呕血、便血量，还应注意有无腹痛、腹泻等情况。

8. 凝血功能障碍　护理有出血倾向的患者应绝对卧床休息，由专人护理；少量鼻出血时可行填塞鼻腔止血，牙龈出血时可用过氧化氢漱口；输血时应观察有无输血反应，及时进行凝血指标监测。

总之，全面深刻地认识 MODS 的发病机制，采用积极合理的防治、护理方法，是提高 MODS 的治疗成功率的关键。

目标检测

答案解析

一、单项选择题

1. 下列不属于引起 SIRS 的常见病因的是（　）

A. 重度烧伤　　B. 严重感染　　C. 急性胰腺炎
D. 大手术后　　E. 机体免疫力过强

2. 下列属于活化炎症细胞的作用的是（　）

A. 释放炎症介质　　B. 释放氧自由基　　C. 释放溶酶体酶
D. 释放抗炎介质　　E. 以上全都是

3. SIRS 时，突出特征是（　）

A. 播散性炎症细胞活化　　B. 免疫功能紊乱　　C. 感染性休克
D. 中性粒细胞大量激活　　E. 在创伤或感染局部出现炎症细胞活化

4. 内源性抗炎介质过度表达和释放，可引起免疫功能的抑制，诱发或加重全身性感染。这一过程称为（　）

A. CARS　　B. MODS　　C. SIRS
D. MARS　　E. 以上都不是

5. SIRS 时，体内释放增多的抗炎介质是（　）

A. IL-1　　B. IL-4　　C. TXA_2
D. C3a　　E. C5a

6. 在 MODS 中，最早出现功能障碍的器官是（　）

A. 肾脏　　B. 肺脏　　C. 肝脏
D. 胃肠道　　E. 脑

7. 下列哪种损害被认为是 MODS 形成的一个发源地（　）

A. 肺脏　　B. 肾脏　　C. 胃肠道
D. 肝脏　　E. 胰腺

8. MODS 时，肾脏的主要表现（　）

A. 急性肾衰竭　　B. 慢性肾衰竭　　C. 急性肾小管功能障碍

D. 肾小球滤过率急剧下降　　E. 肾小管酸中毒

9. 肺部感染引起的 MODS 多见于（　）

A. 老年人　　B. 青壮年　　C. 婴儿

D. 新生儿　　E. 幼儿

10. MODS 时，凝血系统的主要变化是（　）

A. 血小板进行性增加　　B. 凝血时间缩短　　C. 凝血酶原时间缩短

D. 3P 试验阴性　　E. 血浆纤维蛋白原减少

11. 下列关于 MODS 防治原则的说法中，错误的是（　）

A. 鼓励患者及早经口摄食

B. 提高饮食中芳香族氨基酸的比例

C. 正确及时使用有效抗生素

D. 酌情使用小分子抗氧化

E. 适当使用炎症介质的阻断剂和拮抗剂

12. 患者，男，70 岁，70% 烧伤第 2 天，收缩压 80mmHg，呼吸率 34 次/分，每小时平均尿量 18ml，有黑色大便，血胆红素 36μmol/L，血小板 40×10^9/L，Glas-gow 计分 5 分。目前最恰当的诊断是（　）

A. ARDS　　B. ARF　　C. DIC

D. ATN　　E. MODS

二、简答题

1. 试述 SIRS 的发病机制。
2. MODS 根据临床发病经过可分为哪两个类型？各有何特点？

三、案例分析题

患者，女，40 岁，妊娠 8 个月，因突发车祸急诊入院。入院时，患者表情淡漠，阴道大量流血，随后进入昏迷状态，检查发现宫内死胎，血压 65/40mmHg。予以引产、止血、抗休克治疗后阴道仍有出血，于是行子宫次全切除术，补血、补液、抗炎及其他对症处理，病情有所好转。入院第 7 天，患者突发高热、气促、咳嗽，双肺布满湿啰音，口唇发绀，白细胞上升至 18.0×10^9/L，SaO_2 60%，血压降至 55/35mmHg，巩膜黄染，尿量 150ml/24 小时，尿蛋白（＋＋＋＋），血尿素氮 30mmol/L，血肌酐 259μmol/L。虽经积极救治，病情继续恶化。

请问：

1. 患者入院第 7 天，出现了何种病理过程，依据是什么？
2. 患者出现病情有所好转后又突然加重的可能原因和发病机制是什么？

（崔海鹏）

书网融合……

本章小结　　微课　　题库

参考文献

[1]王建枝，钱睿哲．病理生理学[M].9 版．北京：人民卫生出版社，2018.

[2]王庭槐．生理学[M].9 版．北京：人民卫生出版社，2018.

[3]蔡昱．对我国脑死亡的立法形式、立法内容及判断程序的建议[J]．中国医学伦理学，2019，32（2）：187-194.

[4]李小杉，胡春晓，杨雅君，等．基于器官捐献视角论我国脑死亡标准的立法[J]．器官移植，2020，11（6）：737-748.

[5]史宝欣．生命的尊严与临终护理[M]．重庆：重庆出版社，2007.

[6]吴立玲，刘志跃．病理生理学[M].4 版．北京：北京大学医学出版社，2019.

[7]商战平，卢彦珍．病理生理学[M]．北京：中国医药科技出版社，2016.

[8]唐朝枢，刘志跃．病理生理学[M].3 版．北京：北京大学医学出版社，2013.

[9]石增立，张建龙．病理生理学（案例版）[M].2 版．北京：科学出版社，2010.

[10]田野．病理生理学[M].8 版．北京：人民卫生出版社，2020.

[11]肖献忠．病理生理学[M].4 版．北京：高等教育出版社，2018.

[12]Muñoz E，Sliwinski M，Scott S，et al. Associations Between Stress Exposure and Emotional Health：The Moderating Role of Discrimination[J]. Innov Aging，2021，5（Suppl 1）：561.

[13]Werdan K，Buerke M，Geppert A ，et al. Infarction-Related Cardiogenic Shock-Diagnosis，Monitoring and Therapy-A German-Austrian S3 Guideline[J]. Dtsch Arztebl Int，2021，118（6）：88-95.

[14]Wang L，Ma X，He H ，et al. Compliance with the Surviving Sepsis Campaign guideline 1-hour bundle for septic shock in China in 2018[J]. Ann Transl Med，2021，9（4）：278.

[15]Dugar S，Choudhary C，Duggal A. Sepsis and septic shock：Guideline-based management[J]. Cleve Clin J Med，2020，87（1）：53-64.

[16]Asakura H. Diversity of disseminated intravascular coagulation and selection of appropriate treatments[J]. Int J Hematol，2021，113（1）：10-14.

[17]Laursen M A，Larsen J B，Hvas A M. Platelet function in disseminated intravascular coagulation：A systematic review[J]. Platelets，2018，29（3）：238-248.

[18]Gando S，Meziani F，Levi M. What's new in the diagnostic criteria of disseminated intravascular coagulation[J]? Intensive Care Med，2016，42（6）：1062-1064.

[19]中华医学会血液学分会血栓与止血学组．弥散性血管内凝血诊断中国专家共识（2017 版）[J]．中华血液学杂志，2017，38（5）：361-363.

[20]Sinnenberg L，Givertz M M. Acute Heart Failure[J]. Trends Cardiovasc Med，2020，30（2）：104-112.

[21]Yanny B，Winters A，Boutros S，et al. Hepatic Encephalopathy Challenges，Burden，and Diagnostic and Therapeutic Approach[J]. Clin Liver Dis，2019 Nov；23（4）：607-623.

[22]赵岳，杨惠玲．高级病理生理学[M]．北京：人民卫生出版社，2018.

[23]刘大为，邱海波．实用重症感染学[M]．北京：人民卫生出版社，2021.